Suzy Wengel

Le Régime qui tient dans la main

Perdez du poids pour de bon grâce à la méthode révolutionnaire des poignées

hachette
CUISINE

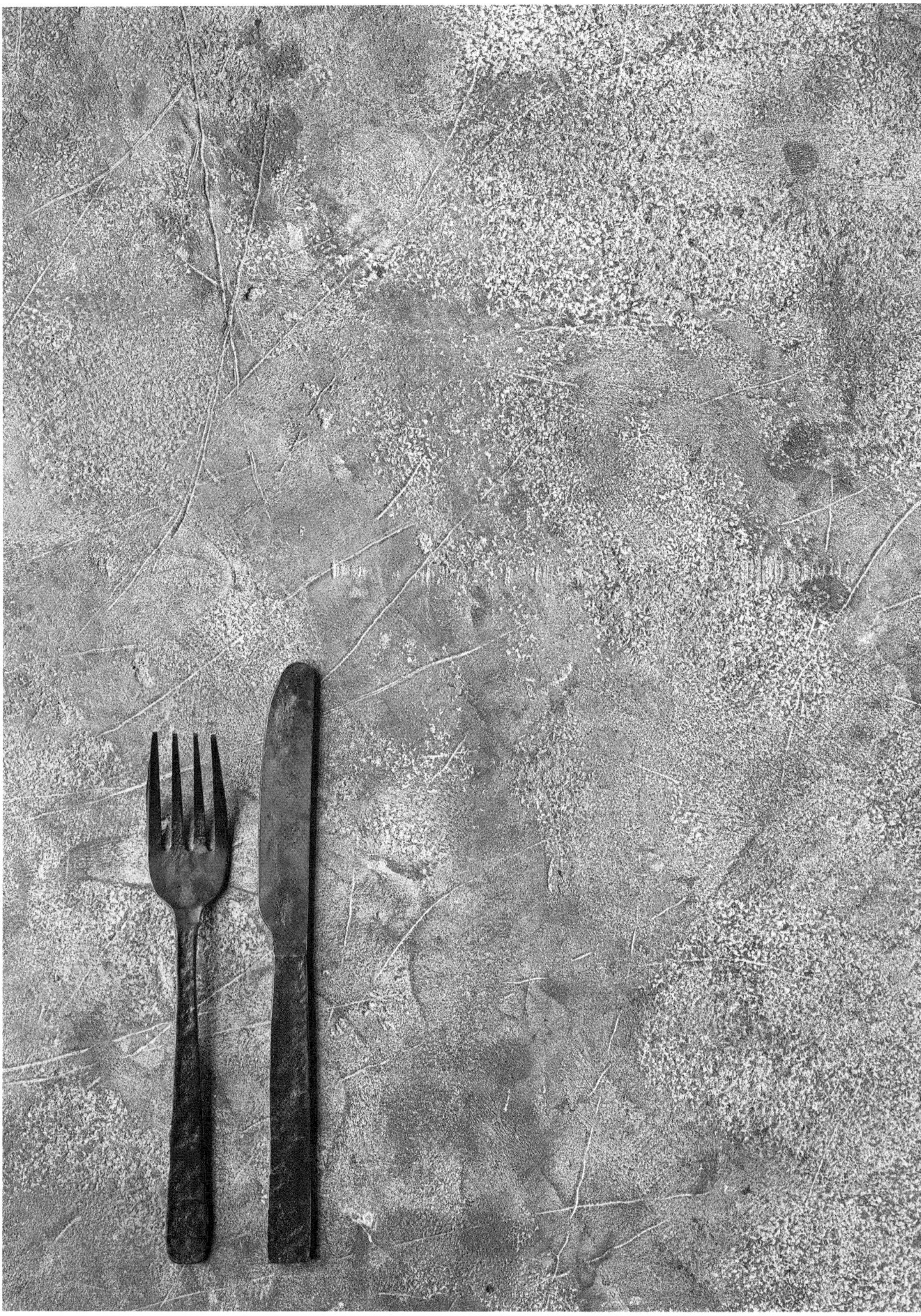

Sommaire

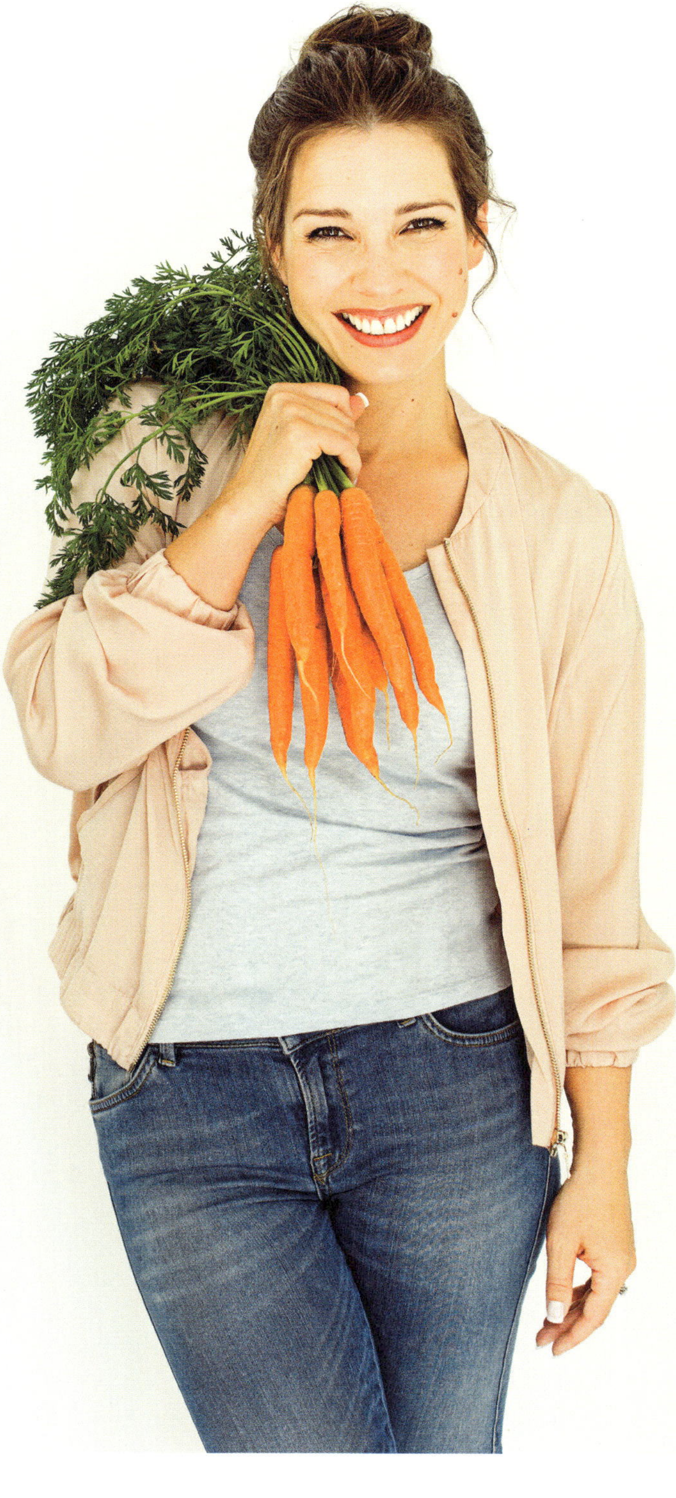

J'ai perdu 40 kilos grâce au bon sens

J'ai encore en mémoire mes hanches énormes à côté du corps minuscule de mon dernier né à sa naissance. Je pesais près de 100 kg et mes kilos en trop n'étaient pas uniquement dus à la grossesse. Étant donné ma taille (1 m 63), c'était un poids considérable. Je me sentais peu attirante, sans énergie, et cela durait depuis longtemps déjà.

Je ronflais. J'étais souvent enrhumée. J'avais des palpitations et j'étais sans cesse épuisée, presque apathique. Je souffrais de multiples allergies que je tentais de soulager par des quantités folles de médicaments. Quand il faisait chaud, je transpirais tant que je devais placer des compresses sous mes aisselles pour éviter que la sueur ne dégouline. Ma poitrine était plus qu'opulente et mon ventre formait tellement de replis que des mycoses s'étaient développées entre eux. J'appartenais à la catégorie que les médecins nomment « Obésité de classe 2 ».

Heureusement, ce jour d'avril 2011 à la maternité a marqué un tournant décisif dans ma vie. Durant ma grossesse, je m'étais fait la promesse de retrouver un poids sain et de perdre les mauvaises habitudes qui m'avaient amenée à tant grossir. J'attendais juste d'avoir accouché pour me lancer.

Alors que j'étais allongée dans mon lit d'hôpital, sous perfusion et avec un tube à oxygène dans le nez, mon bébé dans les bras, j'ai senti que j'étais prête : je voulais être une maman forte, en bonne santé et avec un poids stable pour mes enfants.

Quand je repense à cette période, je me visualise dans un gigantesque bocal de graisse. Cette image est associée à de nombreuses émotions : désespoir, solitude et claustrophobie, mais aussi à une étonnante sensation de sécurité. Car il est bien facile de conserver ses vieilles habitudes plutôt que d'en créer de nouvelles. Peu à peu, j'avais fini par me définir comme « bien en chair » et je m'étais faite à l'idée que cela ne changerait jamais. Quitter ma zone de confort me paraissait inconcevable. – que se passerait-il alors ? Combien

"

Comme j'étais allongée dans mon lit d'hôpital, sous perfusion et avec un tube à oxygène dans le nez, mon bébé dans les bras, j'ai senti que j'étais prête : je voulais être une maman forte, en bonne santé et avec un poids de forme stable pour mes enfants.

de privations faudrait-il endurer pour rester mince ? Pour rompre ce schéma, j'ai dû me poser clairement la question : comment avais-je pu laisser mon poids s'envoler sans rien faire pour stopper l'engrenage ? Je n'ai toujours pas de réponse nette à cette interrogation.

Je sais en revanche très bien quand mes problèmes de poids ont commencé. C'est quand j'ai changé d'école à l'âge de sept ans. Dans mon ancienne école, je subissais du harcèlement et je n'étais jamais parvenue à m'intégrer réellement. En passant dans un autre établissement, tout a changé. J'ai réussi à me faire des amis et à trouver ma place dans la masse. À cette époque, j'ai pris conscience de mon apparence et de celle de mes amies. Je me comparais aux filles minces, si belles à mes yeux. Je voulais leur ressembler, avoir de longues jambes fines. Je voyais bien que c'étaient les filles élancées qui étaient populaires.

Quand je suis entrée au lycée, vers l'âge de quinze ans, je pesais environ 66 kg. Je n'étais pas en surpoids, j'étais juste en forme et harmonieuse. Cependant, ce n'est pas comme cela que je me voyais. Lorsque j'observais mon reflet dans le miroir, je voyais une fille aux jambes courtes et grasses, avec les dents de travers. Je ne voulais pas ressembler à cela. C'est là qu'a débuté un combat de dix-huit ans contre mon poids, une lutte qui, au fil des ans, s'est faite de plus en plus pesante et éprouvante à mesure que je grossissais.

Un jour, j'ai appelé mon médecin, désespérée, pour lui exposer ma situation et lui demander son aide, car toutes mes tentatives pour perdre du poids s'étaient soldées par un échec. La consultation n'a pas duré plus de cinq minutes et à la fin de l'entretien, il m'a fait une ordonnance pour des pilules de régime. Celles-ci ont eu l'effet escompté et j'ai perdu du poids, mais dès que j'ai cessé de les prendre, les kilos ont recommencé à s'accumuler.

J'ai continué ainsi pendant des années. Je suivais toutes les tendances en matière de perte de poids, testant un régime après l'autre. Durant certaines phases, je pouvais me nourrir exclusivement de pâtes et de fromage, ou de riz au lait

> **Dans ma garde-robe, les vêtements allaient du 38 au 46. J'avais l'habitude d'acheter chaque article en plusieurs tailles afin de pouvoir les porter à tout moment, peu importe où j'en étais dans ma courbe de poids.**

sucré à la cannelle puis, les semaines suivantes, littéralement m'affamer.

J'ai perdu à plusieurs reprises entre 20 et 30 kg, et je les ai toujours repris, en ajoutant chaque fois quelques kilos supplémentaires. L'aiguille de la balance oscillait et grimpait insidieusement au fil des ans, et j'ai adapté ma vie tout aussi graduellement aux variations constantes de mon poids.

Dans ma garde-robe, les vêtements allaient du 38 au 46. J'avais l'habitude d'acheter chaque article en plusieurs tailles afin de pouvoir les porter à tout moment, peu importe où j'en étais dans ma courbe de poids.

À cette époque, j'étais assez active physiquement, donc mes kilos en trop n'étaient pas dus au fait que je passais mes journées à manger sur le canapé. Si je prenais du poids, c'est parce que je mangeais mal. J'aimais les plats riches en calories : le pain blanc recouvert de miel, de pâte à tartiner au chocolat ou de fromage, les céréales gorgées de sucre, les pâtes, les pizzas et les burgers.

Au début de la vingtaine, mes habitudes alimentaires variaient si souvent que mon poids fluctuait sans cesse. J'étais parfois légèrement en surpoids seulement, tandis que lorsque je n'étais pas au régime, j'étais plus proche de l'obésité.

Quand j'y repense, je me rends compte que ma façon de faire était irrationnelle. Je vivais dans un monde tantôt blanc, tantôt noir, avec des œillères. Soit je me jetais en salivant sur mes plats favoris, soit je m'interdisais tout parce que j'étais à la diète. Chaque fois que j'abandonnais un régime – et cela finissait toujours par se produire – je ressentais un profond sentiment d'échec et je me remettais à manger de façon déraisonnée. Dans ces moments-là, rien ne m'atteignait vraiment ; j'étais dans une bulle.

Mes habitudes alimentaires ont commencé à changer après une rupture particulièrement douloureuse. Du jour au lendemain, j'ai dû réapprendre à vivre sans personne à mes côtés et cette période a été difficile. Je me sentais seule et je tâchais d'oublier mon chagrin d'amour dans la nourriture. C'était facile

”

Je pouvais dévorer la moitié d'une miche de pain blanc nappée de pâte à tartiner au chocolat le temps que Jesper fasse une course. De même, je dissimulais prestement tout emballage qui aurait pu trahir le fait que je venais d'avaler quatre ou cinq bâtonnets glacés.

– personne n'était là pour voir ce que je mangeais ; je pouvais donc perdre tout contrôle.

Je gardais ma tristesse et mes abus de nourriture pour moi. J'étais passée maître dans l'art d'arborer une façade quand j'étais avec d'autres gens – j'avais l'air souriant et de bonne humeur en toutes circonstances. Nul ne se doutait qu'au fond de moi, j'étais terriblement malheureuse et que je livrais un âpre combat. Je me détestais, je haïssais mon apparence, et je suis finalement devenue aigrie et maussade. Je n'aspirais qu'à une chose : m'enfoncer dans un trou et me laisser aller à mes pensées destructrices, car je ne voyais aucun moyen de m'arracher à ma situation.

En 2005, j'ai rencontré Jesper et nous avons très vite emménagé ensemble. Je pesais alors 86 kg et j'alternais les périodes d'excès alimentaires et de régimes restrictifs.

J'étais perpétuellement préoccupée par mon poids et par les aliments que je consommais. J'avais développé des stratégies pour manger en cachette et pour dissimuler les traces de mes larcins après coup.

Je pouvais dévorer la moitié d'une miche de pain blanc nappée de pâte à tartiner au chocolat le temps que Jesper fasse une course. De même, je dissimulais prestement tout emballage qui aurait pu trahir le fait que je venais d'avaler quatre ou cinq bâtonnets glacés.

Il m'arrivait aussi d'acheter deux paquets de caramels et de verser le contenu de l'un dans l'autre afin de faire croire que je n'avais pris qu'un seul sachet. Ces excès étaient un secret dont j'avais profondément honte.

Avec le recul, il me paraît presque inquiétant que toutes ces tactiques de leurre et de dissimulation aient pu occuper une telle place dans ma vie alors même que je filais le parfait amour. Ce nouveau chapitre de ma vie m'a donné envie de me prendre en main et de perdre du poids pour de bon. J'étais lasse de l'image que j'avais de moi. Chaque fois que nous sortions, j'avais

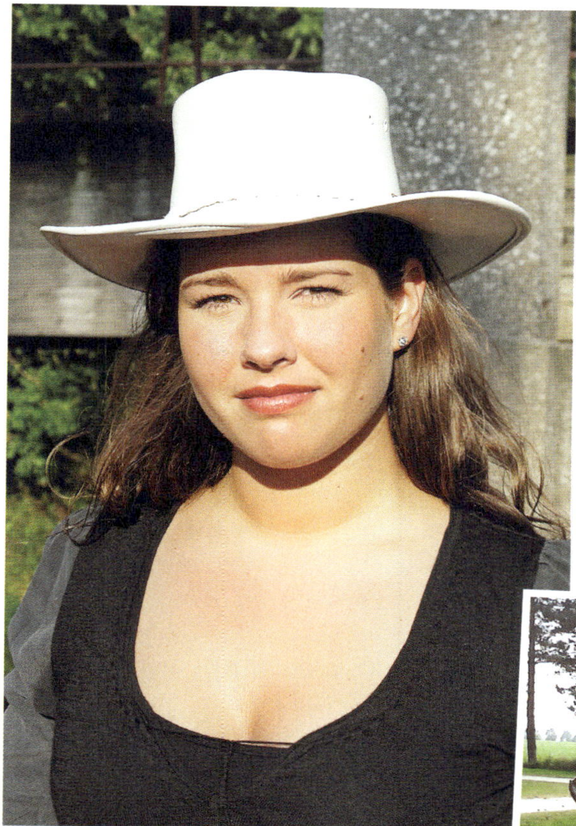
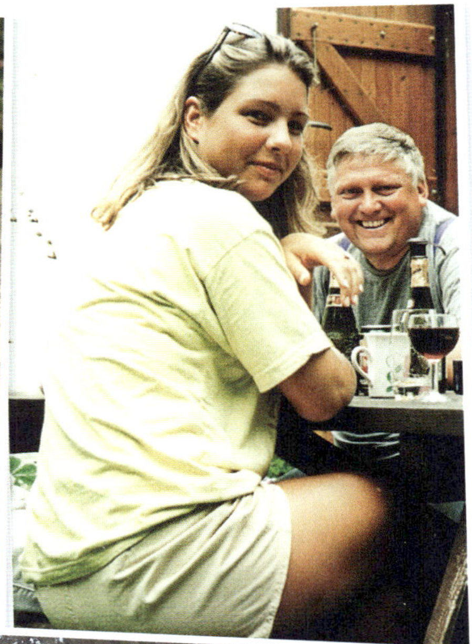
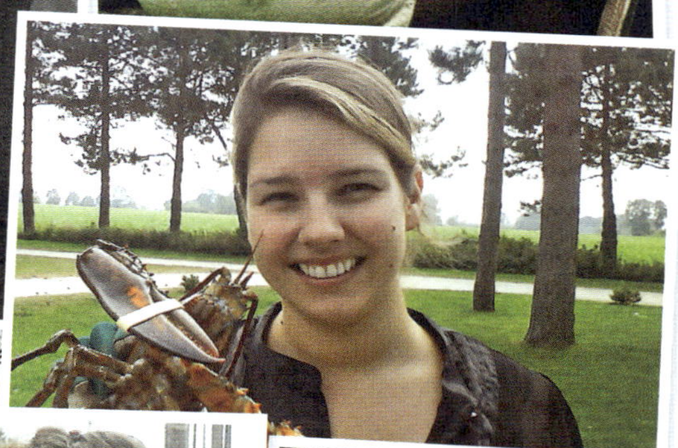
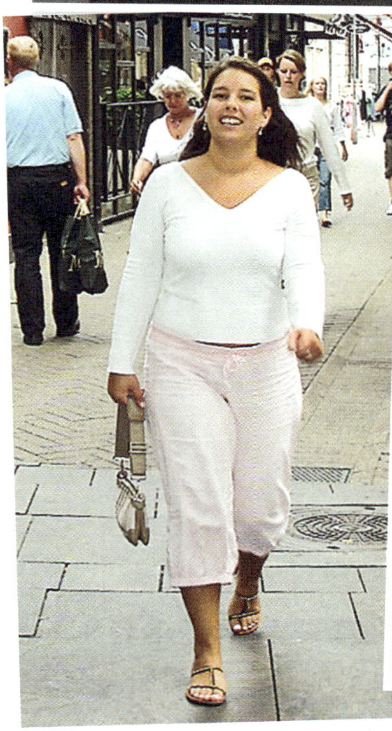
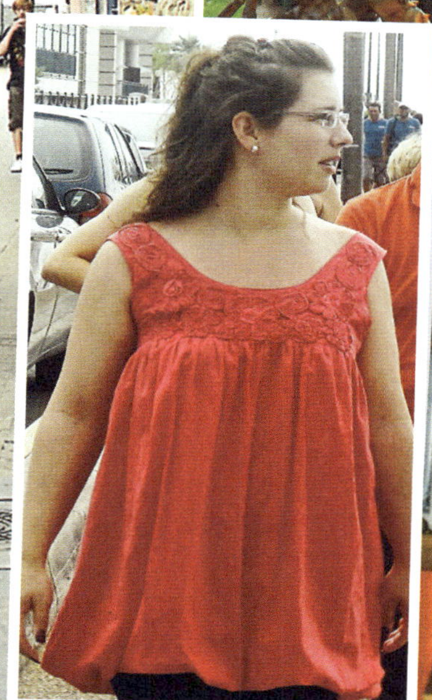
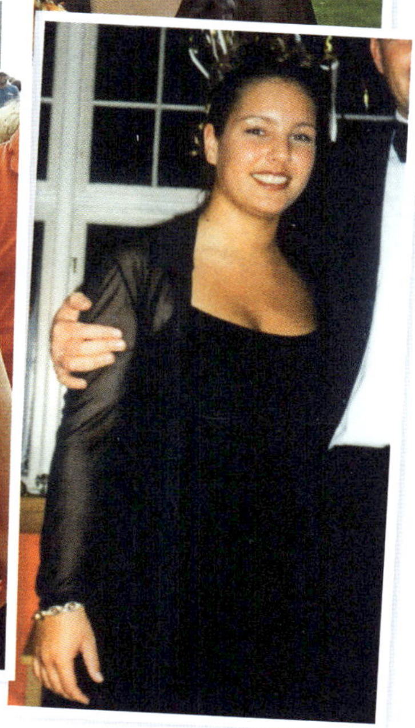

la boule au ventre parce que je n'étais pas satisfaite de mon apparence, peu importe le nombre d'heures que j'avais passées à me préparer. Je trouvais mes jambes trop lourdes et mes paupières me semblaient cernées de graisse.

J'enrageais d'être incapable de me ressaisir et de contrôler mon poids. Je trouvais toutes sortes d'excuses pour annuler une invitation afin de me soustraire au regard des autres.

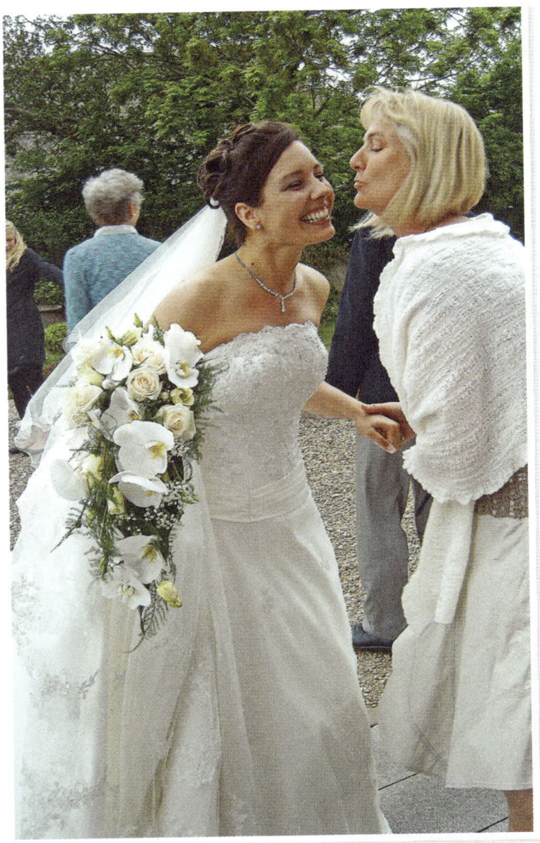

J'étais obsédée par l'idée de perdre du poids ; j'avais l'impression d'être perpétuellement au régime. Mais, même dans cet état d'esprit, je ne parvenais pas à maigrir de façon significative. J'étais enfermée dans un cercle malsain de faim et d'excès alimentaires qui anéantissaient toute tentative.

Et puis, un événement s'est produit. Le soir de Noël 2007, Jesper m'a demandée en mariage et j'ai accepté. J'avais une image très nette de ce à quoi je voulais ressembler le jour de nos noces et cela n'avait rien à voir avec la taille 46 que je faisais à l'époque. J'avais cinq mois pour perdre du poids avant la cérémonie. J'ai réussi à atteindre mon objectif au prix d'efforts acharnés : j'allais au travail en marchant ou en courant et je suivais un régime strict.

Nous nous sommes mariés le 17 mai 2008. Ma robe de mariée était en 38. J'étais si heureuse d'apparaître avec la taille fine dans ma robe de rêve. Mais ni la joie ni la taille 38 n'ont duré, car il m'a été impossible, bien entendu, de poursuivre le régime draconien que je m'étais infligé.

J'ai recommencé à manger à l'excès le lendemain du mariage, à un degré intense. Je me disais qu'ayant atteint mon but, je pouvais me relâcher. C'était comme si mon corps et mon esprit cherchaient désespérément à retrouver les calories dont ils avaient été privés pendant les cinq mois précédents.

”

Mon médecin m'a demandé pourquoi je ne parvenais pas à contrôler mon alimentation et mon poids alors que je semblais maîtriser tous les autres aspects de ma vie. La question a fait mouche.

J'ai pris près de 20 kg en peu de temps. Puis je suis tombée enceinte et, après la naissance de notre fils, Valdemar, en 2010, je pesais quasiment 90 kg. Un jour, je suis allée voir mon médecin pour faire un bilan de santé et il m'a mise face à mes habitudes alimentaires en me demandant pourquoi je ne parvenais pas à contrôler mon alimentation et mon poids alors que je semblais maîtriser tous les autres aspects de ma vie. La question a fait mouche. Deux mois plus tard, cependant, je suis de nouveau tombée enceinte et j'ai lâché les rênes une fois de plus : je me suis de nouveau mise à manger sans limites.

Les paroles de mon médecin ont toutefois fait leur chemin et c'est cela qui m'a décidée à affronter mon obésité dès que mon deuxième enfant, Albert, serait né ; pas une journée, une semaine ou un mois après l'accouchement, mais à la minute où il viendrait au monde. Et quand ce moment est arrivé, j'étais prête.

Cette fois-ci, j'ai abordé ma perte de poids de façon radicalement différente. Pas de perte ultra-rapide, pas de régime draconien ni de sport à outrance, choses que je ne pouvais pas tenir à long terme de toute façon. Non, cette fois, j'allais faire preuve de bon sens et je trouverais une méthode qui me conviendrait.

J'ai dû revoir mes attentes à la baisse et admettre que mes comportements extrêmes n'avaient rien de bon. J'ai compris que j'avais besoin d'une structure fixe pour atteindre mon but et changer durablement de style de vie. J'ai donc consacré une bonne partie de ma deuxième grossesse à lire des ouvrages sur la nutrition et à me familiariser avec les dernières études sur l'alimentation. J'ai ainsi appris que les protéines, les légumes et les graisses étaient nécessaires pour mener une vie saine et perdre du poids. J'ai également compris qu'une alimentation variée et un changement durable de son mode vie sont indispensables. Forte de ces connaissances, j'ai tout repris à zéro.

Pendant des années, j'avais été incapable de déterminer quand j'étais rassasiée. C'est pour cela que je mangeais sans discontinuer, quels que soient

”

Pendant de nombreuses années, j'étais incapable de me rendre compte quand j'étais rassasiée. C'est pour cela que je mangeais sans arrêt, quels que soient les signaux que mon cerveau m'envoyait. Maintenant, mon système fonctionne bien, mais il aura fallu trois ans pour que mon corps apprenne à s'accorder aux signaux naturels de satiété.

les signaux que mon cerveau m'envoyait. Maintenant, mon système fonctionne bien, mais il aura fallu trois ans pour que mon corps apprenne à s'accorder aux signaux naturels de satiété.

Au début, j'ai dû expérimenter mes idées pour progresser ; il était donc important de disposer d'un cadre et d'une direction. J'ai vite compris que si je mangeais toujours jusqu'à satiété, trois repas par jour me convenaient parfaitement.

De plus, le principe de trois repas par jour me donnait une structure à laquelle me rattacher. Si j'avais envie de grignoter une heure après un repas, je comprenais que ce n'était pas réellement de la faim, alors je buvais un verre d'eau au lieu de manger.

Et cela a fonctionné ! En neuf mois, j'ai perdu 40 kg et j'ai conservé mon poids depuis. Ce changement radical m'a aussi permis de retrouver la forme et l'énergie qui me faisaient défaut. Je pouvais enfin jouer avec mes enfants sans être à bout de souffle à la moindre activité après quelques minutes. Du jour au lendeman, je n'ai plus eu besoin de faire la sieste l'après-midi. Ma perte de poids a eu un impact sur ma vie tout entière. J'ai retrouvé ma bonne humeur, j'ai rechargé mes réserves en énergie, mes problèmes de peau se sont estompés et mes allergies ont diminué.

Plus encore, j'ai enfin trouvé l'espace et l'énergie pour penser à autre chose qu'à la nourriture et à mon apparence. Je ne crois pas exagérer en affirmant qu'avant de maigrir, mon esprit était accaparé à 90 % par des pensées négatives sur mon poids. Après avoir minci, je n'ai plus eu à me préoccuper de cette question et cela a représenté un soulagement immense. Je savoure pleinement le calme physique et mental qui a suivi la tempête des excès alimentaires. Il est difficile de mettre des mots sur ce que j'éprouve, mais je me sens libérée de mon bocal de graisse. J'ai l'impression d'être de retour dans la réalité et de la vivre à 100 %.

Après avoir percé le secret de la perte de poids, j'ai eu envie de partager

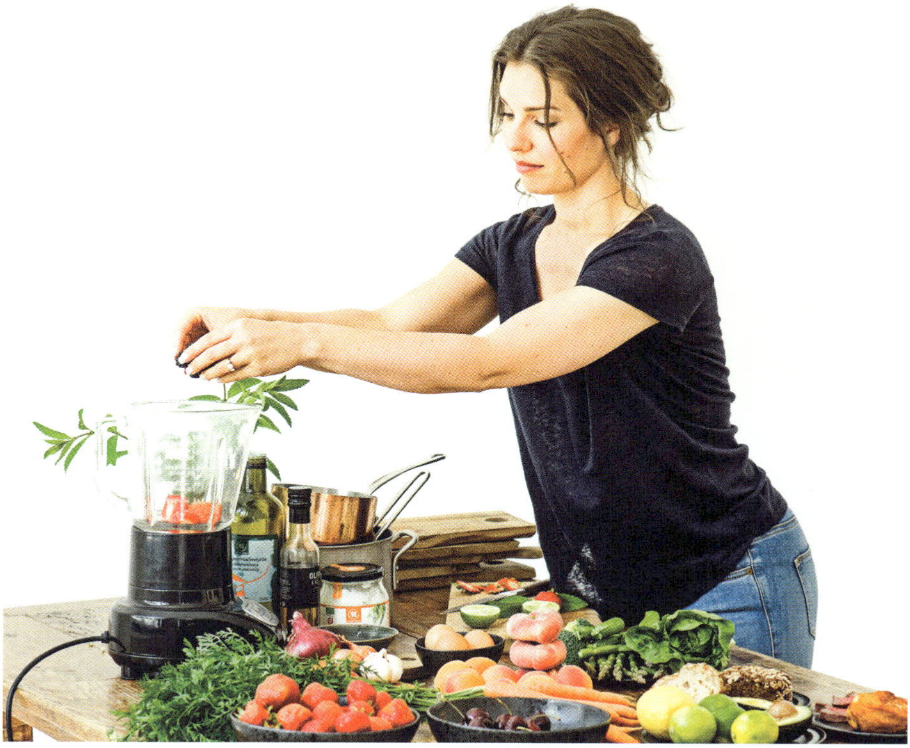

mon expérience et d'aider d'autres personnes en surpoids à mincir.
J'ai passé un diplôme de diététicienne et, en parallèle, j'ai noté tout ce que j'avais appris au long de mon parcours. Je voulais que ma méthode repose sur le bon sens et la simplicité. Il n'était pas question de compter les calories ou de peser les aliments. Et surtout, je souhaitais me libérer des modèles alimentaires restrictifs où tout est soit sain soit malsain.

Voilà pourquoi j'ai imaginé le concept des poignées et des boîtes-repas : c'est de ce système qu'il est question dans ce livre. Désormais, je mange de tout avec grand plaisir et sans une once de culpabilité. J'espère que ce régime à la mode scandinave vous procurera autant de joie qu'il m'en a donné.

Suzy Wengel

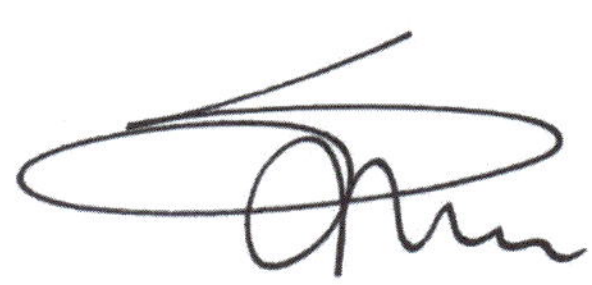

QU'EST-CE QUE LE RÉGIME SCANDI SENSE ?

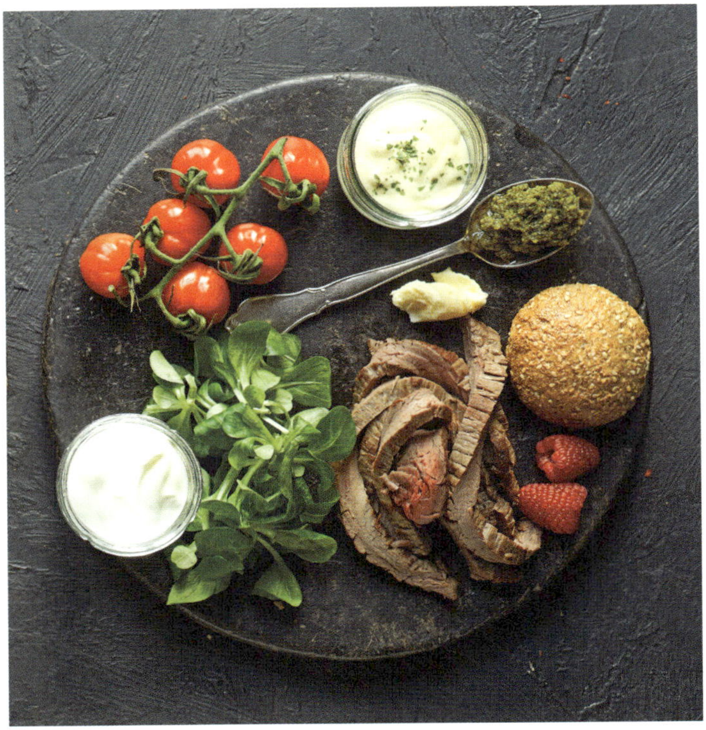

REPAS POUR FEMME
586 kcal

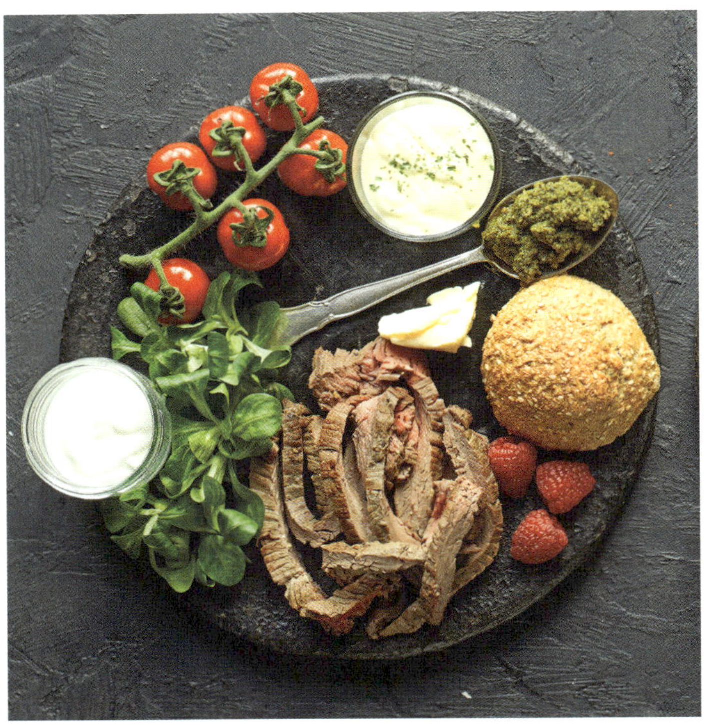

REPAS POUR HOMME
786 kcal

Le régime Scandi Sense relève avant tout du bon sens. Dans mon approche, c'est la simplicité et l'accessibilité qui priment : il faut faire preuve de bon sens pour composer ses repas et déterminer les quantités d'aliments à consommer.

Le régime Scandi Sense a été conçu de façon à convenir à tout le monde, sans distinction de taille ou de poids. Il s'agit donc plus d'un mode vie que d'un régime. L'idée est d'adapter les principes de Scandi Sense à vos aliments habituels. Cela signifie que vous n'aurez pas à revoir entièrement votre alimentation : il suffira d'opérer quelques ajustements. Ainsi, vous parviendrez plus facilement à conserver ce style de vie à long terme.

Par exemple, si vous préparez un plat de spaghetti à la bolognaise pour toute la famille, vous mangerez moins de spaghetti et plus de sauce bolognaise que vous ne l'auriez fait auparavant. De plus, vous mettrez beaucoup plus de légumes dans la sauce et compléterez peut-être votre assiette par une salade verte. Vous pouvez améliorer le plat en le parsemant de fromage râpé car, avec le régime Scandi Sense, les matières grasses ne sont pas bannies. Consommées avec modération, elles sont bénéfiques pour le corps et, bien sûr, elles donnent beaucoup de goût aux aliments.

Le régime Scandi Sense n'a rien d'un programme clé en main, c'est une série de principes à adopter pour bénéficier de la quantité de nutriments nécessaire chaque jour et pour garder une glycémie stable tout au long de la journée. L'idée de base est que si vous mangez à votre faim avec des repas sains et équilibrés, vous résisterez plus facilement aux aliments qui font grossir. Vous disposez pour cela d'un outil mental, les « boîtes-repas », afin de pouvoir intégrer de petits plaisirs à votre alimentation à l'occasion.

Si rien n'est interdit dans le régime Scandi Sense, certains aliments sont toutefois à consommer en quantités

BOÎTE-REPAS 1

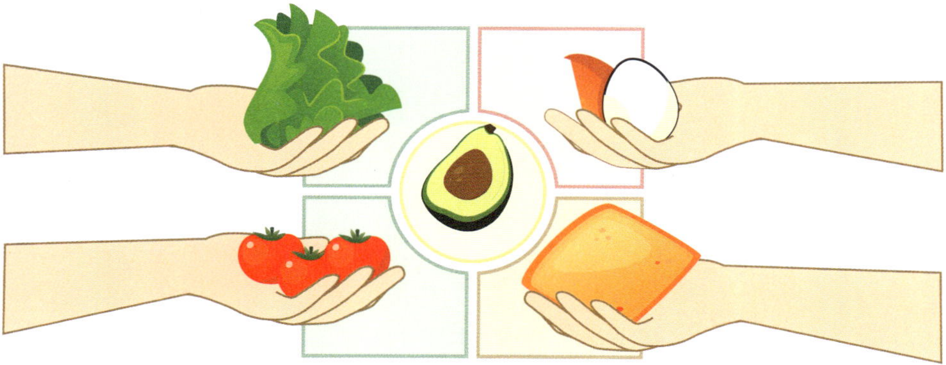

BOÎTE-REPAS 2

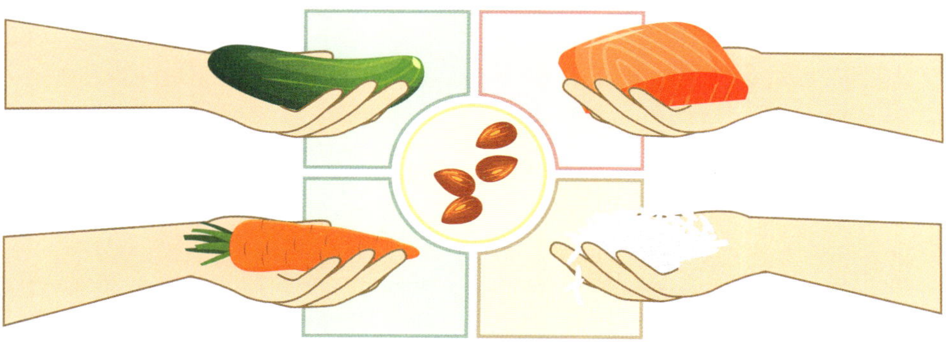

BOÎTE-REPAS 3

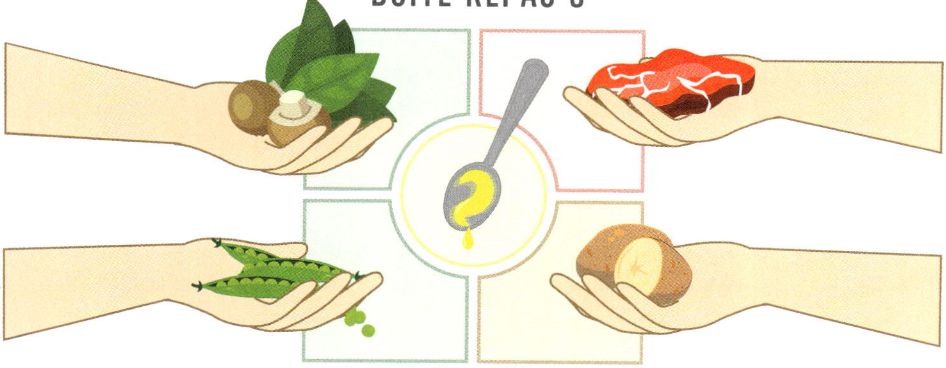

VOUS EN SAUREZ PLUS SUR CE QUE VOS POIGNÉES DEVRAIENT CONTENIR À LA PAGE 22.

limitées ou doivent être compensés à d'autres repas. J'appelle ces aliments les « gourmandises ». Il peut s'agir de bonbons, de gâteaux, de glaces, de chips ou de boissons sucrées, etc.

POIGNÉES ET BOÎTES-REPAS

Vous allez utiliser la paume de vos mains pour mesurer la quantité de nourriture que vous devriez consommer à chaque repas. Vous pouvez manger jusqu'à quatre poignées d'aliments par repas et si elles sont équilibrées correctement, vous serez aisément rassasié.

Dans la mesure où la taille des mains est généralement proportionnelle à la taille et à la carrure, cela constitue une bonne moyenne d'environ 1 500 calories par jour pour les femmes et un peu plus, soit 2 000 calories, pour les hommes.

Si vous préparez vos repas en suivant les principes du régime Scandi Sense, les quantités devraient vous permettre de perdre en moyenne 400 à 800 g par semaine, soit un rythme modéré, jusqu'à ce que vous ayez atteint votre poids de forme, c'est-à-dire celui qui correspond à votre style de vie.

Comme les hommes ont habituellement des besoins alimentaires supérieurs à ceux des femmes, j'ai prévu des recettes pour les uns comme pour les autres.

Si vous cuisinez pour un homme et une femme chez vous, vous pouvez doubler les quantités prévues pour les femmes et vérifier les doses de protéines, de féculents/fruits et de graisse prévues pour les hommes. Les portions de légumes sont souvent identiques, de même que le déroulé de la recette.

Les boîtes-repas constituent à la fois un outil pratique et mental pour organiser vos repas. Chaque boîte-repas correspond à un repas. Il faut imaginer que vous disposez de trois boîtes-repas par jour et que chacune est garnie de quatre poignées d'aliments et de une à trois cuillerées à soupe de matières grasses.

Si votre boîte-repas comporte parfois un peu plus de nourriture, ou des aliments imprévus, contentez-vous de la refermer après avoir mangé et continuez d'avancer sans culpabiliser.

Pensez aux gens qui ont toujours eu un poids sain. Eux aussi mangent parfois trop ou consomment plus de calories à l'occasion et ils ne se le reprochent pas pour autant. Ôtez-vous de la tête l'idée que « maintenant, tout est fichu, cela ne sert à rien de continuer », car c'est exactement ce genre de réactions qui fait que tant de tentatives pour avoir une alimentation saine échouent.

Si vous déviez du droit chemin au cours d'un repas, rien ne sert de vous flageller ou de vous morfondre. Au contraire, adoptez une stratégie proactive et reprenez immédiatement le bon rythme pour la boîte-repas suivante.

TROIS REPAS PAR JOUR

Il n'existe pas de preuve concrète pour affirmer qu'il vaut mieux manger six fois par jour plutôt que trois. Certaines personnes ont besoin de plus de repas, d'autres moins, tout simplement.

Quoi qu'il en soit, il est évident que le risque de consommer trop de calories est plus important lorsqu'on multiplie le nombre des repas chaque jour.

Avec trois repas par jour, on parvient plus aisément à stabiliser sa glycémie, surtout lorsqu'on compose ses repas judicieusement à l'aide du modèle de boîte-repas Scandi Sense (voir pages 34–35). Si vous suivez celui-ci, votre métabolisme ne sera pas affecté de façon significative si vous réduisez le nombre de repas. Il est bon pour l'organisme de faire des pauses entre les repas, aussi bien pour votre glycémie que pour votre système digestif et votre bien-être mental.

Enfin, n'oubliez pas qu'avoir faim a des effets positifs parfois ! Cela permet de réguler naturellement les quantités consommées.

Si vos boîtes-repas sont garnies d'aliments nourrissants et rassasiants, vous ne souffrirez pas de fringale comme c'est le cas lorsqu'on prend de nombreux repas de taille différente.

Je vous recommande de suivre à la lettre le modèle de boîte-repas pendant les quatorze premiers jours.

Remplissez une grille de régime afin de bien assimiler les bonnes quantités de nourriture. Vous trouverez un exemple à la page 67, que vous pourrez photocopier et remplir.

Vous vous rendrez sûrement compte que vous n'avez pas besoin de collation entre les repas et qu'on gagne une certaine liberté à ne manger que trois fois par jour.

Après les deux premières semaines, vous serez en mesure de déterminer combien de repas il vous faut et d'adapter votre schéma alimentaire en conséquence.

LE BAROMÈTRE DE LA FAIM

Si, au bout des quatorze premiers jours de Scandi Sense, vous peinez toujours à déterminer quand vous avez faim et quand vous êtes rassasié, continuez de suivre strictement les principes du régime.

Une fois que vous aurez trouvé le rythme qui vous convient, vous pourrez vous familiariser avec le baromètre de la faim.

L'idée est d'évaluer votre appétit sur une échelle allant de 0 à 10. Le 0 correspond à une satiété complète tandis que le 10 indique une faim extrême. Vous saurez qu'il est temps de prendre votre repas en suivant le modèle de boîte-repas Scandi Sense (voir pages 34–35) lorsque vous atteindrez le 7 ou le 8 sur le baromètre de la faim.

Cela signifie également qu'il n'y a aucun problème à prendre un petit déjeuner tardif si vous n'avez pas faim au moment du lever. Vous pouvez aussi dîner tard si cela convient mieux à votre style de vie. L'idée que le petit déjeuner est le repas le plus important de la journée est un mythe de même qu'il est faux de croire que tout ce que l'on mange après dix-huit heures fait grossir !

Une fois que vous aurez appris à repérer les signaux de la faim et que vous ne mangerez plus que quand vous aurez vraiment faim, vous parviendrez rapidement à déterminer, à partir du modèle de boîte-repas Scandi Sense, quelles quantités de nourriture il vous faut pour tenir de cinq à six heures, et vous aurez naturellement envie de manger quand vous atteindrez l'échelon 7 ou 8 du baromètre de la faim. Après le repas, vous reviendrez à 0 sur le baromètre – et au bout de cinq ou six heures, vous retournerez au 7 ou au 8. Vous trouverez ainsi le schéma alimentaire qui vous convient. Celui-ci n'est pas figé dans le marbre : il peut varier d'un jour à l'autre ou d'une saison à l'autre.

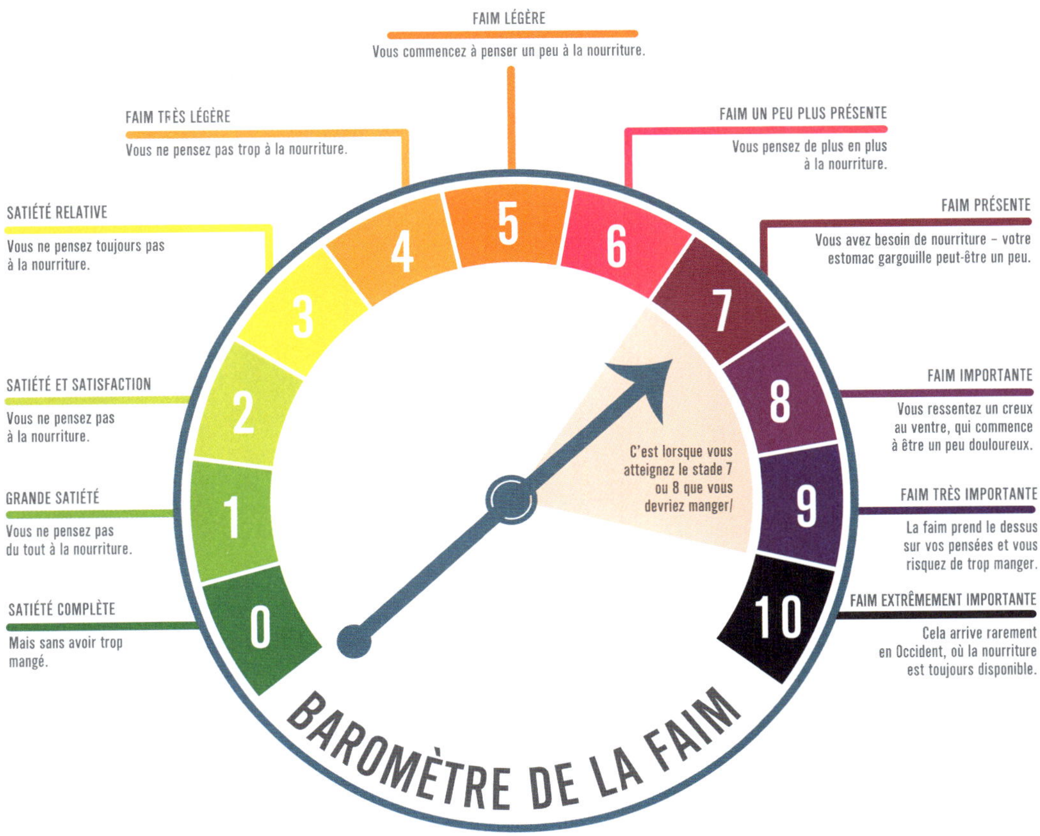
FAIM LÉGÈRE
Vous commencez à penser un peu à la nourriture.
FAIM TRÈS LÉGÈRE
Vous ne pensez pas trop à la nourriture.
FAIM UN PEU PLUS PRÉSENTE
Vous pensez de plus en plus à la nourriture.
SATIÉTÉ RELATIVE
Vous ne pensez toujours pas à la nourriture.
FAIM PRÉSENTE
Vous avez besoin de nourriture – votre estomac gargouille peut-être un peu.
SATIÉTÉ ET SATISFACTION
Vous ne pensez pas à la nourriture.
FAIM IMPORTANTE
Vous ressentez un creux au ventre, qui commence à être un peu douloureux.
GRANDE SATIÉTÉ
Vous ne pensez pas du tout à la nourriture.
FAIM TRÈS IMPORTANTE
La faim prend le dessus sur vos pensées et vous risquez de trop manger.
SATIÉTÉ COMPLÈTE
Mais sans avoir trop mangé.
FAIM EXTRÊMEMENT IMPORTANTE
Cela arrive rarement en Occident, où la nourriture est toujours disponible.
0
1
2
3
4
5
6
7
8
9
10
C'est lorsque vous atteignez le stade 7 ou 8 que vous devriez manger!
BAROMÈTRE DE LA FAIM

Scandi Sense

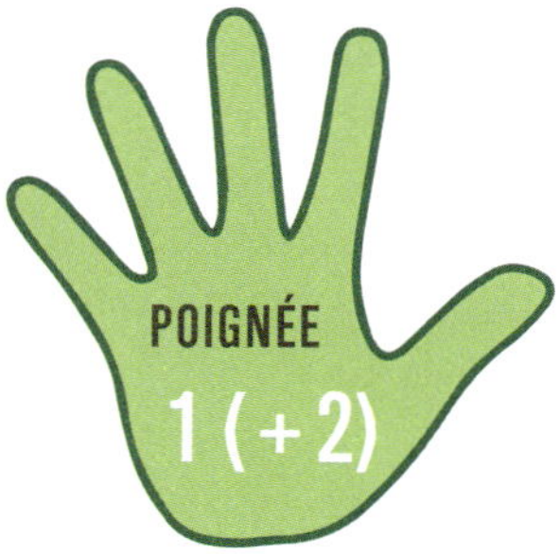

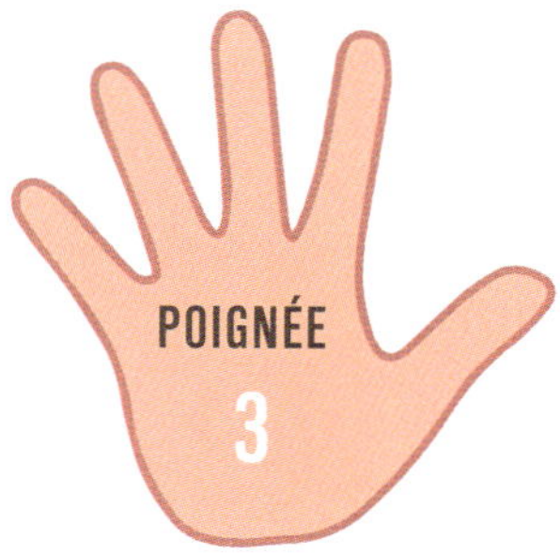

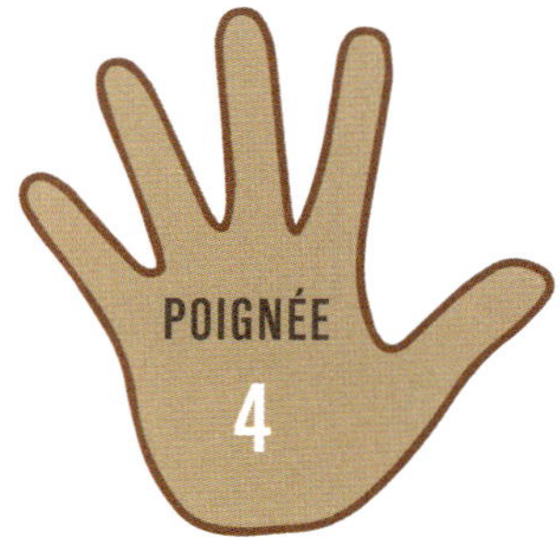

LÉGUMES

env. 100-250 g

1-2 poignées

PROTÉINES

env. 100-200 g

VIANDE
VOLAILLE
POISSON
FROMAGE ALLÉGÉ
(max. 17 % de MG)

1 POIGNÉE = 2-3 œufs

FÉCULENTS ET/OU FRUITS

PAIN
PÂTES
RIZ
(privilégiez les versions complètes)

POMMES DE TERRE
MUESLI (moins de 13 g de sucre pour 100 g)
FRUITS/BAIES

1 POIGNÉE = 50 g de flocons d'avoine, 1 portion de fruit ou 1 tranche de pain

N.B. Cette poignée peut être remplacée par 1/2 poignée 3 (protéines) maximum et éventuellement plus de légumes.

1 À 3 CUIL. À SOUPE DE MATIÈRES GRASSES PAR REPAS

8-10 g de graisse pure par cuillerée

HUILE DE COCO
HUILE D'OLIVE
BEURRE
MAYONNAISE
FRUITS À COQUE/GRAINES
MAÏS
PESTO
CHOCOLAT NOIR
(min. 70 % de cacao)
FROMAGE (18 % de MG ou moins)

3 CUIL. À SOUPE = 1/2 gros avocat

IMPORTANT !

3 repas par jour – seulement quand vous avez faim

Au moins 2 de vos 3 repas quotidiens devraient contenir cette combinaison de LÉGUMES, PROTÉINES, FÉCULENTS/FRUITS et MATIÈRES GRASSES

FACULTATIF :

2 CUIL. À SOUPE D'ACCOMPAGNEMENT LAITIER par repas
9 % de MG max.

30 cl/200 g de PRODUITS LAITIERS par jour
3,5 % de MG max.
Max. 5 g de sucre pour 100 g

POUR EN SAVOIR PLUS SUR LE CONTENU DES POIGNÉES, CONSULTEZ LES PAGES 226 À 243.

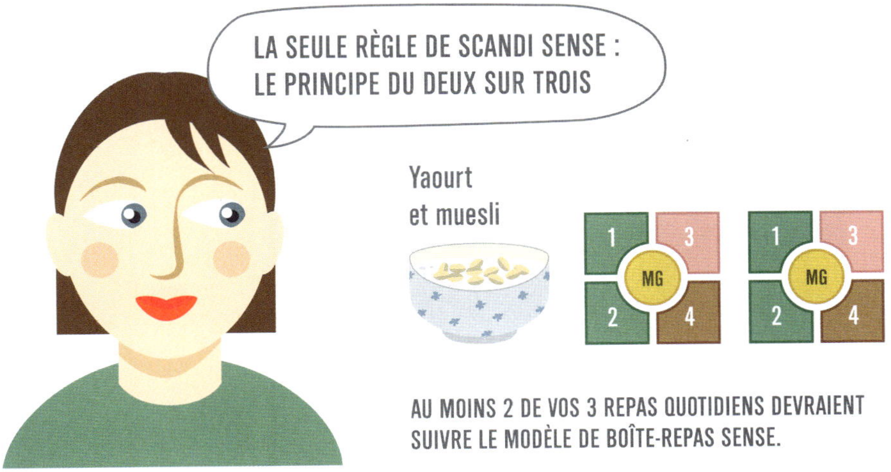
LA SEULE RÈGLE DE SCANDI SENSE :
LE PRINCIPE DU DEUX SUR TROIS
Yaourt
et muesli
1
3
MG
2
4
1
3
MG
2
4

AU MOINS 2 DE VOS 3 REPAS QUOTIDIENS DEVRAIENT SUIVRE LE MODÈLE DE BOÎTE-REPAS SENSE.

Le modèle de boîte-repas vous indique ce que devrait contenir votre assiette et en quelles quantités : 1 à 2 poignées de légumes, 1 poignée de protéines, 1 poignée de féculents et/ou de fruits sous la forme de pain, de pâtes, de riz, de pommes de terre, de fruits rouges, etc. et, en plus, 1 à 3 cuil. à soupe de matières grasses.

Par ailleurs, vous pouvez boire des produits laitiers en quantité limitée et consommer à votre guise des boissons sans sucre. Toutefois, le meilleur moyen d'étancher votre soif reste l'eau.

Il y a peu de règles dans le régime Scandi Sense, car celles-ci ont tendance à compliquer les choses et à altérer la motivation. Cependant, il y en a une qui est essentielle : au moins deux de vos trois repas quotidiens devraient suivre le modèle de boîte-repas Sense.

Cette règle signifie que si vous n'avez pas envie de légumes au petit déjeuner, vous pouvez vous en passer et prendre un yaourt, du muesli ou ce qui vous fait envie. En revanche, il faudra consommer la bonne combinaison de légumes, de protéines, de féculents/fruits et de matières grasses au déjeuner et au dîner. Il est possible de remplacer la portion de féculents/fruits par plus de légumes et de protéines (voir page 35).

Il est important d'avoir cet équilibre en tête en permanence. Même si vous déviez du modèle de boîte-repas Sense au cours d'un des trois repas quotidiens, veillez à ne pas consommer plus de calories que celles d'une boîte-repas.

Par exemple, si vous décidez de prendre une part de gâteau, pensez à ne pas mettre trop de calories supplémentaires dans la même boîte, car vous rompriez l'équilibre nécessaire.

Comment mesurer avec vos mains

Pour perdre du poids, il est important que vous placiez les bonnes quantités d'aliments dans vos boîtes-repas – et donc dans votre assiette. Observez vos mains. Si vous les ouvrez totalement, vous disposez d'une grande surface. Si vous faites en sorte que tous vos doigts, pouce compris, se touchent tout en creusant les mains, vous trouverez la taille de poignée adéquate pour le système Scandi Sense.

Ensuite, il ne vous restera plus qu'à composer intelligemment votre repas autour de 3–4 poignées, en intégrant les proportions correctes de légumes, de glucides, de protéines et de matières grasses.

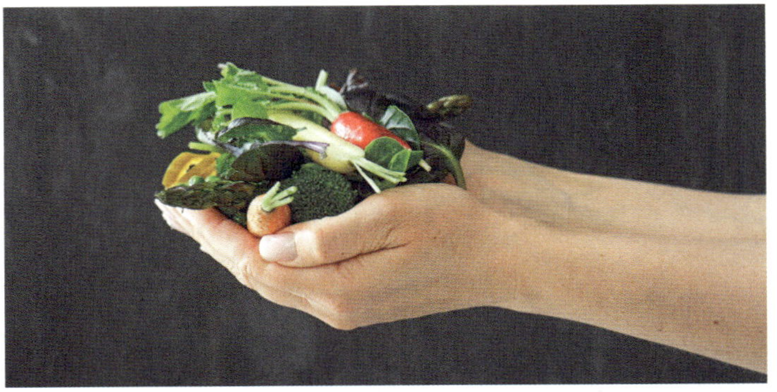

POIGNÉE 1 (+2)

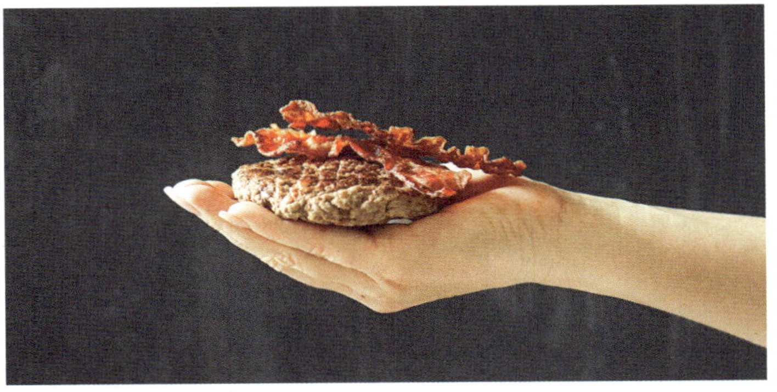

POIGNÉE 3

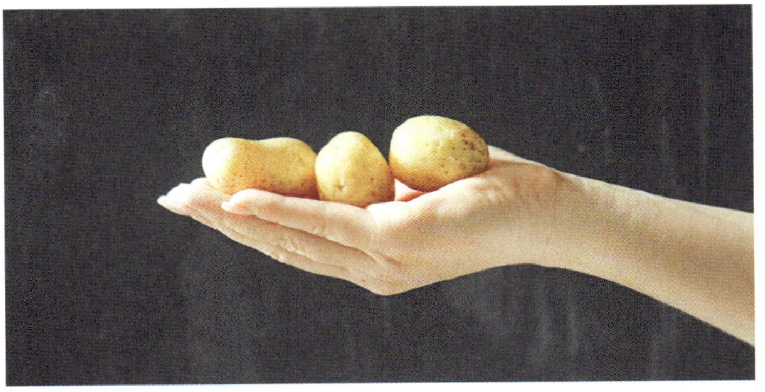

POIGNÉE 4

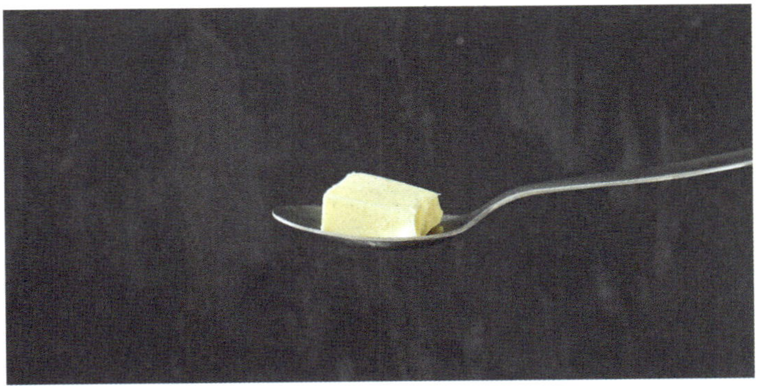

1 À 3 CUIL.
À SOUPE DE
MATIÈRES GRASSES

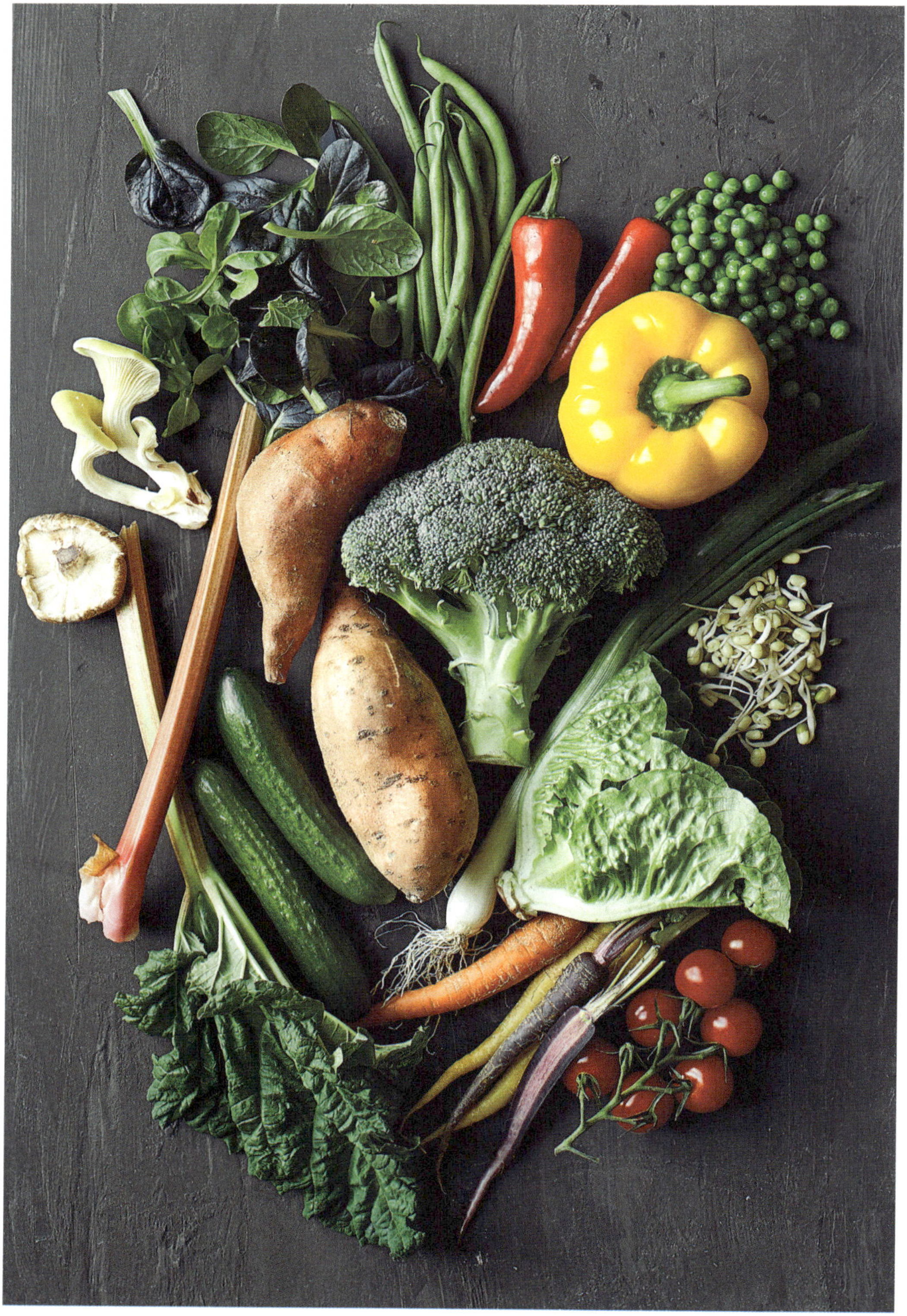

Poignée 1 (+2) : légumes

Les poignées 1 et 2 sont constituées de légumes. L'indication entre parenthèses (+2) signifie que vous pouvez prendre deux poignées de légumes si vous le souhaitez, mais qu'une seule est suffisante.

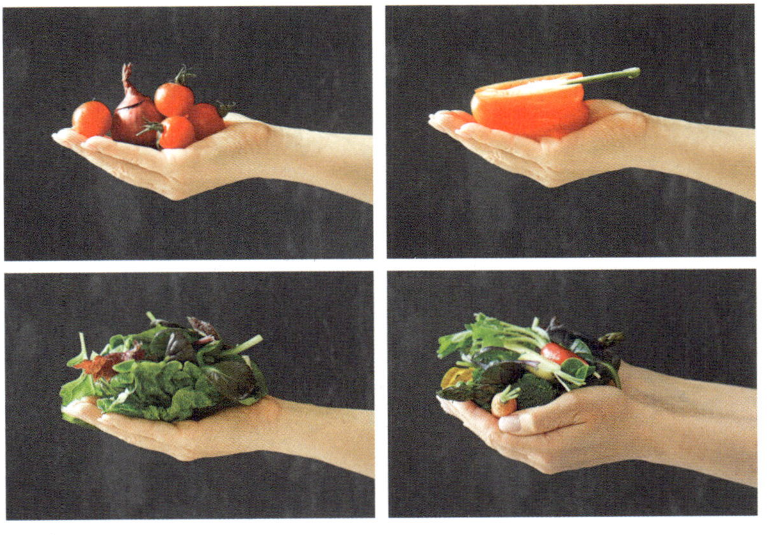

Pour une liste détaillée du contenu possible des poignées 1 (+2), voir page 226.

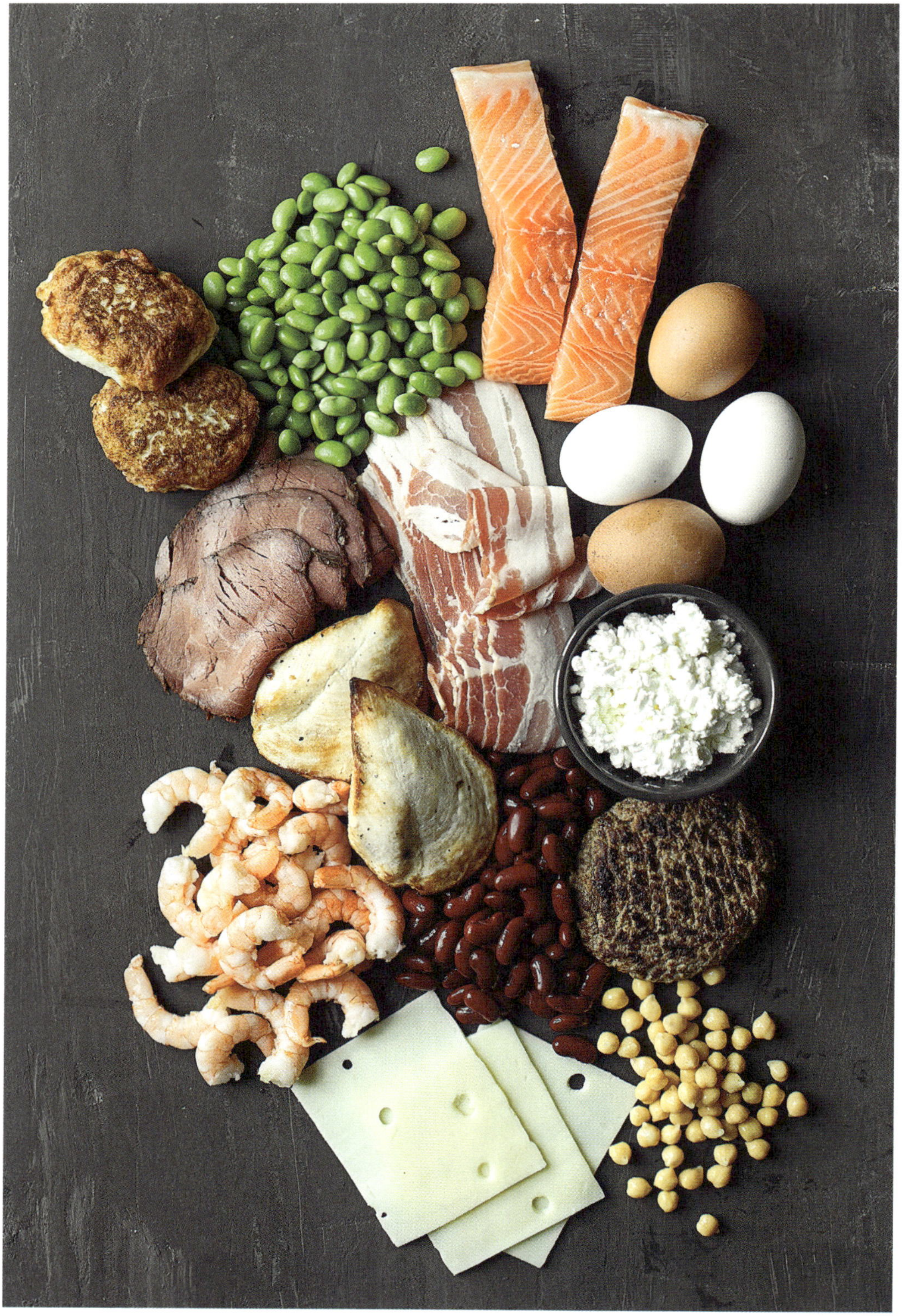

Poignée 3 : protéines

La poignée 3 est constituée de protéines : viande, volaille, poisson, fruits de mer, œufs, fromage allégé en matières grasses ou légumineuses. Vous devez consommer des protéines au cours d'au moins deux des trois repas quotidiens, mais veillez à limiter les protéines transformées (jambon, salami, lard, etc.). Si vous faites beaucoup de sport, vous avez tout intérêt à consommer des protéines à tous les repas.

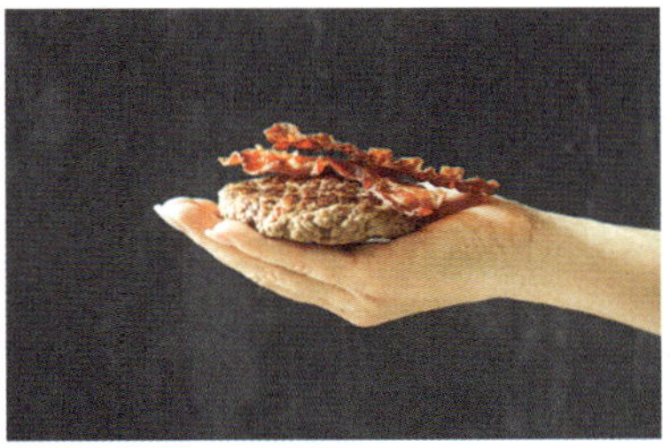

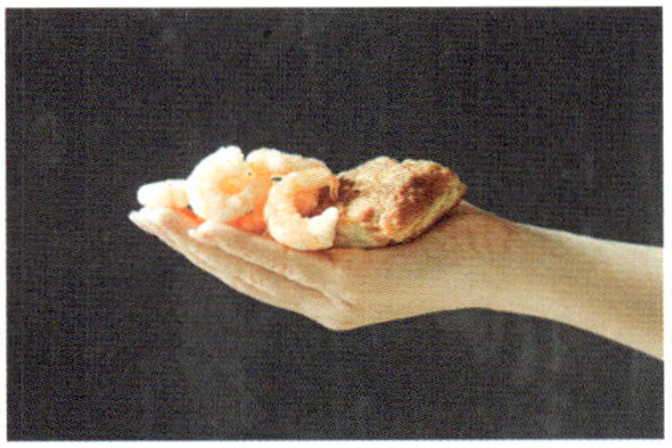

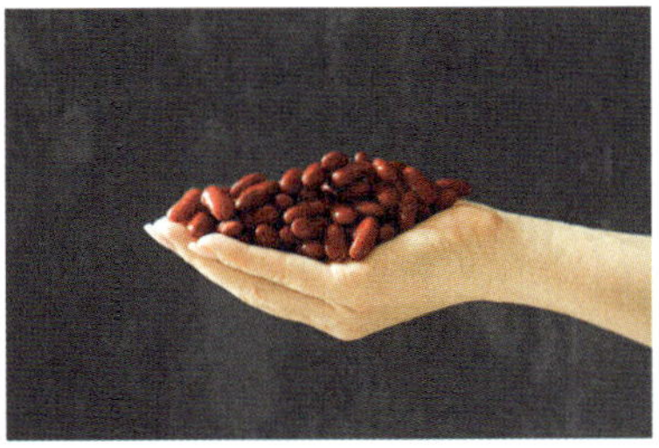

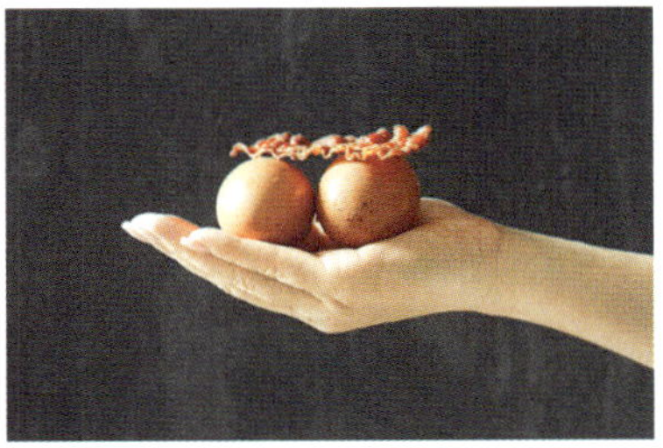

Pour une liste détaillée du contenu possible de la poignée 3, voir page 228.

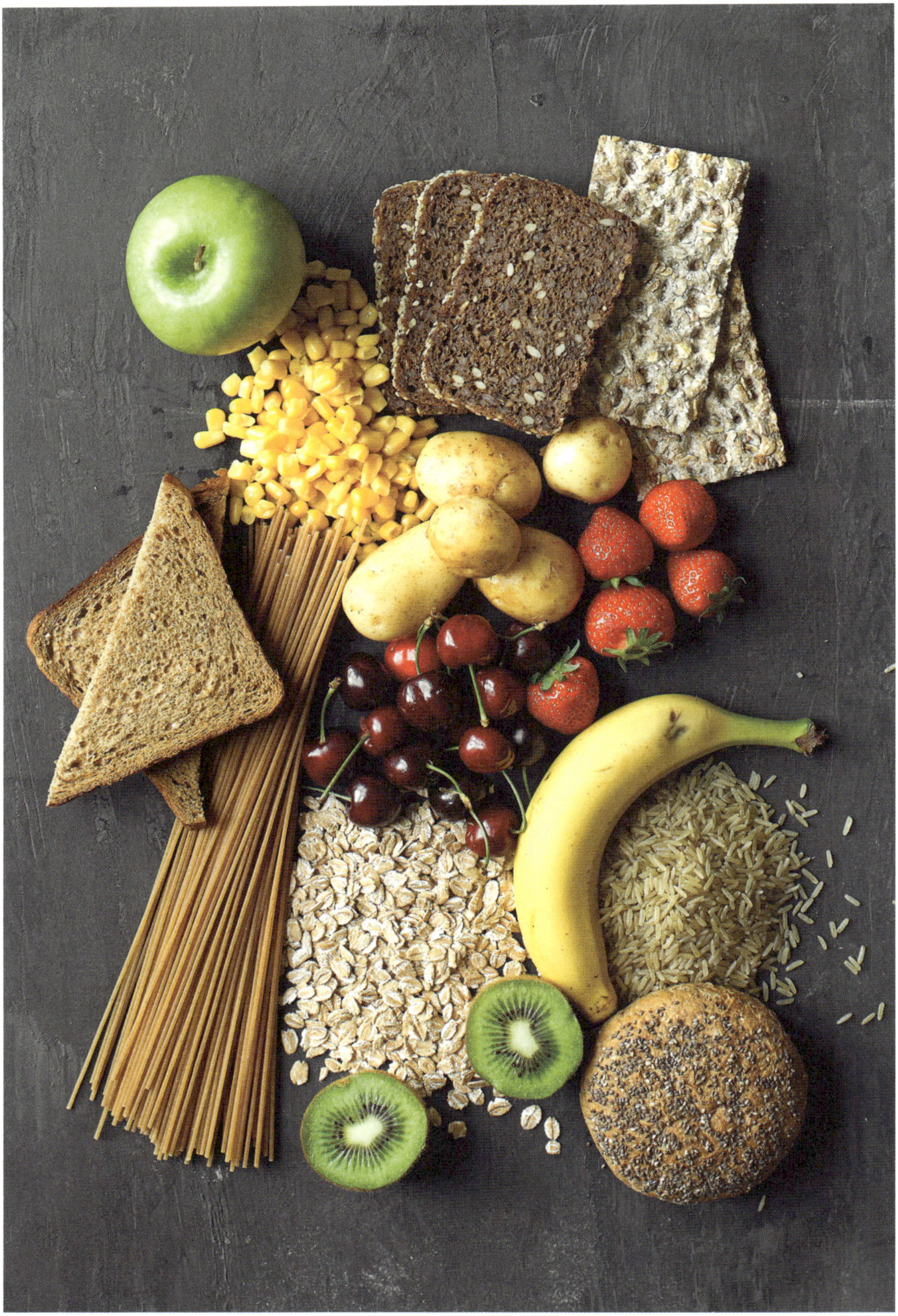

Poignée 4 : féculents et/ou fruits

La poignée 4 est composée de glucides : pain, céréales, pâtes, riz, pommes de terre et/ou fruits. Il est possible de remplacer la poignée 4 par des légumes supplémentaires et jusqu'à une demi-poignée de protéines si vous souhaitez limiter les glucides.

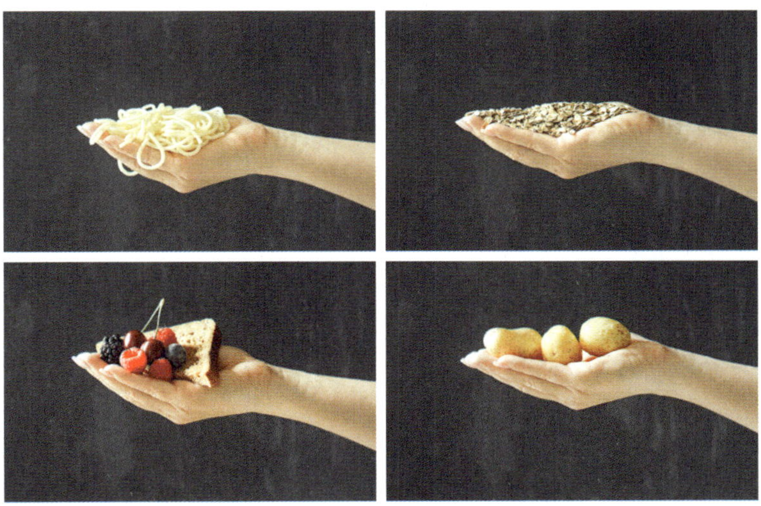

Pour une liste détaillée du contenu possible de la poignée 4, voir page 232.

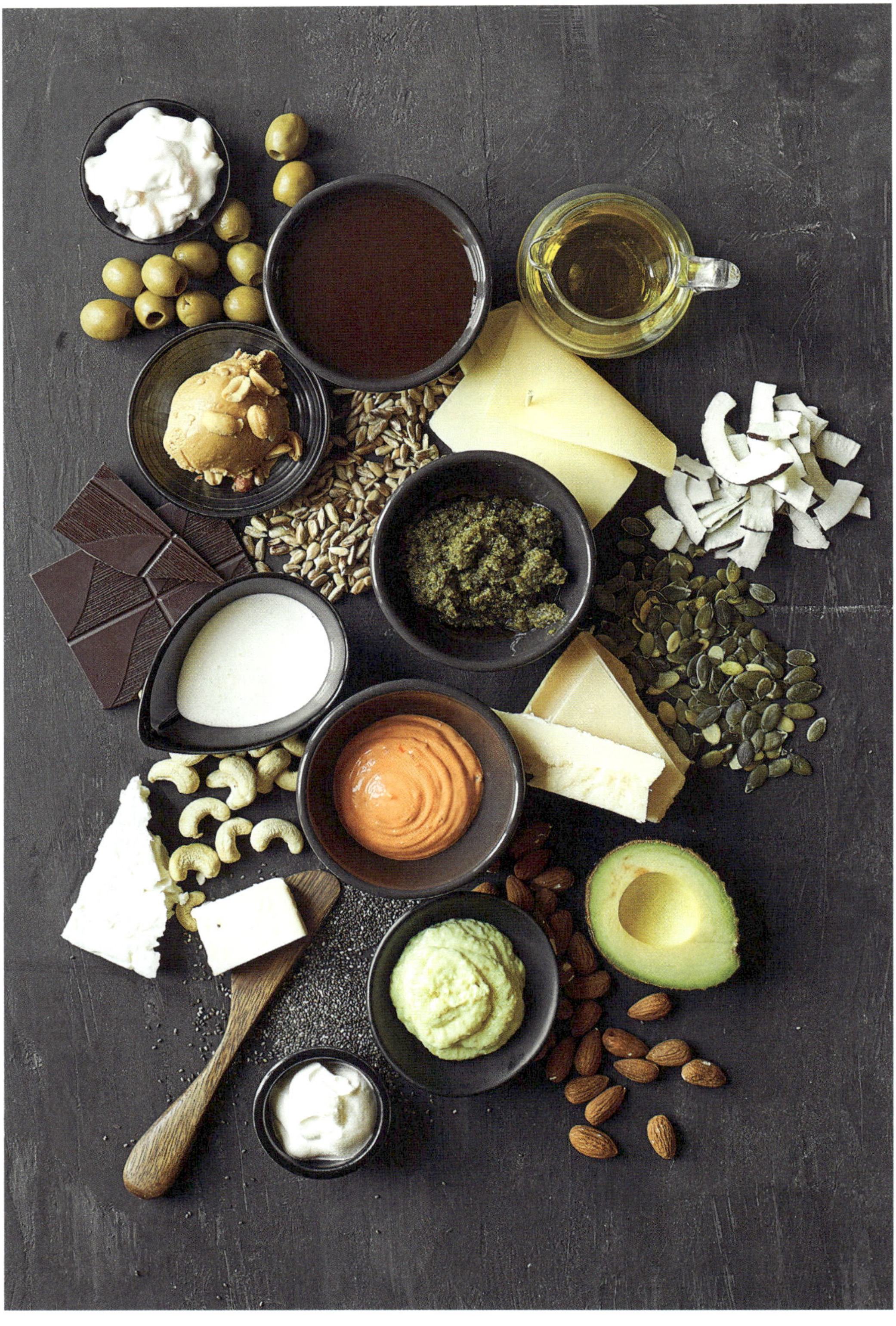

1 à 3 cuil. à soupe de matières grasses

Vous pouvez consommer 1 à 3 cuil. à soupe de matières grasses à chaque repas. Celles-ci incluent l'huile d'olive ou de colza, les fruits à coque, les graines, le maïs, la mayonnaise, la sauce tartare, l'avocat, l'aïoli et le pesto, ainsi que le beurre, la crème liquide, la crème fraîche, les fromages riches en matières grasses et le chocolat noir. Les copeaux de noix de coco font partie des matières grasses riches en fibres, de même que l'avocat, les fruits à coque, le maïs et les graines.

Si vous utilisez des matières grasses concentrées comme le beurre, l'huile et la mayonnaise, contentez-vous d'une cuillerée à soupe rase. Pour des graisses moins concentrées, comme les fruits à coque, l'avocat, la crème fraîche ou le fromage, vous pouvez prendre une cuillerée bombée.

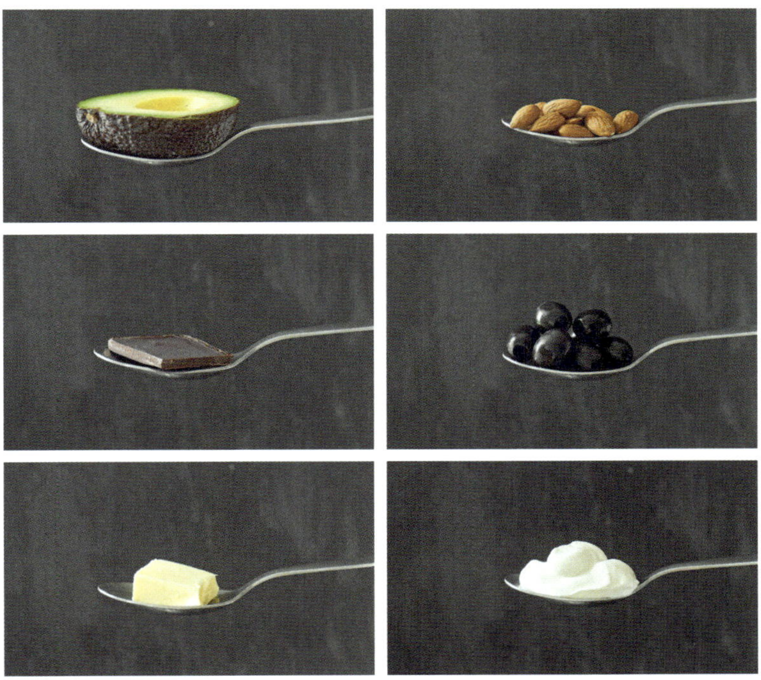

Pour une liste détaillée des matières grasses, voir page 238.

Le modèle de boîte-repas

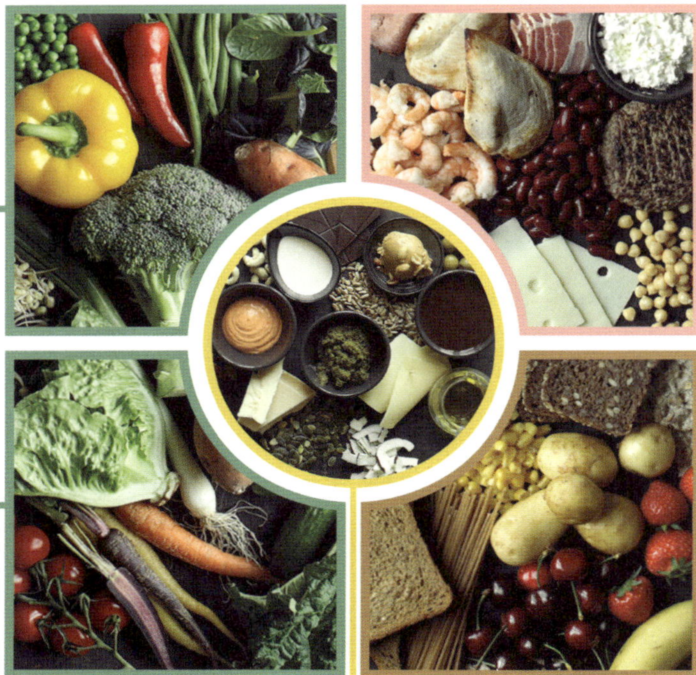

LÉGUMES

Poignée 1 (+2) :
légumes verts, légumes racines, choux, tomates, etc.

MATIÈRES GRASSES

1-3 cuil. à soupe :
beurre, huile, fruits à coques, pesto, avocat, mayonnaise, fromages riches en matières grasses, chocolat noir.

FÉCULENTS/FRUITS

Poignée 4 :
pain, céréales, pâtes, riz, pommes de terre et/ou fruits.

PROTÉINES

Poignée 3 :
viande, volaille, poisson, fruits de mer, œufs, fromage maigre, légumineuses.

Si vous préférez éviter une poignée 4, remplacez-la par des légumes supplémentaires et jusqu'à une demi-poignée de protéines. Le modèle prendra alors cette forme :

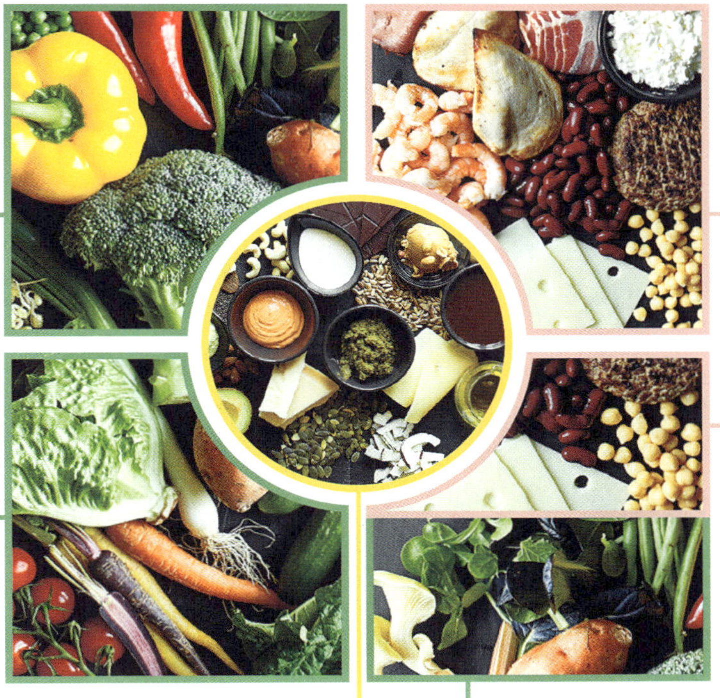

LÉGUMES

Poignée 1 (+ 2)
+ 1/2 poignée de légumes :
légumes verts, légumes
racines, choux, tomates, etc.

MATIÈRES GRASSES

1-3 cuil. à soupe :
beurre, huile, fruits
à coques, pesto, avocat,
mayonnaise, fromages
riches en matières grasses,
chocolat noir.

PROTÉINES

Poignée 3
+ 1/2 poignée de protéines
viande, volaille,
poisson, fruits de mer,
œufs, fromage maigre,
légumineuses.

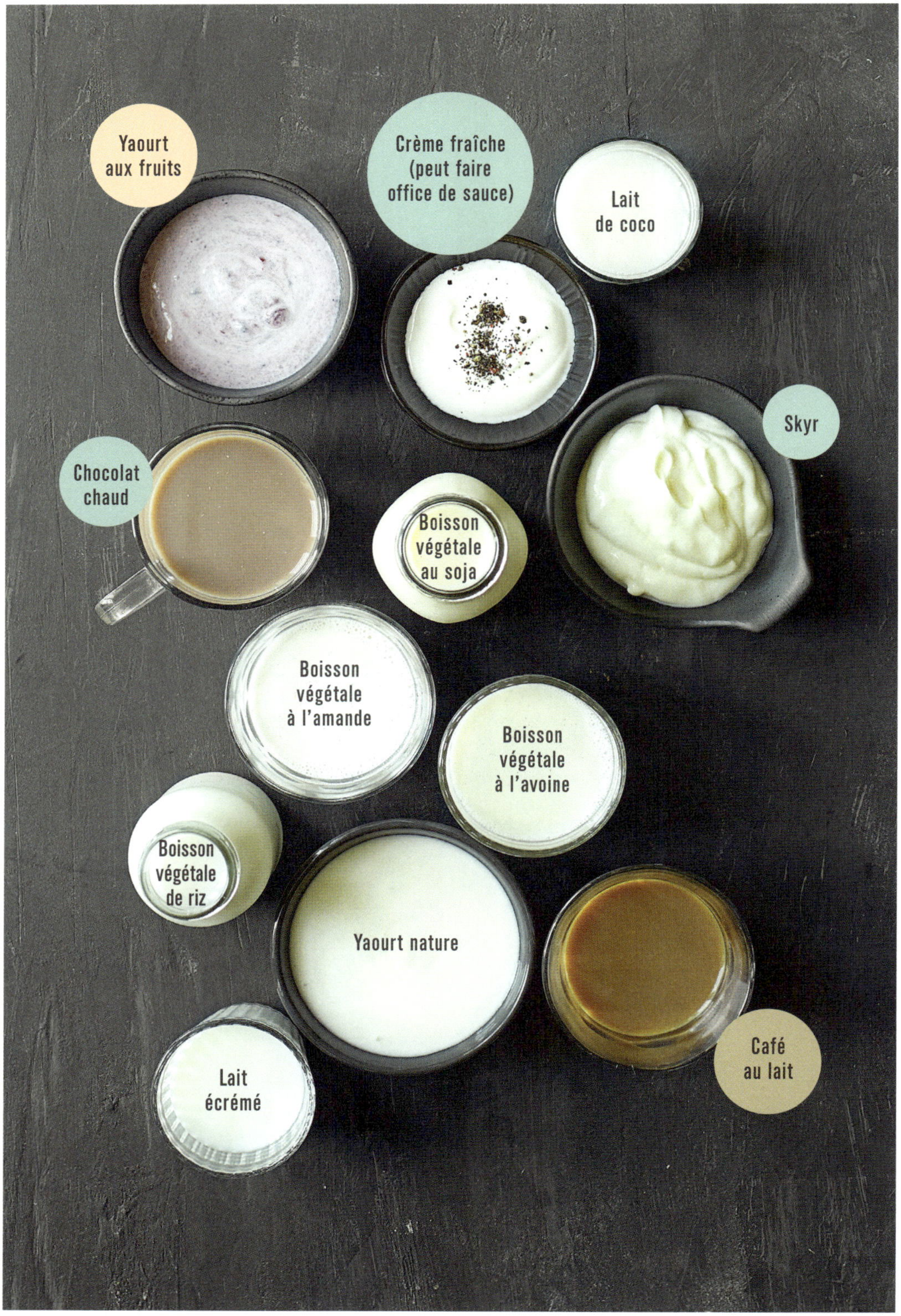
Yaourt aux fruits
Crème fraîche (peut faire office de sauce)
Lait de coco
Skyr
Chocolat chaud
Boisson végétale au soja
Boisson végétale à l'amande
Boisson végétale à l'avoine
Boisson végétale de riz
Yaourt nature
Café au lait
Lait écrémé

Aliments facultatifs à boire ou à manger

En plus des aliments présents dans les boîtes-repas, vous pouvez ajouter les suivants :

PRODUITS LAITIERS

Vous pouvez manger/boire jusqu'à 30 cl (200 g) de produit laitier par jour si vous le souhaitez en plus de ce que contiennent déjà vos boîtes-repas. Il est important que la teneur en matières grasses de ces produits n'excède pas les 3,5 % et qu'il n'y ait pas plus de 5 g de sucre pour 100 g de produit.

Pour une liste détaillée des produits laitiers adaptés, voir page 243.

ACCOMPAGNEMENTS LAITIERS

En complément, vous pouvez ajouter jusqu'à 2 cuil. à soupe d'accompagnements laitiers dans chaque boîte-repas. Leur teneur en matières grasses ne doit pas dépasser les 9 %.

Pour une liste détaillée des accompagnements laitiers adaptés, voir page 243.

Étanchez votre soif avec de l'eau.

Buvez autant de café noir et de thé (sans lait ni sucre) que vous le souhaitez.

Prenez des boissons sans sucre quand vous en avez envie, mais faites preuve de bon sens.

Soyez raisonnable dans votre consommation d'alcool.

Buvez du lait en quantité modérée seulement.

Limitez votre consommation de boissons sucrées.

Les boissons

Vous pouvez boire de l'eau, plate ou gazeuse, à volonté. Buvez au moins 1 litre à 1,5 litre d'eau par jour – davantage si vous faites du sport ou s'il fait chaud. Vous pouvez également boire du café, du thé, des boissons sans sucre et de la citronnade ou de l'orangeade sans sucre, mais avec bon sens.

Décidez des habitudes que vous voulez adopter, en particulier pour ce qui concerne la bière, le vin et les alcools forts. Si vous souhaitez les inclure dans votre mode de vie, autant établir de bonnes pratiques pendant votre perte de poids de façon à ce qu'elles soient en place et que vous puissiez les conserver une fois votre poids de forme atteint.

Si vous ne prenez du vin ou de la bière qu'une fois de temps en temps et que vous ne les avez donc pas inclus dans votre régime quotidien, il est possible de compenser un verre occasionnel en réduisant la teneur de la poignée 4 (pain, riz, pâtes, pommes de terre et fruits) au cours d'un repas. Cela vous permettra d'équilibrer votre apport en calories.

Si vous aimez prendre une boisson aromatisée ou un cocktail à l'occasion, remplacez les boissons sucrées comme les jus de fruits ou les boissons gazeuses par des produits sans sucre.

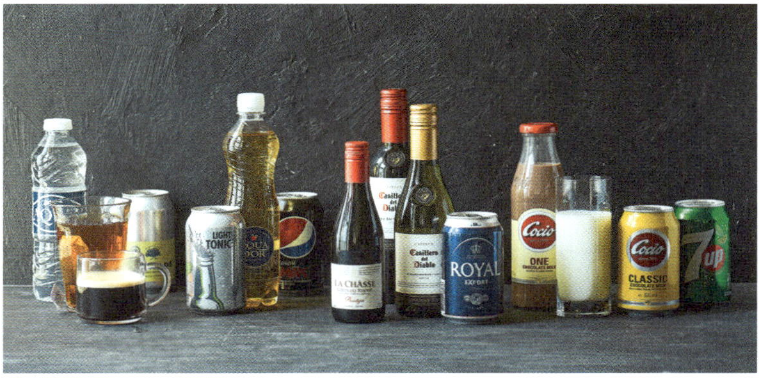

Pour une liste détaillée des boissons, voir pages 244 et 246.

Les gourmandises

Le terme de gourmandises englobe ici les différents types de sucres, les bonbons, les glaces, les gâteaux, les céréales, les chips, les tortillas, les aliments de fast food et les boissons sucrées.

Il n'y a pas de quantités précises pour ce groupe d'aliments. Si vous utilisez un peu de sucre ou de miel pour cuisiner, cela ne compte que comme un assaisonnement. En revanche, si vous consommez de grandes quantités de produits de cette catégorie, vous devriez les compenser dans vos boîtes-repas. Par exemple, vous pouvez tout à fait vous octroyer un morceau de gâteau, mais il faudrait à ce compte-là supprimer l'équivalent de la moitié d'une boîte-repas de vos apports quotidiens. Les aliments de cette catégorie sont donc à consommer avec modération.

Pour une liste détaillée des gourmandises, voir page 245.

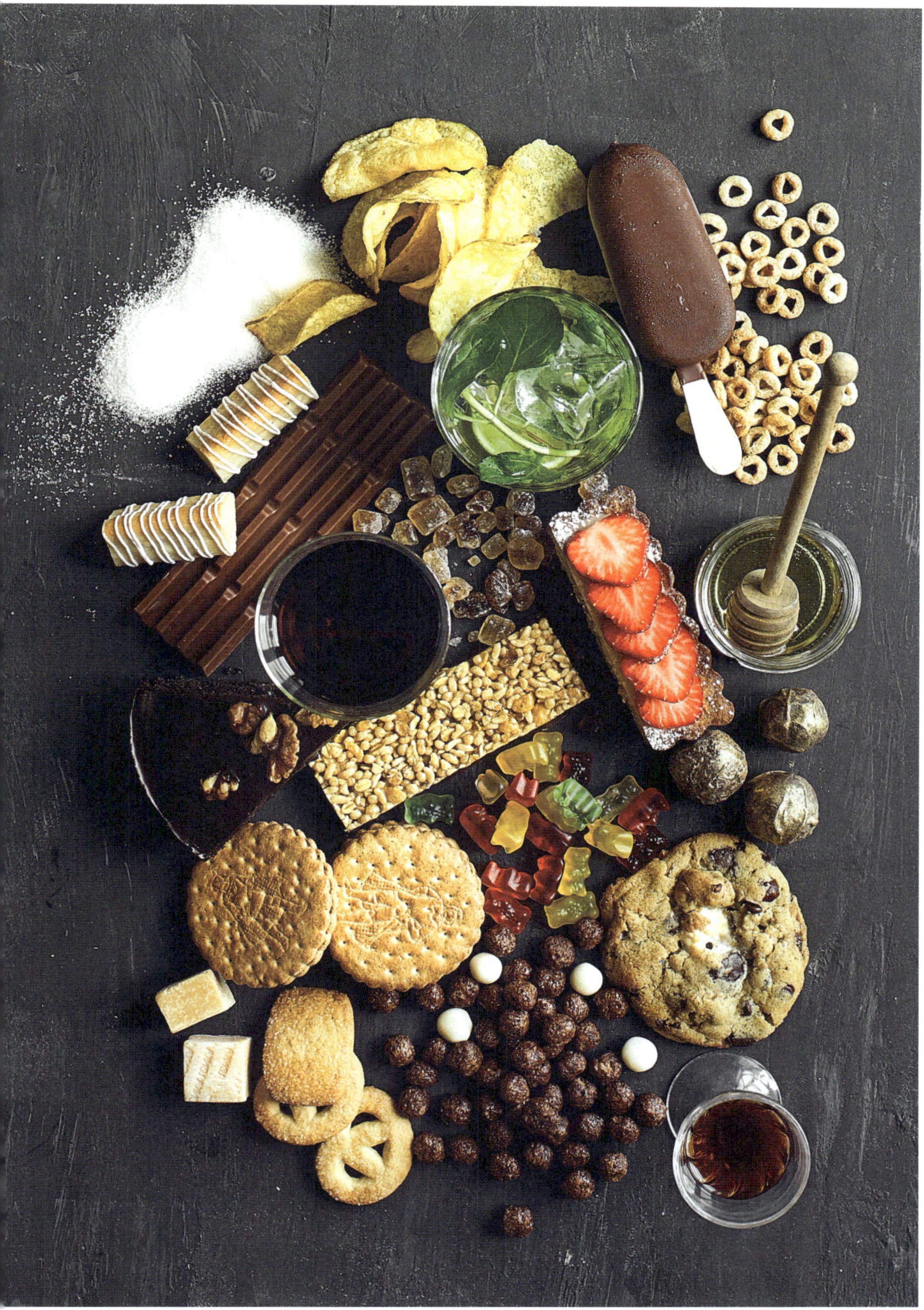

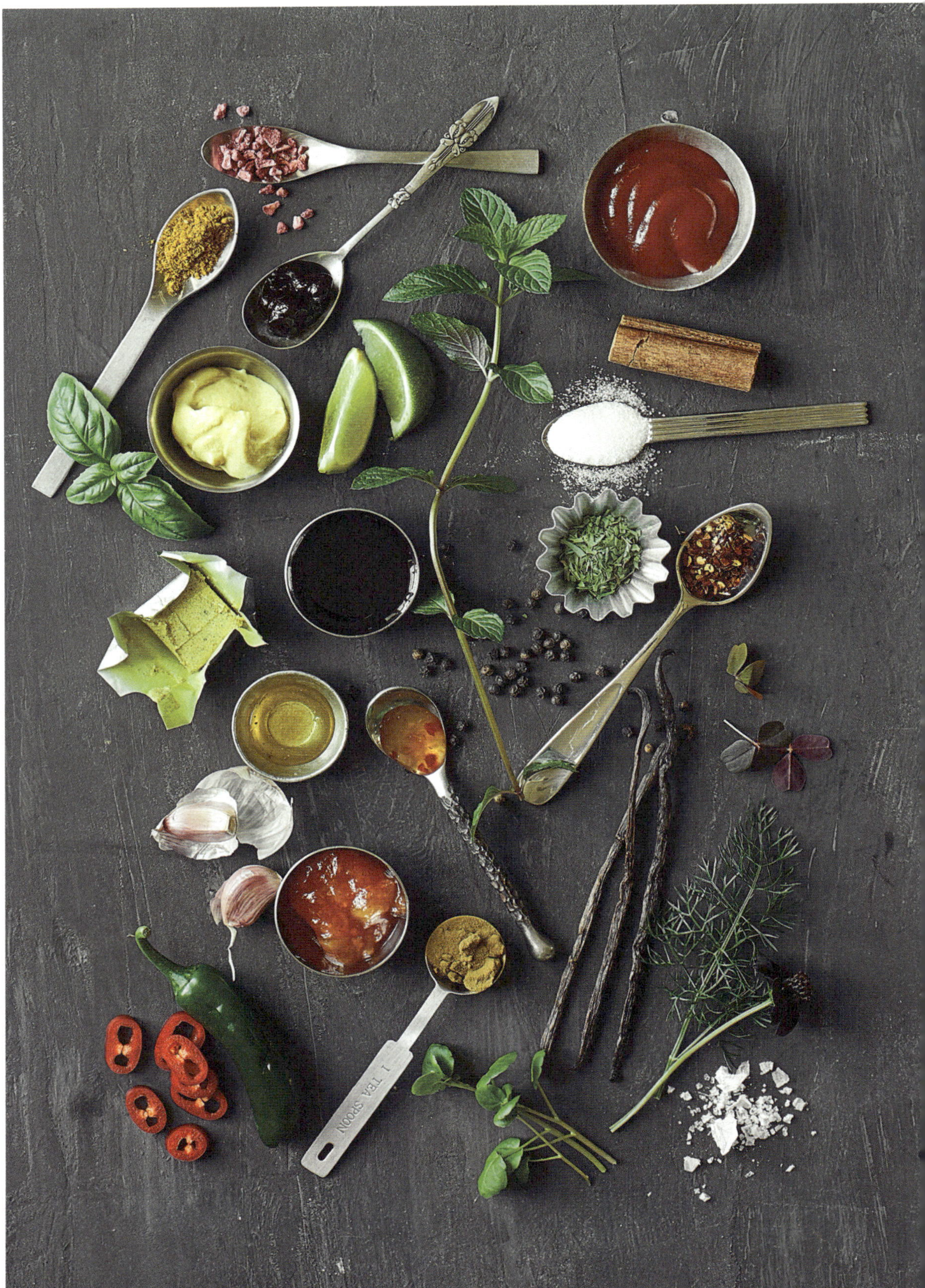
1 TEA SPOON

Les assaisonnements

Pas question de renoncer au goût, donc sentez-vous libre d'utiliser toutes sortes d'assaisonnements. Cette catégorie regroupe tout ce que vous pouvez ajouter à vos aliments en petites quantités pour rehausser leur saveur. Pour des raisons pratiques, j'ai ajouté ici les agents levants et épaississants.

Pour une liste détaillée des assaisonnements, voir page 247.

EXEMPLES DE REPAS

Le petit déjeuner

Si vous devez faire vite le matin et si vous n'avez pas envie de légumes au réveil, vous pouvez supprimer ces derniers et les remplacer par un yaourt à 0 % de matières grasses ou du Skyr et du muesli, par exemple. En revanche, il faudra bien suivre le modèle de boîte-repas Scandi Sense pour les autres repas de la journée.

La préparation d'un petit déjeuner en accord avec le modèle de boîte-repas Sense ne doit guère prendre de temps. En voici un exemple. Pendant que vous faires cuire un œuf dur, rassemblez les autres ingrédients et garnissez votre assiette (et donc votre boîte-repas) de :

Poignée 1 (+2) :	*Tomate, concombre, salade*
Poignée 3 *:*	*Œufs, fromage allégé en matières grasses*
Poignée 4 *:*	*Biscotte scandinave, banane, muesli*
Matières grasses *:*	*Avocat, chocolat noir*
Produit laitier *:*	*Yaourt nature*
Accompagnement laitier *:*	*2 cuil. à soupe de crème fraîche (max. 9 % de MG)*
Assaisonnements *:*	*Sel, poivre, citron, menthe dans votre thé*

PETIT DÉJEUNER COMPOSÉ SELON
LE MODÈLE DE BOÎTE-REPAS
SCANDI SENSE

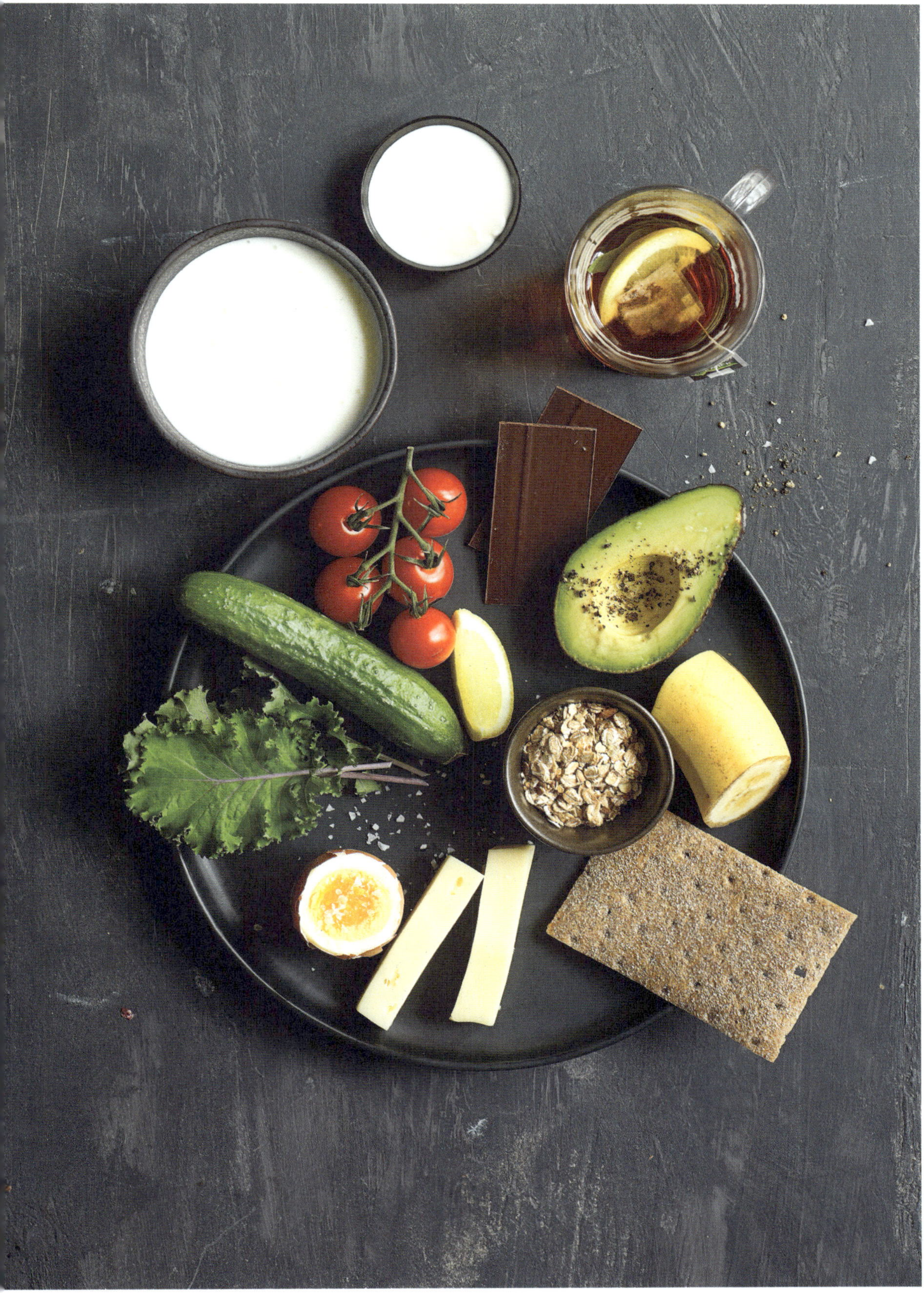

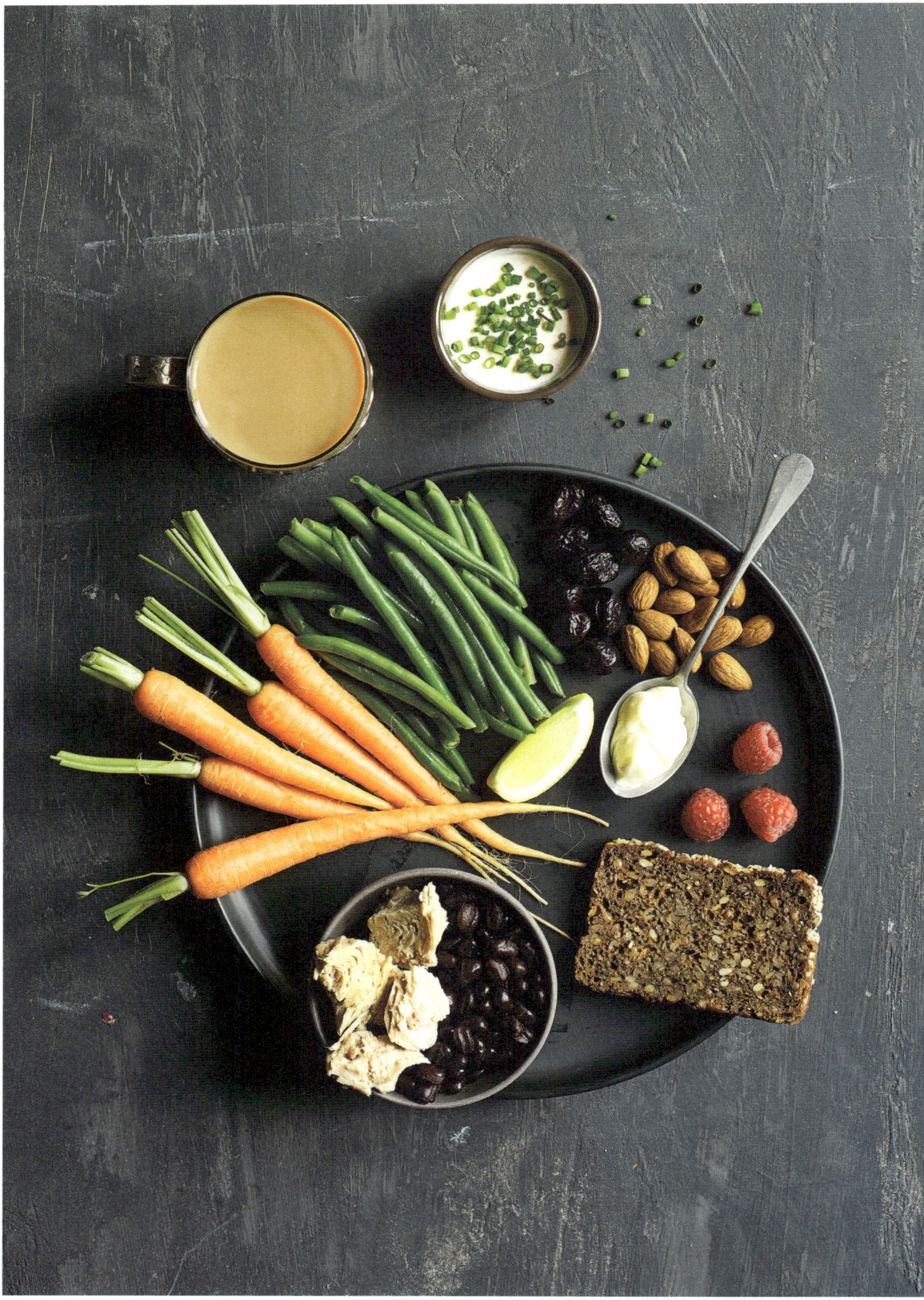

Le déjeuner

Le déjeuner représente une bonne occasion d'utiliser les restes de votre dîner de la veille. Vous pouvez sans problème associer différents types de protéines du moment qu'elles ne représentent pas plus d'une poignée en tout. Ce repas doit vous permettre de tenir pendant cinq ou six heures, il est donc important de bien garnir votre boîte-repas.

Poignée 1 (+2) :	*Haricots verts, carottes*
Poignée 3 :	*Thon, haricots noirs*
Poignée 4 :	*Pain de seigle, framboises*
Matières grasses :	*Mayonnaise, amandes, olives*
Produit laitier :	*Lait dans votre café*
Accompagnement laitier :	*2 cuil. à soupe de crème fraîche (max. 9 % de MG)*
Assaisonnements :	*Sel, poivre, citron, ciboulette, ketchup dans la crème fraîche*

DÉJEUNER COMPOSÉ SELON LE MODÈLE DE BOÎTE-REPAS SCANDI SENSE

Le dîner

Si vous avez l'habitude de prendre une douceur sucrée avec votre café et que vous avez des réticences à vous en passer, le mieux est de vous octroyer un dessert au dîner, car l'effet sur la glycémie se joue sur le repas tout entier. En d'autres termes, les fibres, les matières grasses et les protéines contenues dans votre dîner empêcheront que le dessert fasse grimper votre glycémie.

Poignée 1 (+2) :	*Champignons, oignon, salade*
Poignée 3 :	*Bœuf*
Poignée 4 :	*Pommes de terre*
Matières grasses :	*Feta, crème fraîche, beurre/huile d'olive pour la cuisson*
Accompagnement laitier :	*2 cuil. à soupe de crème fraîche (max. 9 % de MG)*
Assaisonnements :	*Sel, poivre, thym, aneth, curry dans la crème fraîche, menthe dans votre eau*

DÎNER COMPOSÉ SELON
LE MODÈLE DE BOÎTE-REPAS
SCANDI SENSE

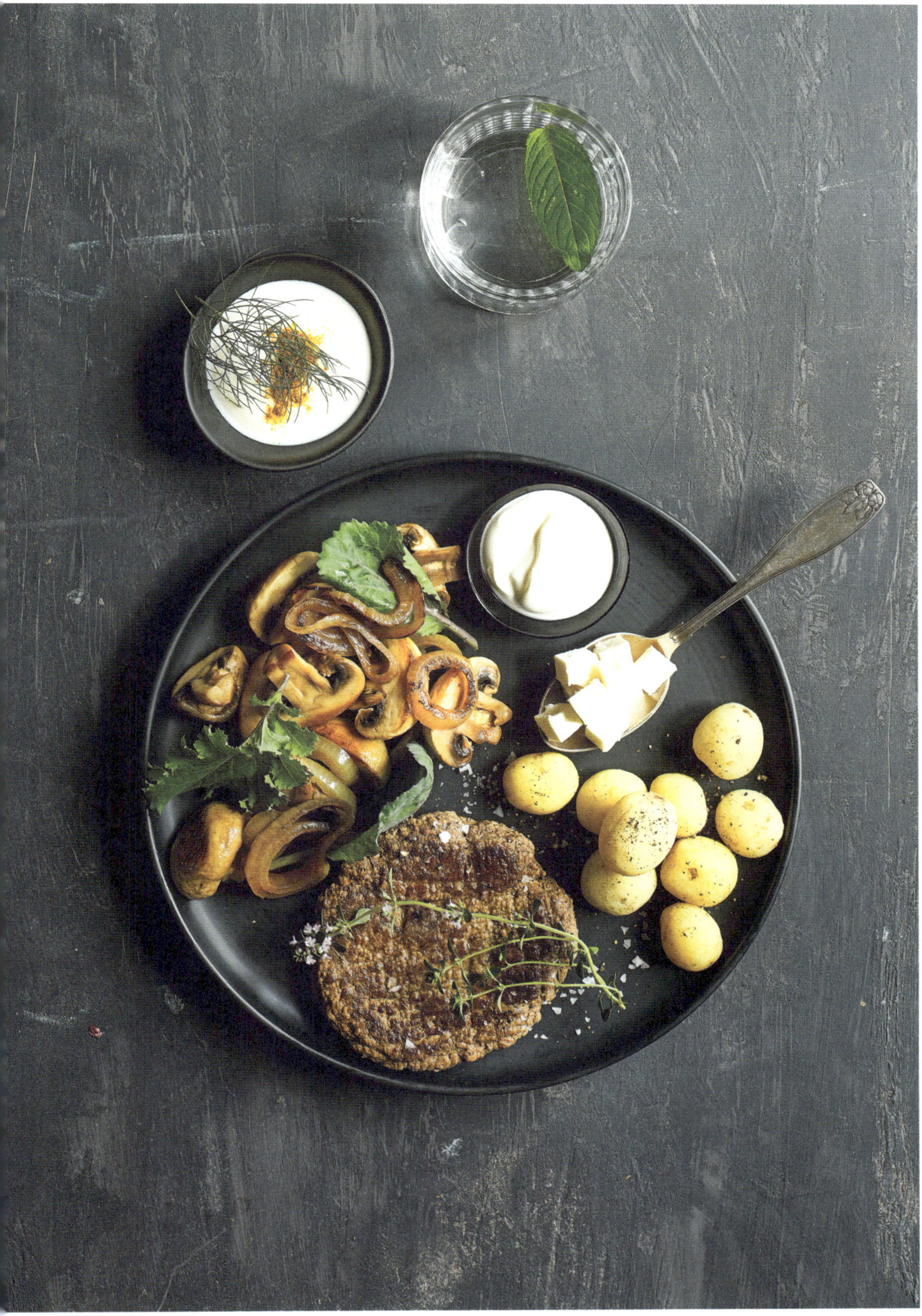

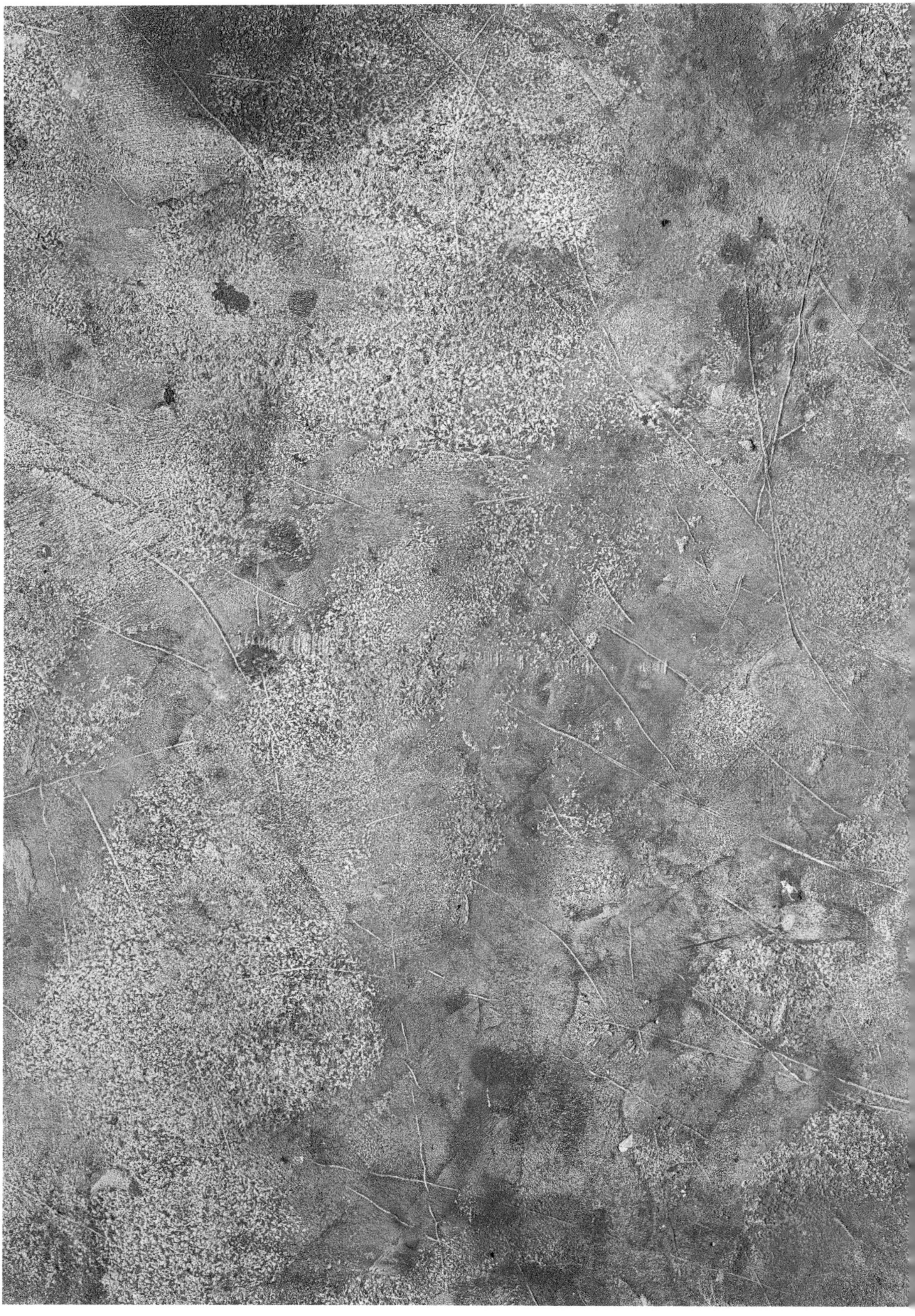

S'ENGAGER DU BON PIED DANS LE RÉGIME

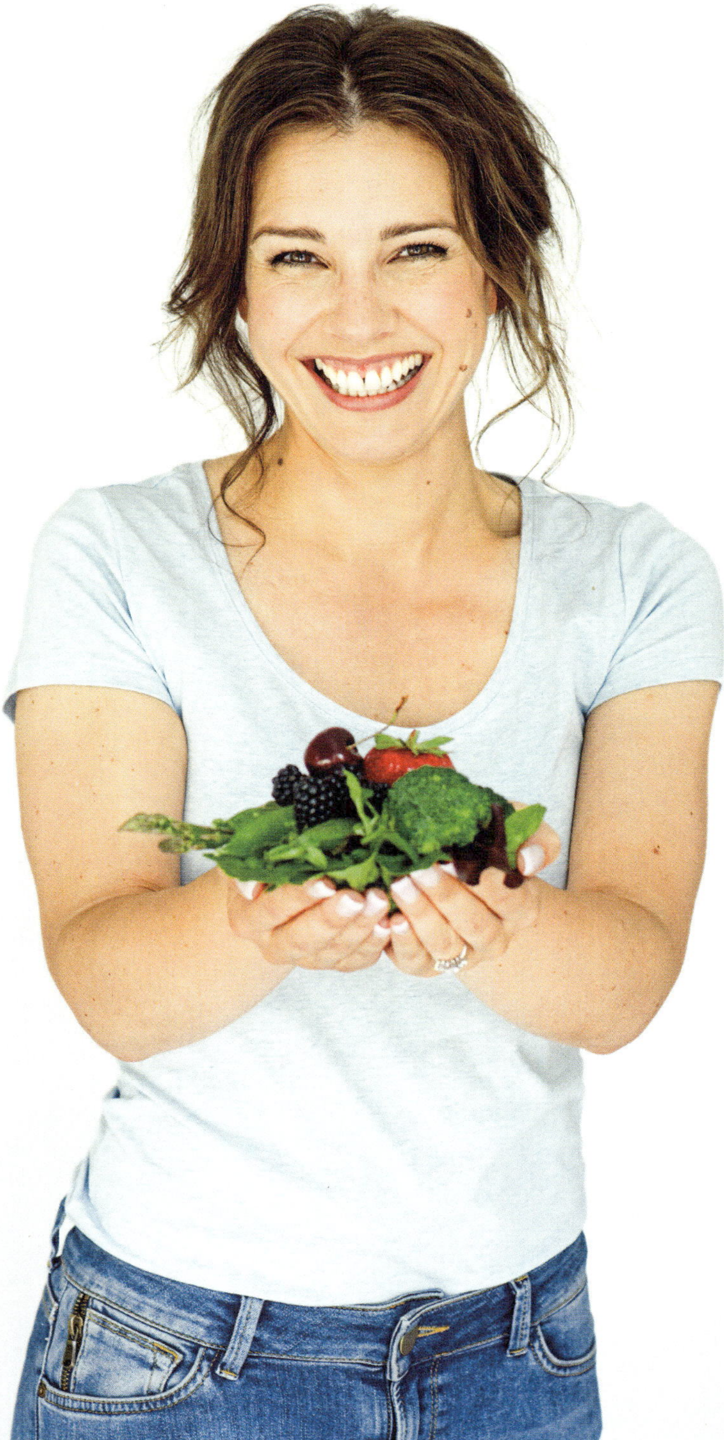

Je vous recommande de suivre les principes de ce régime à la lettre durant les quatorze premiers jours, à savoir trois boîtes-repas composées selon le modèle de boîte-repas Sense. Garnissez complètement vos boîtes-repas, car cela limitera les envies de grignotage entre les repas.

Si vous avez du mal à attendre aussi longtemps entre chaque repas, buvez un verre de bouillon chaud à plusieurs reprises pendant la journée pour contrer les effets indésirables de la réduction des apports en glucides. Vous en saurez plus sur ce point en lisant la section « Les difficultés des débuts » à la page 56.

Je vous conseille d'établir un programme alimentaire pour ces quatorze premiers jours. Vous trouverez des exemples de programmes complets pour femme page 146 et pour homme page 214. Il y a une grille vierge page 67, que vous pourrez photocopier et remplir.

Pour commencer, vous pouvez soit suivre les recettes proposées dans ce livre soit vous baser sur votre alimentation habituelle. Veillez simplement à suivre les indications pour les quantités (poignées d'aliments et cuillerées de matières grasses). Vous pouvez très bien choisir un ou deux petits déjeuners et alterner les deux pendant les quatorze premiers jours et choisir librement les plats pour le déjeuner ou le dîner.

Remplissez le réfrigérateur de légumes. Commencez par utiliser ceux que vous connaissez et que vous aimez ; vous aurez tout le temps d'élargir votre répertoire plus tard. Les légumes de saison ne coûtent pas cher et sont gorgés de vitamines, mais n'en achetez pas plus que nécessaire. Garnissez votre congélateur de légumes surgelés comme des épinards, des petits pois, des haricots, etc. de façon à ne jamais être à court.

Le fromage, la viande, la volaille et le poisson frais constituent d'excellentes sources de protéines. Mais ayez tout de même en stock du poisson en boîte (thon, maquereau, cabillaud, etc.). Gardez également au congélateur des croquettes de poisson : tout cela vous permettra de préparer rapidement et facilement votre déjeuner.

Assurez-vous de disposer de différents types de matières grasses dans votre cuisine : beurre, huile d'olive, olives, mayonnaise, fruits à coque et fromages à forte teneur en matières grasses.

Privilégiez le pain complet. La plupart des gens qui suivent le régime Scandi Sense mangent peu de fruits, mais il est toujours bon d'avoir des fruits rouges au congélateur. Prévoyez 1 litre de lait, un produit laitier fermenté et de la crème fraîche (5 à 9 % de MG) au frais, afin de parer à toute éventualité.

Les difficultés des débuts

Vous ne vous sentirez pas comme d'habitude pendant les deux premières semaines. Souvenez-vous que vous mettez votre corps à l'épreuve en lui imposant une nouvelle alimentation. Il n'est pas impossible que des réactions s'ensuivent, certaines étant plus désagréables que d'autres. Le corps peut réagir de quantité de manières différentes.

VERTIGES, FATIGUE ET DÉRANGEMENTS

Certaines personnes ne rencontrent aucune difficulté particulière lorsqu'elles commencent un régime tandis que d'autres ressentent les symptômes d'un état grippal : maux de tête, vertiges, miction plus fréquente, problèmes digestifs (diarrhée, constipation), baisse d'énergie et irritabilité.

Le corps réagit ainsi en réponse à votre changement d'alimentation. C'est parfaitement normal et cela ne doit pas vous décourager. Vous devrez faire preuve de patience et vous accrocher à la conviction que les choses vont s'améliorer au bout de quelque temps.

Il faut parfois quelques semaines au système digestif pour s'adapter à de nouvelles habitudes alimentaires. Ne mangez pas trop de crudités si vous n'avez pas coutume d'en consommer, car votre organisme peut avoir du mal à les digérer. Pour une partie des légumes, préférez une cuisson à l'eau, à la poêle, à la vapeur ou au four.

Buvez un ou deux verres de bouillon chaud tous les jours au départ. Durant les premiers jours du régime, votre corps va se purger d'une partie de ses liquides, ce qui peut provoquer quelques désagréments. Le sel contenu dans le bouillon participera à contrer cet effet.

DES DIFFICULTÉS À ARRÊTER DE GRIGNOTER ?

Il n'est pas rare que l'on mange par habitude plutôt que parce que l'on a vraiment faim, d'où l'intérêt de se familiariser avec la notion de satiété grâce au baromètre de la faim (voir page 21). Si vous souffrez de la faim avec trois repas par jour, essayez ce qui suit :

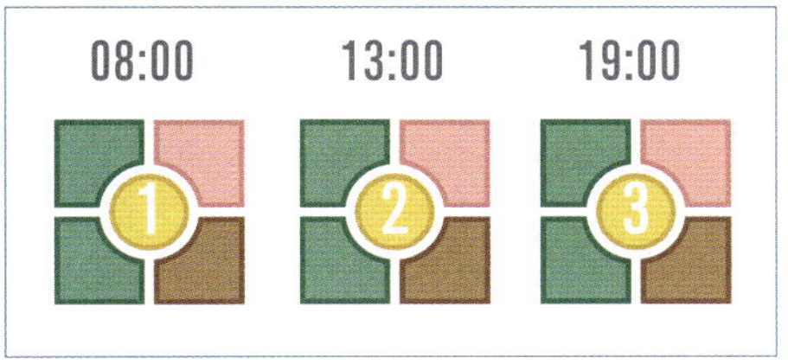
08:00
13:00
19:00
1
2
3

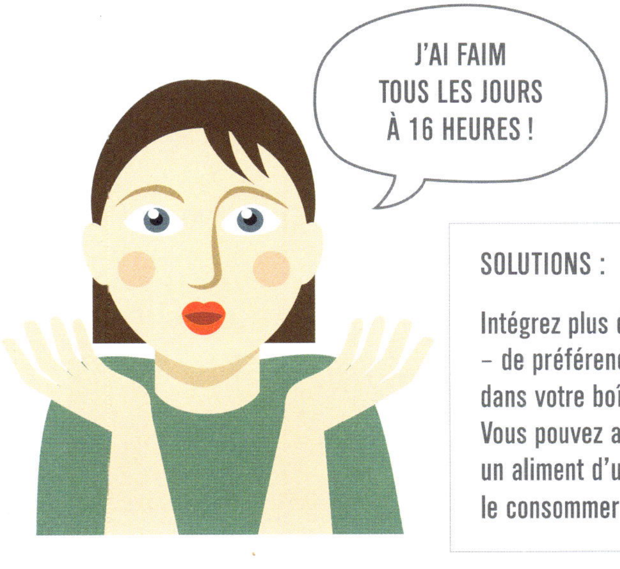
J'AI FAIM
TOUS LES JOURS
À 16 HEURES !

SOLUTIONS :

Intégrez plus de nourriture – de préférence des protéines – dans votre boîte-repas 1 et/ou 2. Vous pouvez aussi prélever un aliment d'une boîte-repas et le consommer en guise de collation.

vous pouvez remplir un peu plus l'une de vos boîtes-repas en augmentant, par exemple, la quantité de protéines de 5 à 10 %. Peut-être n'avez-vous tout simplement pas suffisamment à manger.

Vous pouvez également répartir votre apport en nourriture en trois repas principaux + une ou deux collations. Vous devez trouver ce qui vous convient le mieux, y compris pour ce qui est du nombre de repas par jour. Scandi Sense fonctionnera toujours si vous ne mangez pas plus, au total, que ce que peuvent contenir les trois boîtes-repas de base.

Si vous intégrez des collations à votre régime, privilégiez les en-cas contenant des protéines, des matières grasses et des glucides. Cette alliance permet de se sentir rassasié tout en maintenant une glycémie stable. Bien sûr, vous pouvez manger une carotte ou un autre légume si c'est ce qui vous convient.

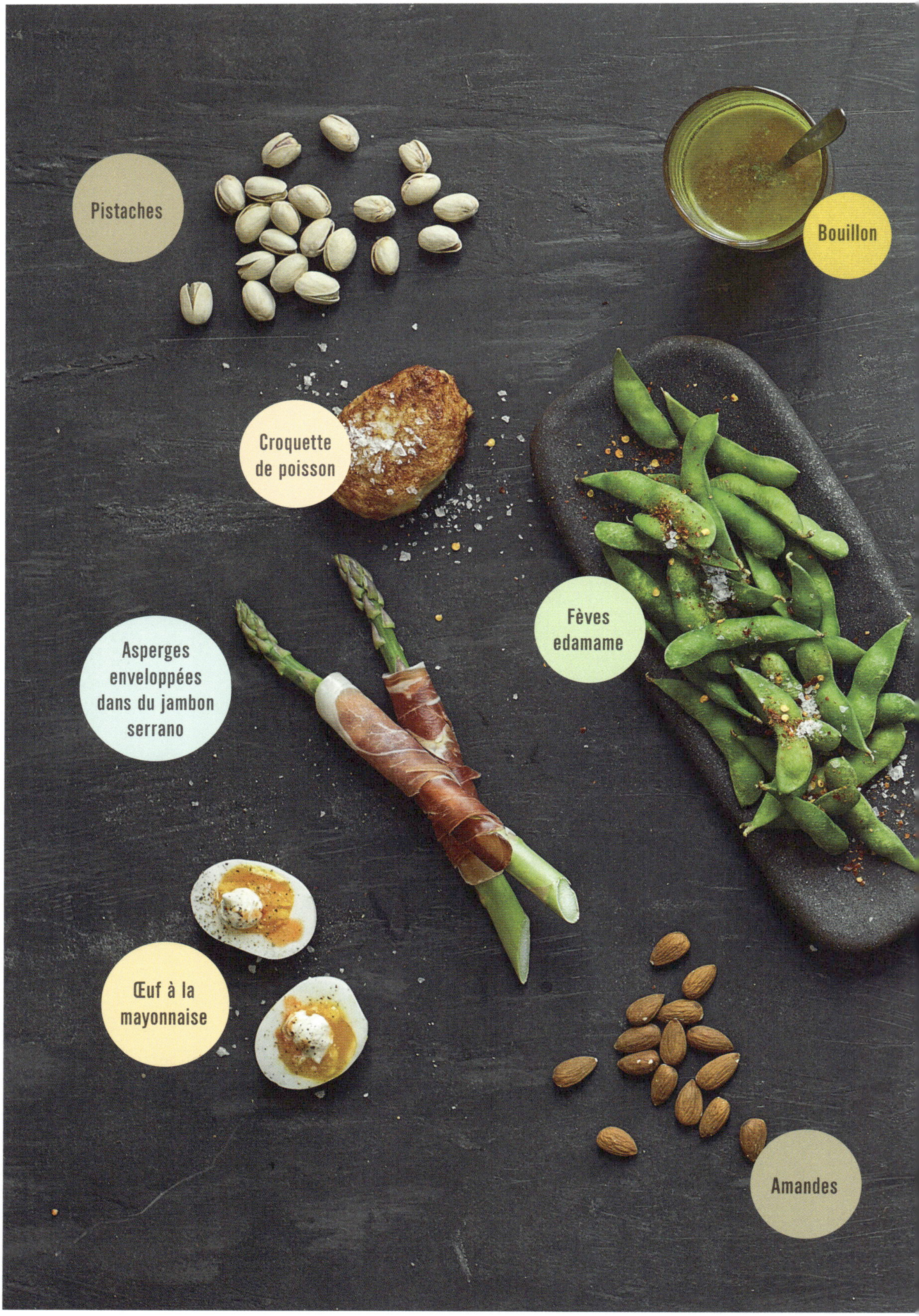
Pistaches
Bouillon
Croquette de poisson
Fèves edamame
Asperges enveloppées dans du jambon serrano
Œuf à la mayonnaise
Amandes

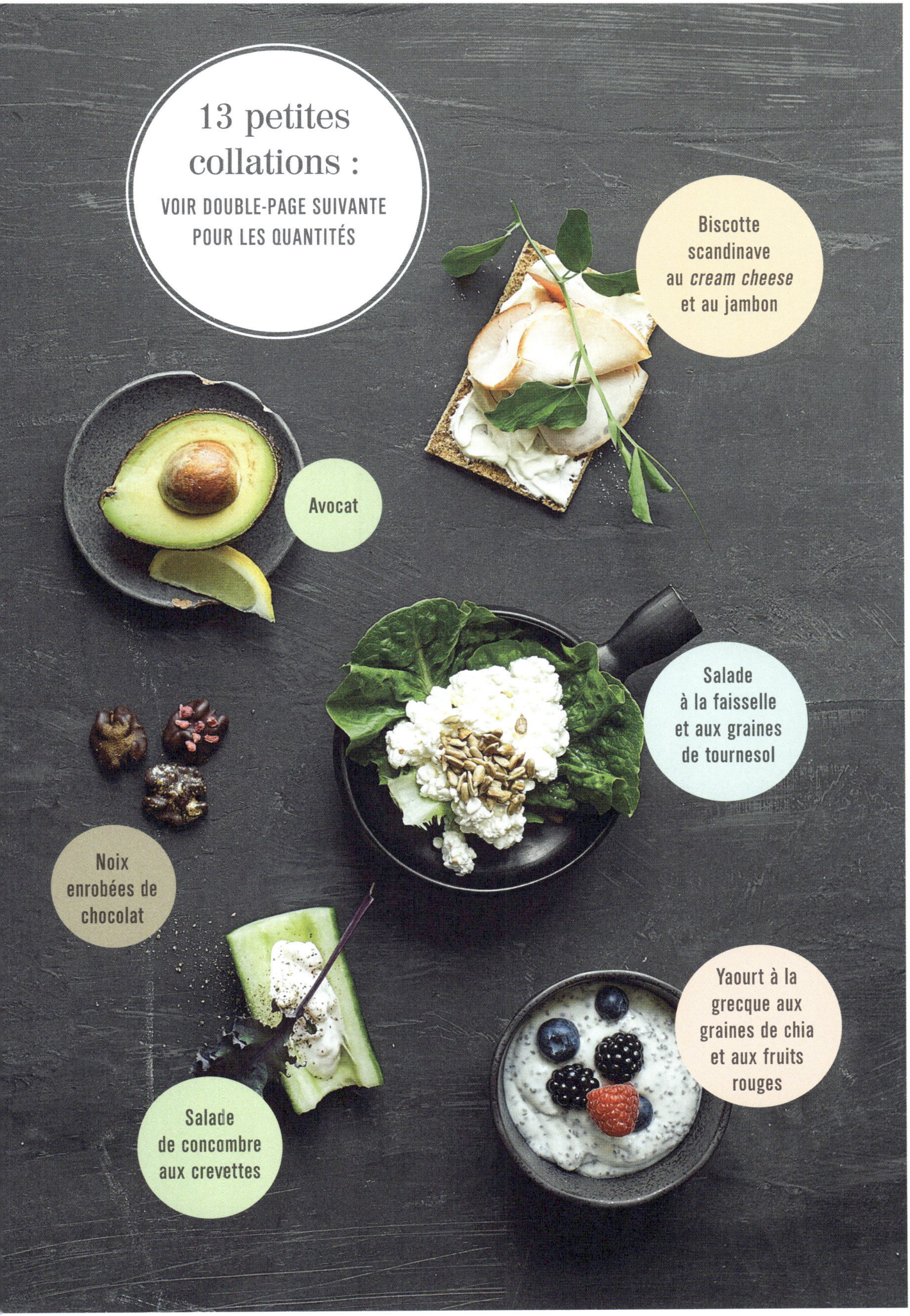
13 petites collations :
VOIR DOUBLE-PAGE SUIVANTE POUR LES QUANTITÉS
Biscotte scandinave au *cream cheese* et au jambon
Avocat
Salade à la faisselle et aux graines de tournesol
Noix enrobées de chocolat
Salade de concombre aux crevettes
Yaourt à la grecque aux graines de chia et aux fruits rouges

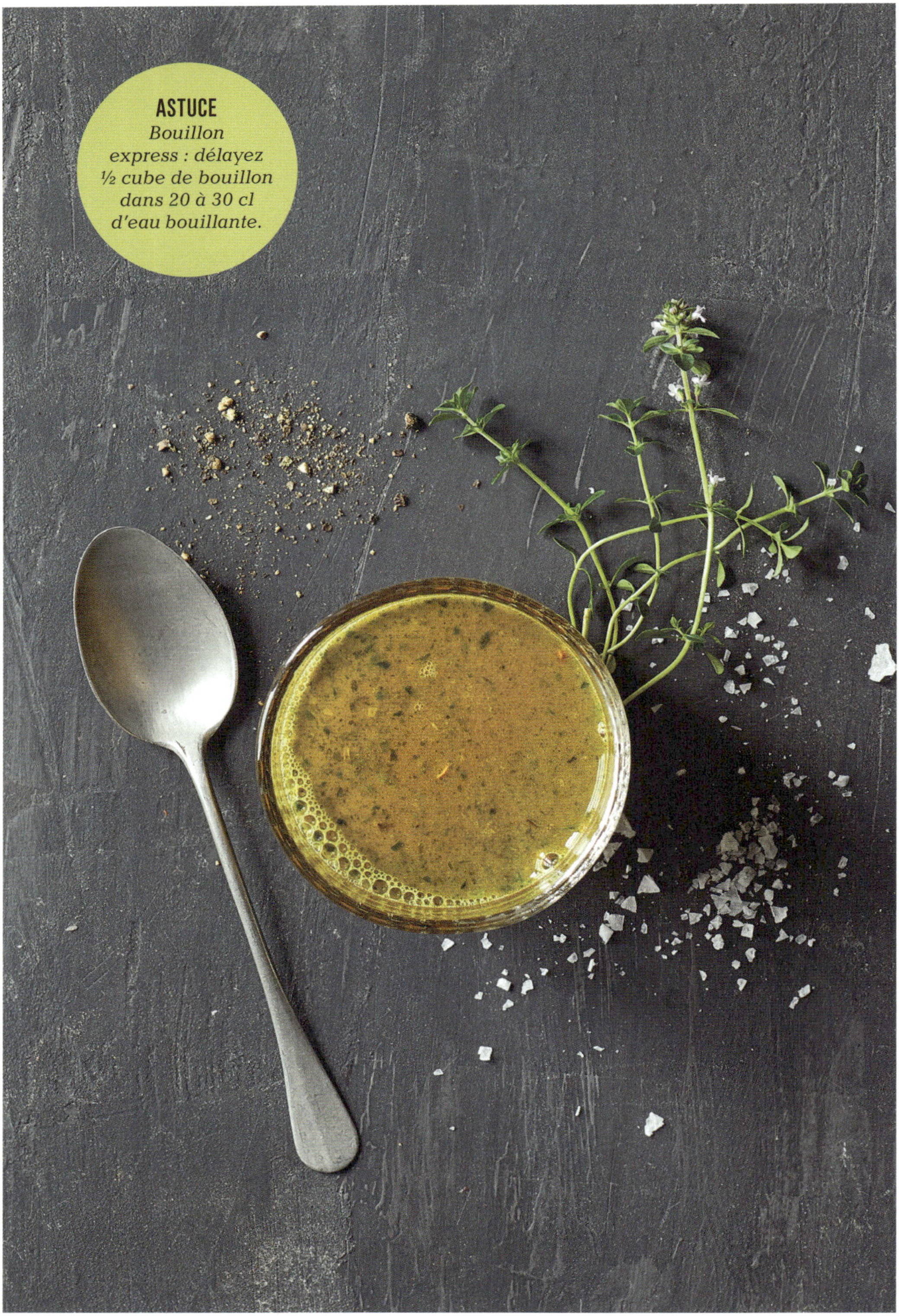
ASTUCE
Bouillon express : délayez ½ cube de bouillon dans 20 à 30 cl d'eau bouillante.

13 petites collations : quelles quantités?

25 g de pistaches non décoquillées

1 cuil. à soupe de matières grasses. 85 kcal

1 verre de bouillon

À volonté, car il n'y a que 13 kcal dans 30 cl de bouillon. Vous pouvez acheter du bouillon à boire, ou simplement mélanger 1 cube de bouillon ou 1 cuil. à café de bouillon en poudre dans de l'eau. 13 kcal

1 croquette de poisson

Équivaut à ½ poignée 3. 93 kcal

2 asperges enveloppées dans du jambon serrano

Équivaut à ½ poignée 1 et ⅓ de poignée 3. 45 kcal

150 g de fèves edamame au piment et au gros sel

Équivaut à ½ poignée 3. 109 kcal

1 biscotte scandinave nappée de 1 cuil. à soupe de de *cream cheese* allégé et 2 tranches de jambon blanc

Équivaut à ⅓ de poignée 4 et ½ poignée 3. 80 kcal

½ avocat avec 1 cuil. à café de jus de citron, sel et poivre

Équivaut à 2 cuil. à soupe de matières grasses. 134 kcal

15 amandes

Équivaut à 1 cuil. à soupe de matières grasses. 79 kcal

1 œuf dur avec 10 g de mayonnaise + du Tabasco, du sel et du poivre

Équivaut à ⅓ de poignée 3 et 1 cuil. à soupe de matières grasses. 149 kcal

2 feuilles de sucrine avec 50 g de fromage frais et ½ cuil. à café de graines de tournesol

Équivaut à ¼ de poignée 1, ⅓ de poignée 3 et ½ cuil. à soupe de matières grasses. 96 kcal

3 noix trempées dans 10 g de chocolat noir (min. 70 % de cacao) + 1 pincée de framboises lyophilisées, de réglisse et de paillettes alimentaires

Équivaut à 2 cuil. à soupe de matières grasses. 166 kcal

Salade composée de 100 g de concombre et 25 g de crevettes

Équivaut à 1 poignée 1, ⅕ de poignée 3 et 1 cuil. à soupe de matières grasses. 86 kcal

70 g de yaourt à la grecque à 2 % de matières grasses mélangé à 15 g de graines de chia et orné de 25 g de fruits rouges

Équivaut à 10 cl/70 g de produit laitier, 1 cuil. à soupe de matières grasses et ¼ de poignée 4. 156 kcal

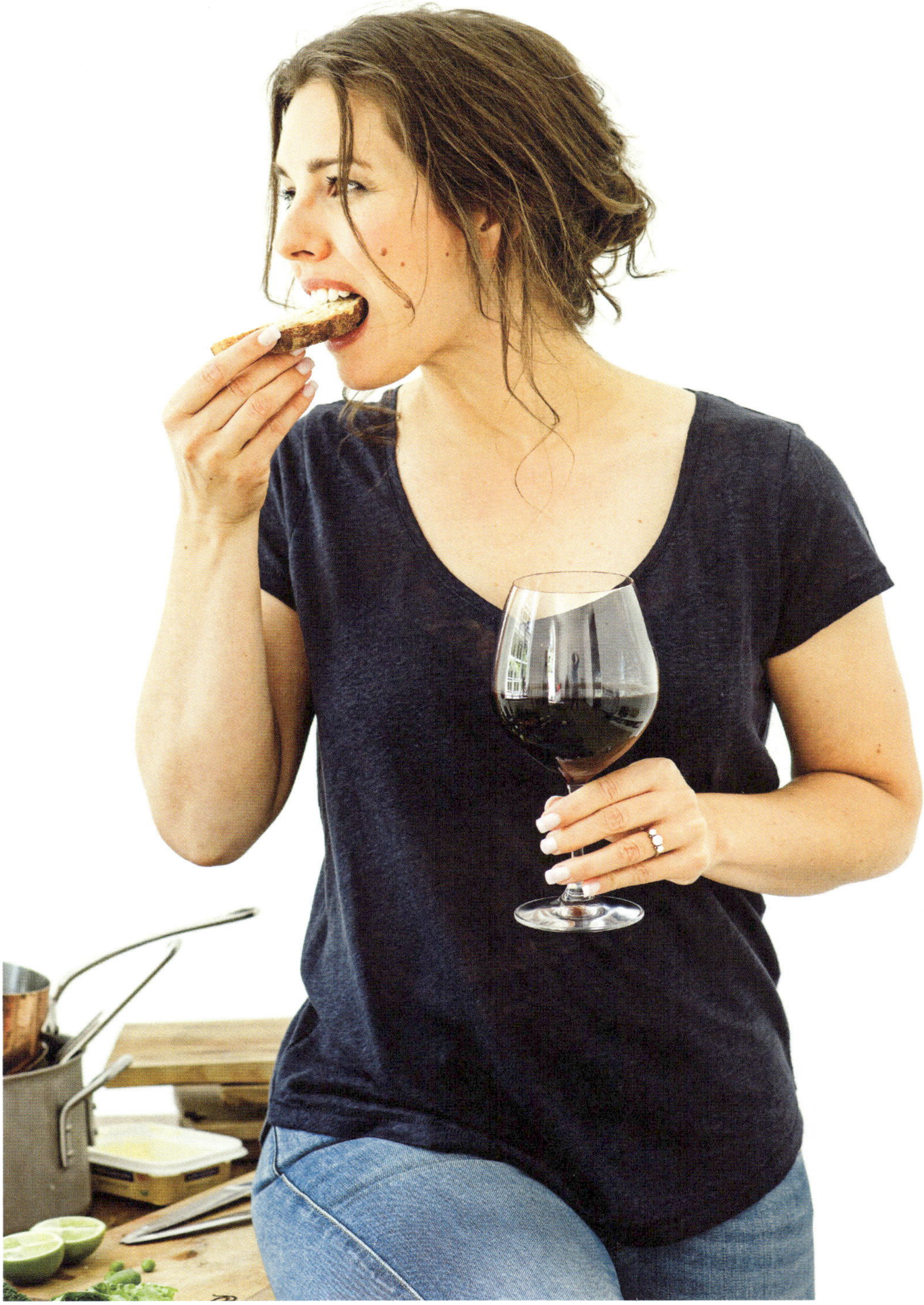

Une sortie au restaurant ?

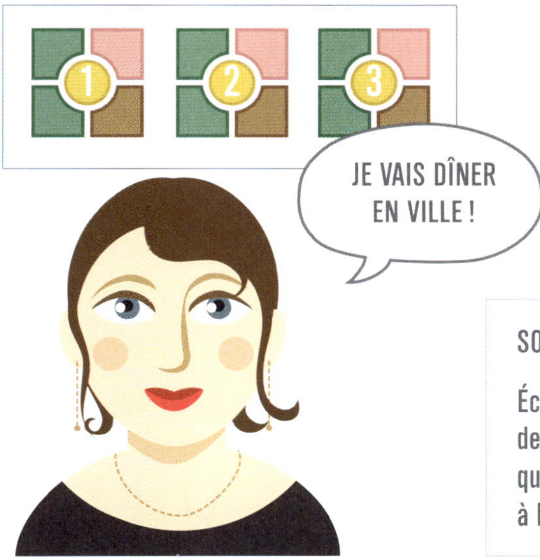

SOLUTION :

Économisez de façon à disposer de deux boîtes-repas complètes quand vous êtes invité à dîner à l'extérieur.

Une fois intégré le principe des boîtes-repas, vous pourrez facilement le transposer à un repas au restaurant ou à un dîner entre amis à la maison.

TROIS STRATÉGIES POUR UN GRAND REPAS

Si vous ne consommez qu'une demi-boîte-repas au petit déjeuner ainsi qu'au déjeuner, il vous restera deux boîtes-repas complètes à composer pour le repas du soir.

Il est également possible de sauter entièrement le petit déjeuner ou le déjeuner pour disposer de deux boîtes-repas entières au dîner.

Vous pouvez enfin garnir vos boîtes-repas du petit déjeuner et du déjeuner comme à l'accoutumée et composer la dernière boîte-repas au mieux. L'important est de rester raisonnable, de ne pas manger trop et de reprendre un bon rythme au repas suivant.

Dois-je faire beaucoup de sport ?

Il est indéniable que le sport est bon pour la santé, l'humeur, les muscles, les os et les articulations. Il aide également à maintenir un poids sain une fois que l'on a minci. Mais pour ce qui est de perdre des kilos superflus, ce sont avant tout vos habitudes alimentaires qui vont « peser dans la balance ».

Quand on cherche à perdre du poids, faire du sport permet de mettre un léger coup d'accélérateur.

Toutefois, pour être honnête, il faut reconnaître que ce n'est pas ce qui joue le plus.

Heureusement, il existe des dizaines d'autres bonnes raisons pour faire du sport, et si vous en avez l'envie et l'énergie, je ne peux que vous encourager à poursuivre dans cette voie en complément du régime Scandi Sense.

N'oubliez pas que la pratique modérée du sport ne signifie pas que vous pouvez augmenter vos rations. Certains croient que l'exercice les autorise à manger plus. Les besoins en calories de l'organisme ne reposent pourtant pas là-dessus.

L'idée qu'il faut manger avant et après le sport est également un mythe. C'est la quantité de protéines et d'autres macronutriments distribuée au cours de la journée qui est importante. Si vous mangez une poignée de protéines deux ou trois fois par jour, vous obtiendrez la dose de protéines qu'il vous faut pour allier perte de poids et sport, si vous avez une activité modérée s'entend.

Vous n'aurez besoin de davantage de nourriture que si vous pratiquez un sport de façon intensive, par exemple, si vous courez sur de longues distances ou si vous faites plusieurs grosses séances de musculation intense dans la semaine. Dans ce cas, veillez à consommer trois poignées de protéines par jour – et celles-ci peuvent être bombées.

La veille d'une longue course ou autre, vous pouvez vous octroyer une ou deux poignées de féculents/fruits supplémentaires. Mais, je le répète, ceci

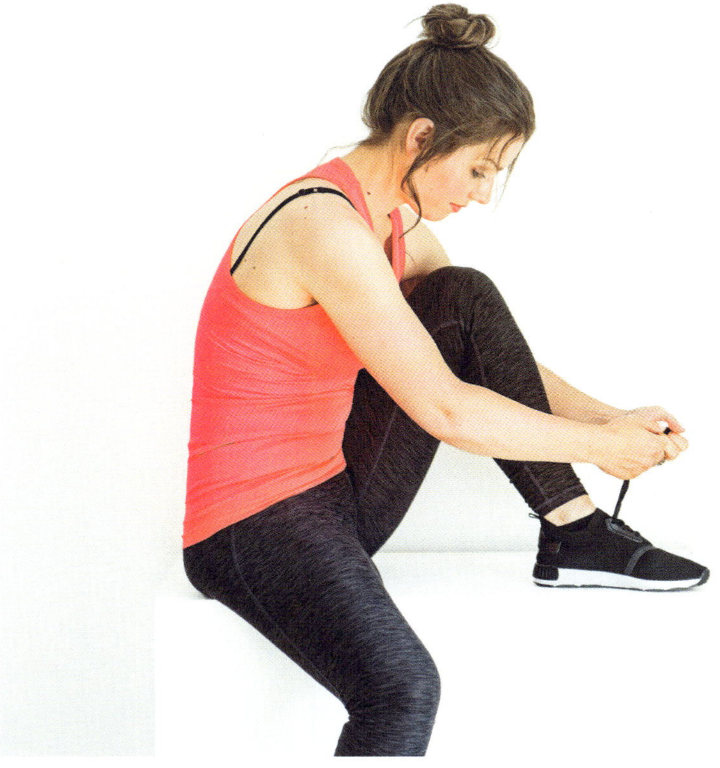

ne s'applique que si vous pratiquez un sport de manière intensive. Ceux qui ont une activité modérée – la majorité d'entre nous – ont bien assez à manger avec le contenu des boîtes-repas.

Essayez de suivre les recommandations officielles, à savoir trente minutes d'exercice d'intensité modérée à forte tous les jours. Au moins deux fois par semaine, tâchez d'exercer une activité cardio pendant au moins vingt minutes. Si vous vous lancez dans une pratique très longue et exigeante, vous risquez de stimuler vos hormones de la faim et votre organisme compensera la perte de poids due au sport par un appétit redoublé. Ce n'est guère souhaitable à un stade où vous souhaitez réapprendre à réguler naturellement votre appétit.

Pour ce qui est du choix de l'activité, faites ce que vous aimez et que vous pourrez pratiquer à long terme. Vous pouvez aussi être plus actif pendant certaines périodes.

Cependant, le sport ne doit pas devenir une obsession. Si vous êtes en fort surpoids et si vous devez mincir avant tout, mieux vaut vous atteler à un seul projet à la fois. Commencez par reprendre le contrôle sur votre alimentation. L'envie de faire du sport vient souvent naturellement une fois que les kilos se mettent à disparaître. Peut-être votre poids vous occasionne-t-il des douleurs ou affecte-t-il votre mobilité ; tout cela va changer une fois que vous aurez minci. Vos mouvements en seront facilités et, très vite, vous pourrez faire bien des choses qui vous étaient difficiles jusque-là. Quand ces changements apparaîtront, votre envie de bouger augmentera automatiquement.

Si vous avez l'impression qu'il y a toujours des obstacles vous empêchant de faire du sport, vous devriez revoir vos habitudes et votre emploi du temps. Il est toujours possible de trouver dix à trente minutes pour faire du sport plusieurs fois par semaine.

Scandi Sense est un mode de vie dans lequel tout le monde peut se retrouver : ceux qui sont en surpoids, ceux qui n'ont que quelques kilos à perdre ; ceux qui souhaitent simplement prendre des habitudes plus saines ; ceux qui font du sport et ceux qui n'en font jamais.

Si vous ne perdez pas de poids

La plupart des gens qui entreprennent Scandi Sense perdent environ 400 à 800 g par semaine – ceci est une moyenne calculée sur la période totale de la perte de poids. Si, contrairement à vos attentes, vous ne perdez pas du tout de poids, il est possible que vous mangiez trop, que vous ne suiviez pas correctement le modèle de boîte-repas Sense ou que vous consommiez trop de gourmandises.

Dans ce cas, réduisez la taille de vos poignées et de vos cuillerées de matières grasses et tenez-vous-en aux trois boîtes-repas. Alors, vous verrez des résultats. Il faut être en déficit calorique pour perdre du poids.

Sur la page ci-contre, vous trouverez une grille de régime vierge. Vous pouvez la photocopier et la remplir pour planifier vos boîtes-repas. Il y a également un tableau de suivi à la page 250 pour vous aider à évaluer vos progrès.

Vous pouvez photocopier le schéma de la page 22 et le coller sur votre réfrigérateur afin d'avoir toujours sous la main les principes de base de Scandi Sense.

Scandi Sense

	BOÎTE-REPAS 1	BOÎTE-REPAS 2	BOÎTE-REPAS 3	
	Poignée 1 (+2) : légumes	Poignée 1 (+2) : légumes	Poignée 1 (+2) : légumes	ÉLÉMENTS CLÉS DU RÉGIME
	Poignée 3 : protéines	Poignée 3 : protéines	Poignée 3 : protéines	
	Poignée 4 : féculents et/ou fruit	Poignée 4 : féculents et/ou fruit	Poignée 4 : féculents et/ou fruit	
	1 à 3 cuil. à soupe de matières grasses	1 à 3 cuil. à soupe de matières grasses	1 à 3 cuil. à soupe de matières grasses	
	2 cuil. à soupe d'accompagnement laitier	2 cuil. à soupe d'accompagnement laitier	2 cuil. à soupe d'accompagnement laitier	ÉLÉMENTS FACULTATIFS
	Produits laitiers	Produits laitiers	Produits laitiers	
Gourmandises				

Ne vous inquiétez pas - vous allez maintenir votre nouveau poids

Si vous avez essayé de nombreux régimes dans le passé, que vous avez eu du mal à maigrir ou que vous avez repris tout votre poids, voire plus, en fin de compte, vous vous demandez peut-être s'il vaut la peine de tenter Scandi Sense.
Les échecs nous collent à la peau, mais sachez que vous n'êtes pas seul.
Les statistiques parlent d'elles-mêmes : presque tout le monde reprend son poids d'origine, et même un peu plus. Tous ceux qui ont entrepris un régime savent que le plus difficile est de conserver son poids une fois que l'on a minci.

Avec Scandi Sense, les choses sont différentes, car ce n'est pas un régime temporaire, mais un style de vie à adopter et à conserver.

Avec Scandi Sense, les gens perdent généralement plus de poids que prévu initialement. Cela est dû à la période d'incertitude qui entoure la transition de la phase de perte de poids à celle de mode de vie durable. Vous l'aurez compris, il est important de conserver les principes de Scandi Sense après le régime. Si vous retrouvez vos vieilles habitudes, vous reprendrez très vite le poids perdu. Vous devez donc garder la méthode Scandi Sense et le système des boîtes-repas. Vous devez aussi conserver l'habitude de manger uniquement quand vous avez vraiment faim, et ce jusqu'à la fin de vos jours.

Cependant, après la perte de poids, il est possible de vous octroyer plus de gourmandises du moment que votre poids reste stable. Vous pouvez manger plus chaque jour ou économiser des calories dans la semaine pour en profiter le week-end. Ces deux méthodes se valent si vous ne grossissez pas et si vous continuez de suivre les principes de Scandi Sense.

Il vous faudra peut-être un an ou deux pour trouver le poids qui vous permet d'allier harmonieusement votre style de vie, votre activité physique et votre

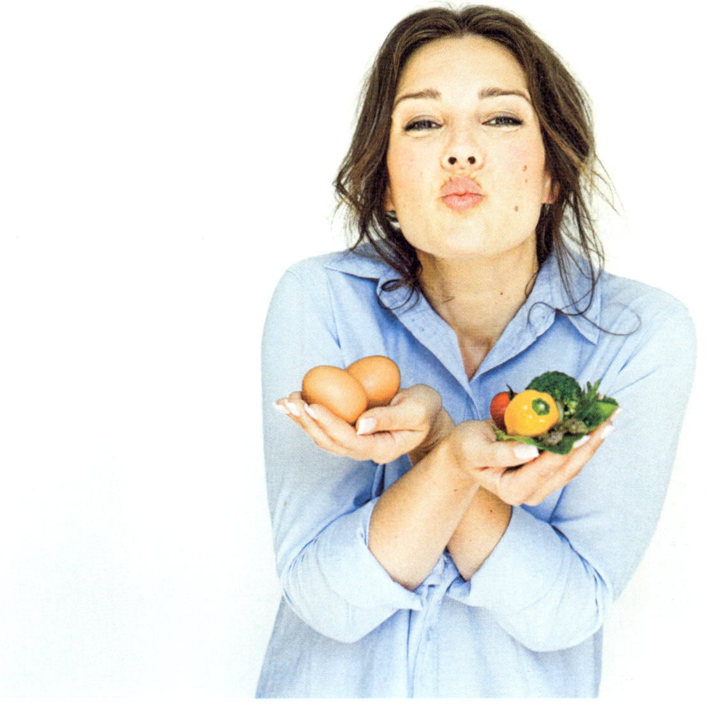

alimentation. Je l'appelle poids pratique idéal, car il est déterminé par vos habitudes de vie. Car c'est votre style de vie qui doit déterminer votre poids, pas le contraire, car sinon, vous regrossirez inévitablement.

Une fois que vous aurez atteint votre poids pratique idéal, vous devrez décider, pour votre qualité de vie, à quelles habitudes vous ne voulez pas renoncer, puis établir un plan pour les intégrer dans le modèle Scandi Sense.

Lorsque vous aurez maigri, la panique risque de vous gagner si l'aiguille de la balance repart dans la mauvaise direction. Mais souvenez-vous qu'un poids stable varie régulièrement de deux à trois kilos. De plus, vous devez vous préparer au fait que, même si vous avez atteint votre poids pratique idéal, il est possible qu'il change au fil du temps. Très peu de gens pèsent le même à poids à cinquante ans qu'à vingt ans, tout simplement parce que l'on change hormonalement et métaboliquement en prenant de l'âge et l'on n'a plus besoin de calories qu'auparavant. C'est peut-être difficile à accepter, mais il est parfaitement normal que votre poids augmente légèrement avec l'âge.

Mette et John

La meilleure chose que nous ayons faite

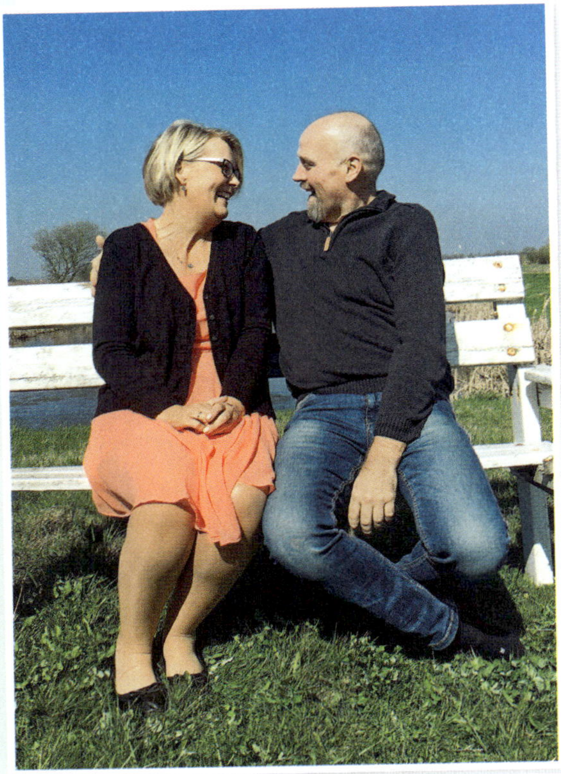

NOTRE MODE DE VIE AVANT SCANDI SENSE

METTE : J'ai subi des lésions à la moelle épinière lors d'un accident de voiture en 1998. Depuis, j'ai des difficultés à marcher et je suis en fauteuil roulant la plupart du temps. Je souffre de douleurs chroniques et je ne peux pas faire de sport en raison de kystes dans la moelle épinière, qui me font perdre le contrôle de mes jambes si je porte du poids. J'ai donc un mode de vie très sédentaire.

Avant l'accident, j'étais très active. J'adorais mon travail et, avec quatre enfants à la maison, il va sans dire que j'avais une vie de famille active. Mon état de santé s'est peu à peu détérioré dans les années qui ont suivi l'accident, mais les médecins n'ont évoqué une syringomyélie (kystes dans la moelle épinière) qu'en 2013. Une fois le diagnostic posé, j'ai bénéficié d'une retraite anticipée.

J'étais très accablée par la dégradation de ma santé et par le diagnostic final. J'avais l'impression d'avoir perdu mon identité ; j'étais dépossédée de tout ce qui me définissait autrefois. Je ne pouvais plus travailler, le moindre effort me coûtait et je ne pouvais plus être aussi présente que je l'aurais voulu pour mes enfants. J'ai sombré dans un gouffre et j'ai cessé de faire attention à moi.

J'ai commencé à prendre – et je prends toujours – de nombreux médicaments pour me soigner et ils ont en partie contribué à ma prise de poids, mais le reste était dû à mon alimentation. Je ne mangeais pas énormément, mais je ne me nourrissais pas sainement. On prenait souvent des burgers à emporter pour le dîner, par exemple, et quand nous cuisinions, nous utilisions toujours beaucoup d'huile et de beurre pour la cuisson. Je ne buvais que du cola ou du café, jamais d'eau. Je n'avais pas du tout de forces, j'étais en mode « survie » et cela jouait grandement sur ce que je mangeais et buvais.

Quand j'ai atteint 94 kg, mes problèmes de santé se sont multipliés : je ne me sentais toujours barbouillée et j'avais des palpitations. Ayant travaillé dans la santé, je connaissais bien le lien entre une mauvaise alimentation, le surpoids, le manque d'exercice et les risques de caillots sanguins. J'ai alors passé des examens cardiovasculaires et il s'est avéré que j'avais un taux élevé de cholestérol, que mon rythme cardiaque était irrégulier et que j'avais un risque élevé de développer des caillots sanguins.

METTE CHRISTENSEN, 42 ANS

- En retraite anticipée, travaillait auparavant comme aide-soignante
- Mariée à John
- A perdu 21 kg en 9 mois grâce à Scandi Sense

JOHN CHRISTENSEN, 46 ANS

- En retraite anticipée, travaillait auparavant comme opérateur sur presse
- Marié à Mette
- A perdu 60 kg en 9 mois grâce à Scandi Sense
- Mette et John ont quatre enfants âgés de 21, 19, 16 et 15 ans. Les deux plus jeunes vivent encore chez eux.

JOHN : Quand j'avais vingt-cinq ans environ, on m'a diagnostiqué de l'asthme et j'ai commencé à suivre un traitement pour cela. J'ai arrêté le football, car j'avais des difficultés à courir à cause de cette affection. J'ai peu à peu réduit mes activités et j'ai commencé à prendre du poids.

En 2009, j'ai été blessé au travail et je suis parti en retraite anticipée. L'accident m'a rendu encore plus inactif et je me suis retrouvé en très important surpoids. J'ai complètement baissé les bras. J'étais convaincu que je ne maigrirais jamais, alors je mangeais sans me restreindre ; je ne faisais plus attention à rien.

Le matin, je mangeais deux ou trois petits pains avec du beurre ou du *cream cheese*, puis je continuais de manger toute la journée. Je prenais environ huit repas par jour, tous moins sains les uns que les autres. J'avalais des quantités folles d'aliments gras. Je pouvais commander trois ou quatre burgers à la fois au fast food et je mangeais beaucoup de pain blanc. Quand je faisais les courses, j'achetais toujours une barre chocolatée en partant. Je ne consommais jamais de légumes ; c'était des aliments pour lapin pour moi.

Un jour, ma balance a indiqué 142 kg. Mon poids représentait un sérieux problème. Je transpirais, je haletais sans arrêt et j'avais du mal à me déplacer. Lors des moments intimes avec Mette, mon corps ne tenait plus le rythme. Mon cœur s'emballait, je transpirais à grosses gouttes et je tremblais.

Ce n'était pas normal, alors Mette m'a envoyé chez le médecin. Celui-ci m'a fait passer toute une série d'examens. Les résultats étaient catastrophiques : glycémie élevée et, par conséquent, premiers signes de diabète, fort cholestérol et tension artérielle importante. Ces chiffres nous ont fait peur, à Mette et moi.

NOTRE MODE DE VIE SELON SCANDI SENSE

METTE : Presque au même moment où j'ai consulté le médecin, je suis tombée par hasard sur Scandi Sense sur Facebook. Piquée par la curiosité, j'ai consulté les posts et regardé des vidéos de Suzy. Je devais être prête au changement, mentalement, parce que j'ai immédiatement pensé que j'étais capable de suivre le programme car il était simple et logique et qu'il ne nécessitait pas de peser les aliments ou de compter les calories.

Les règles et les restrictions ne marchent pas avec moi. Au contraire, elles ont l'effet inverse : je mange davantage. Scandi Sense n'impose pas de restriction et n'est pas culpabilisant, ce qui me convient. Désormais, je vis à 100 % selon les principes de Scandi Sense. Habituellement, je commence ma journée par un bol de Skyr. À midi, je mange du houmous maison, des carottes, des amandes, du fromage frais et du pain maison. Nous n'achetons plus jamais de pain à la boulangerie ou au supermarché. Le soir, je prépare différents plats inspirés des recettes de Suzy. J'ai définitivement renoncé au cola et au café et je ne bois plus que de l'eau, à raison de 2 à 2,5 litres par jour. Il m'arrive de faire une entorse et de grignoter des nachos ou des bonbons avec les enfants, mais sans excès. Je mange un peu, puis je ferme la boîte-repas et je reprends le cours de ma vie.

JOHN : C'est Mette qui m'a fait découvrir Scandi Sense. J'avais déjà essayé plusieurs régimes dans le passé et j'avais perdu du poids chaque fois. Mais cela avait toujours représenté une lutte acharnée ; j'étais déprimé et affamé en permanence. Alors, quand Mette m'a tendu un papier avec des mains dessinées dessus et qu'elle m'a parlé de Scandi Sense, je n'étais pas du tout disposé à l'écouter. Je ne voulais pas entendre parler d'un énième régime, car j'étais sûr d'échouer cette fois encore.

Pourtant, Mette a réussi à me convaincre. Elle a préparé des côtes de porc et du chou-fleur à la crème en suivant une recette du livre de Suzy. C'était vraiment délicieux ; mon assiette ne contenait que des bonnes choses et je me suis régalé. Mette m'a expliqué que je pourrais manger ce plat, ou quelque chose de proche, tous les jours et que j'aurais droit à trois repas selon ce principe tous les jours. L'argument a été décisif et avec Mette, nous avons pris la décision de changer nos vies, à deux.

C'est la meilleure chose que nous ayons faite. Nous avons commencé de façon très pratique en vidant la cuisine et en jetant tout ce qui était déconseillé. Désormais, il n'y a plus un seul aliment qui ne soit pas sain dans la maison. Le réfrigérateur est rempli de produits bons et sains.

Le changement d'alimentation a rapidement porté ses fruits. Mon poids a littéralement chuté et au bout de neuf mois, j'étais parvenu à perdre 60 kg : la transformation était à peine croyable.

Depuis le premier jour, je vis à 100 % selon les préceptes de Scandi Sense. Le matin, je prends du porridge avec des raisins secs et de la cannelle ou un bol de Skyr. Les autres repas de la journée sont composés de légumes, de viande, d'œufs, etc.

Comme nous sommes tous les deux partis jeunes à la retraite, nous avons perdu près de 26 000 couronnes (3 500 euros) de revenus par mois et nous avons dû effectuer des coupes dans tous les postes de dépenses. Avant, nous dépensions sur un coup de tête de fortes sommes dans des aliments mauvais pour la santé. Aujourd'hui, nous observons notre régime à la lettre et nous achetons en grandes quantités et nous en congelons une partie. Même si le réfrigérateur et le congélateur sont pleins, nous économisons 1 000 à 1 500 kroner (130 à 200 euros) par mois, car nous ne faisons plus d'achats impulsifs. Nous avons mis de côté l'argent économisé et, pour la première fois en neuf ans, nous allons pouvoir partir en vacances en famille. Nous partons en Croatie avec les enfants et nous sommes très impatients.

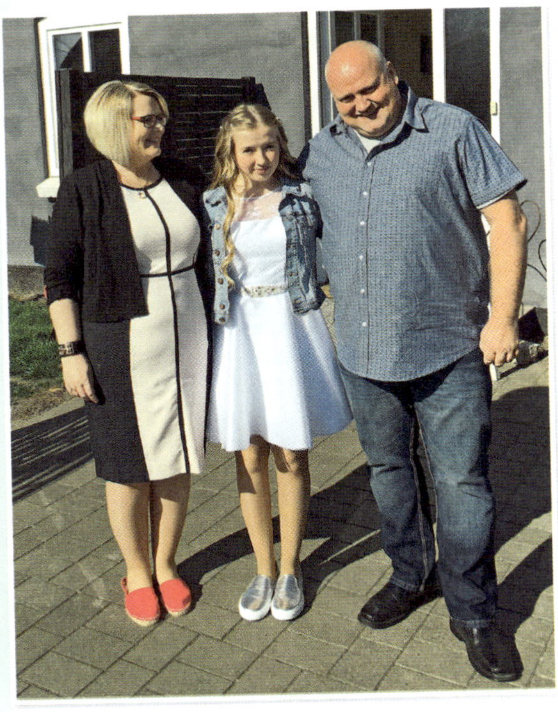

METTE ET JOHN AVANT LEUR PERTE DE POIDS

POURQUOI SCANDI SENSE FONCTIONNE POUR NOUS

METTE : Scandi Sense fonctionne pour moi, parce qu'il n'y a pas de restrictions. En général, si quelqu'un ou quelque chose essaie de me restreindre, je me bute.

> Cela fonctionne parce que tout est extrêmement simple. Rien n'est interdit et il n'y a pas de restrictions.
>
> – METTE ET JOHN

Mais ce système est tellement simple qu'il a tout de suite capté mon attention. Au début, je mesurais tous mes aliments avec les mains. Je n'ai plus besoin de le faire aujourd'hui. Je sais exactement ce que je peux mettre dans mon assiette parce que cela fait longtemps que je suis scrupuleusement le programme Scandi Sense.

Lorsque nous mangeons à l'extérieur, je n'ai pas à demander quelque chose de spécial ou d'éviter ce que mangent les autres. Je veille simplement à respecter les portions auxquelles j'ai droit. Il y a toujours un plat qui peut correspondre à Scandi Sense.

JOHN : Scandi Sense marche pour moi, parce que tout est extrêmement simple. Rien n'est interdit, il n'y a donc aucune raison de culpabiliser ou d'abandonner si l'on mange quelque chose qui n'est pas totalement sain à l'occasion. Il suffit de fermer sa boîte-repas et de passer à autre chose.

Le fait d'adopter Scandi Sense avec Mette a très certainement beaucoup joué dans la réussite du projet. Nous nous sommes soutenus et motivés mutuellement et c'est quelque chose d'important. Nous nous sommes fortement inspirés du groupe Facebook et il nous a beaucoup soutenus. C'est un espace chaleureux et nous sommes heureux d'appartenir à la communauté.

COMMENT LA FAMILLE S'EST ADAPTÉE À SCANDI SENSE ?

METTE : Nos deux enfants qui vivent encore sous notre toit ont dû se soumettre à nos nouvelles habitudes alimentaires. Au début, ils étaient furieux, mais ils ont très vite changé d'avis tellement les plats leur ont plu. Aucun des deux n'est difficile, heureusement. Notre fils a longtemps fait du football à un haut niveau et notre fille est aussi très active, alors ils ont toujours eu une attitude positive en ce qui concerne le sport et la santé. Néanmoins, ils consommaient les mêmes aliments trop gras et trop sucrés que nous ; leur alimentation s'est donc nettement améliorée. Avant, ils achetaient souvent à manger à la cafeteria de l'école, mais ils ne le font plus. Ils emportent leur lunch box à l'école chaque jour et ils la garnissent de pain complet, de salade et de viande.

JOHN : À la réflexion, les enfants ont très bien réagi. Ils ont vu leurs parents se transformer et ils sont très fiers de nous. Ils ne m'avaient jamais connu autrement qu'en surpoids, c'est donc un changement extrêmement positif. Il n'y a pas longtemps, nous avons fait chauffer des nuggets de poulet et des frites tout prêts pour des questions de facilité, et il n'y avait pas de légumes. Quand les enfants ont vu le repas, ils ont dit qu'ils n'en voyaient pas l'intérêt. Nous étions tout à fait d'accord avec eux, et nous avons fini par tout jeter parce que personne n'avait envie de manger cela. Cela en dit long sur le changement qui s'est opéré pour toute la famille dans notre rapport à la nourriture.

COMMENT NOUS FAISONS FACE AUX DIFFICULTÉS

METTE : Pas une seule fois je ne me suis dit que j'allais renoncer. Le plus dur, c'était durant les périodes où mon poids stagnait.

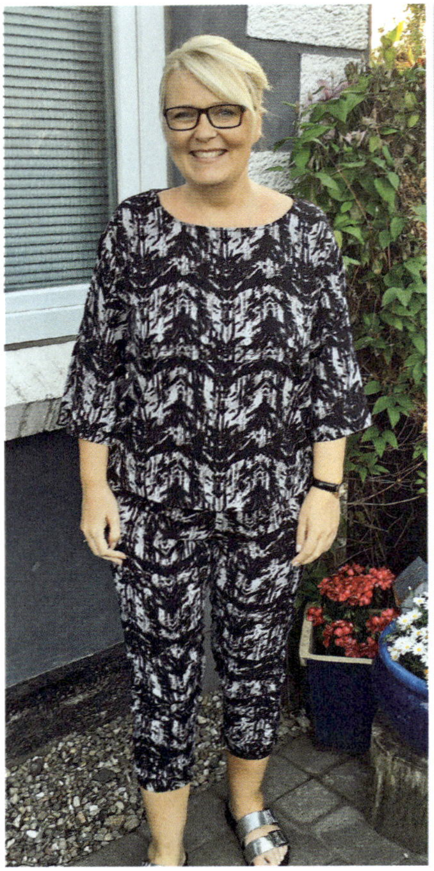

METTE APRÈS SA PERTE DE POIDS

Dans ces moments-là, j'étais très frustrée que rien ne se passe. Mais chaque fois, je me suis dit : « C'est bon, détends-toi, ce n'est pas grave si cela ne marche pas tout le temps. » Et j'ai bien fait, car très vite, mon poids est reparti à la baisse. Aujourd'hui, il ne me reste plus que 900 g à perdre pour entrer dans la zone de « poids sain ». C'est mon objectif et je suis très heureuse d'être si près du but.

JOHN : Ma perte de poids s'est bien passée jusqu'à ce que j'atteigne mon premier objectif, qui était de 90 kg. À partir de là, l'aiguille de la balance a subitement cessé de bouger. Je voulais vraiment descendre aux alentours de 80 kg, mais j'ai eu un mal fou à perdre les dix derniers kilos. J'étais sur le point d'abandonner et de me dire que j'avais perdu suffisamment de poids.

Mais je suis fier de ne pas avoir renoncé. J'ai ajusté mon apport en calories et j'ai recommencé à perdre du poids. Maintenant, j'ai atteint mon but.

CE QUE SCANDI SENSE A CHANGÉ POUR NOUS

METTE : Mes nouvelles habitudes alimentaires m'ont ramenée à la vie. Je suis bien plus heureuse que je ne l'étais autrefois et je me suis réconciliée avec mon image. J'ai trouvé un bon équilibre et j'apprécie mon apparence actuelle. Mon estime de moi est revenue. Tout est devenu plus facile pour moi : me lever, m'habiller, me déplacer. Je suis libérée d'une grande pression. Dans le passé, je souffrais souvent de migraines, mais depuis que j'ai entrepris Scandi Sense, elles ont disparu. Je suis sûre que c'est dû à l'augmentation de l'apport en vitamines et en liquides. Mon organisme reçoit tout ce dont il a besoin désormais.

Depuis mon accident, j'ai des problèmes intestinaux, car mon système digestif est partiellement paralysé. Avant de modifier mon alimentation, j'allais à la selle une ou deux fois tous les quinze jours, alors même que je prenais des laxatifs. Maintenant, mon système digestif est bien plus sollicité, alors cela se produit deux ou trois fois par semaine, et je prends nettement moins de laxatifs qu'avant. J'ai clairement gagné en bien-être.

J'avais également d'importants problèmes de rétention d'eau, au niveau du visage et des jambes. Désormais, c'est quasiment de l'histoire ancienne. Cela m'arrive encore le matin, de temps en temps, mais c'est toujours provisoire et le problème se dissipe généralement dans l'heure.

J'ai toujours été têtue et déterminée, mais après l'accident, j'ai connu une grave crise identitaire. Je n'avais plus aucune estime de moi et je n'avais plus le goût à rien. Mais tout cela est du passé pour moi désormais.

Scandi Sense a fait voler en éclats toutes mes pensées négatives. En décidant de changer mon style de vie, j'ai retrouvé mon esprit combatif. Scandi Sense est devenu mon projet, mon objectif, et cela m'a donné l'impulsion dont j'avais besoin. John et moi considérons tous les deux que Scandi Sense nous a offert un nouveau départ dans la vie.

JOHN : Scandi Sense m'a permis d'embrasser une vie nouvelle. Je ne me préoccupais pas de ce que les gens pensaient ou disaient de moi, mais je sais bien que c'était un mécanisme de défense. Parce que, bien entendu, j'étais peiné lorsque certains faisaient des commentaires sur mon poids, du genre « Tu as avalé un ballon ? ». Lorsque j'accompagnais mon fils au football, j'étais embarrassé d'être un gros papa corpulent. Aujourd'hui, mes amis me disent que je parais quinze ans de moins. Je suis fier de mon apparence et je marche la tête haute lorsque je me promène avec mes enfants. J'ai pris confiance en moi du fait d'être parvenu à prendre mes problèmes à bras le corps. C'est formidable que nous ayons pu faire ce chemin à deux avec Mette.

Mon bilan annuel a montré que tous les indicateurs sont bons. J'ai les analyses d'un adolescent de quatorze ans, selon mon médecin ! Quand on a eu des taux aussi élevés que les miens, c'est une excellente nouvelle. Je me sens en pleine forme et je sais que mon corps reçoit tout ce qu'il lui faut.

Je sens aussi une grande différence d'un point de vue physique. Mes douleurs aux chevilles et aux genoux ont disparu. Je n'ai plus de maux de tête et je suis de très bonne humeur. J'ai de l'énergie à revendre et j'envisage de résilier mon abonnement télé car je ne l'utilise pratiquement plus.

Je fais beaucoup de sport tous les jours. Quand j'ai entrepris Scandi Sense, j'ai commencé à marcher 15 à 18 kilomètres par jour. Tous les jours, qu'il pleuve, qu'il neige ou qu'il vente. Maintenant, je marche 6 à 10 kilomètres par jour, je suis devenu totalement accro à la marche et je n'imagine pas sauter ne serait-ce qu'une journée.

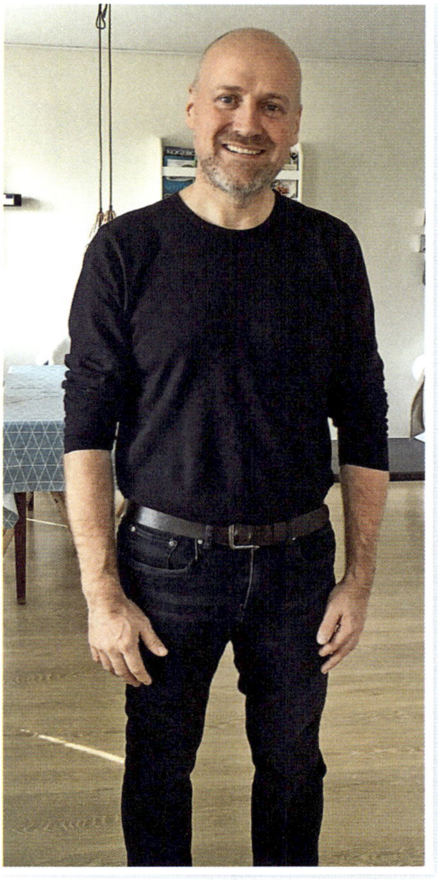

JOHN APRÈS SA PERTE DE POIDS

Et n'oublions pas le changement radical dans ma garde-robe. Je suis tout bonnement passé de la taille XXXXXL à un simple M. C'est fou ! Maintenant, je peux être élégant avec mes vêtements. Nous sommes allés à un baptême récemment et j'avais besoin d'une chemise. Mon fils, qui mesure 1 m 83 et pèse 68 kg m'a proposé de me prêter l'une des siennes et elle m'allait parfaitement. Alors je l'ai portée !

Les conseils de Mette

Il faut être très motivé. Si vous l'êtes, vous y arriverez, à force de patience. Il y aura des hauts et des bas. Cela fait partie du parcours.

Même si vous prenez des médicaments, que vous souffrez de douleurs chroniques et que vous êtes en fauteuil roulant, comme c'est mon cas, cela reste votre vie et vos décisions. Il faut arrêter de se trouver des excuses et prendre sa vie et son bonheur en main, quels que soient les obstacles. S'apitoyer sur son sort ne fait qu'empirer les choses. J'ai décidé que je ne voulais pas être une femme en colère et aigrie, car j'aurais fini par me retrouver seule, sans amis, sans mari et sans enfants. Je ne voulais pas de cela.

Votre énergie va décupler naturellement si vous vous sentez bien et si votre régime est un succès. Peu importe les déboires que j'ai connus et la manière dont l'accident a affecté mon corps, je suis toujours la même à l'intérieur. Je suis toujours entêtée et combative et j'ai une volonté de fer.

Les conseils de John

Il faut être convaincu de la démarche, car si vous avez une attitude positive, vous poursuivrez vos efforts, même si cela devient difficile. Et croyez-moi, le jeu en vaut la chandelle. J'ai l'impression d'avoir pris un nouveau départ et c'est une bénédiction. J'étais obèse depuis plus de vingt ans et j'avais baissé les bras. Mais quand j'ai finalement décidé de me lancer, j'étais plus déterminé que jamais.

Je peine à trouver les mots pour décrire tout ce que cela a impliqué pour moi. J'aime ma famille plus que tout au monde et c'est mon appétit de vivre qui m'a porté tout au long du chemin. J'ai le sentiment profond d'être revenu à la vie et d'avoir droit à une seconde chance. Alors, si je peux vous donner un conseil, c'est de cesser de vous apitoyer et de puiser la force et la détermination en vous. Vous y arriverez si vous le voulez vraiment. J'en suis la preuve vivante.

Christa et Camilla

Le fait d'avoir relevé ce défi à deux a tout changé pour nous.

NOTRE MODE DE VIE AVANT SCANDI SENSE

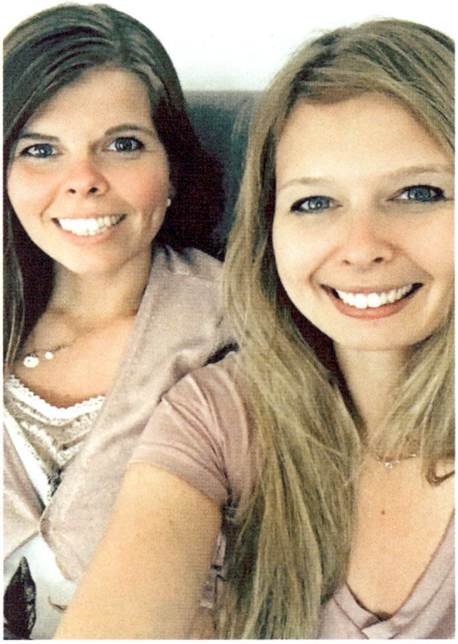

CHRISTA : Avant, je mangeais des quantités astronomiques de pain et de pâtes : plusieurs grosses portions par jour. Je travaille dans un hôtel qui propose un buffet pour le petit déjeuner, alors tous les matins, je prenais deux petits pains avec du fromage et du beurre. Je continuais ensuite de manger du pain tout au long de la journée et le soir, je me servais souvent trois fois, simplement parce que j'avais faim – je ne me sentais jamais rassasiée.

Mes dîners étaient la plupart du temps composés de viande en sauce avec beaucoup de pommes de terre ou de pâtes et presque jamais de légumes. Si j'aimais quelque chose, j'en mangeais autant que je voulais, sans me restreindre. Je ne faisais pas du tout attention au type ou à la quantité d'aliments que je consommais. En revanche, je grignotais assez peu. Il m'arrivait de prendre des chips une ou deux fois par semaine, mais ce n'était pas régulier. Mes problèmes de poids étaient dus au fait que je mangeais trop et que je n'avais pas une alimentation équilibrée.

En août 2015, mon fils est né et, pendant longtemps, j'ai pesé plus de 100 kg. C'était difficile pour moi. Ma garde-robe était remplie de vêtements dans lesquels je ne rentrais plus et je ne supportais pas de me voir en photo. Je voyais bien que j'étais en surpoids et mon apparence me désolait.

CAMILLA : Je pense que j'ai toujours essayé de vivre sainement, du moins par périodes. Mais j'avais du mal à conserver un mode de vie sain à long terme, car je trouvais les aliments bons pour la santé tristes et fades. À cette époque, je pensais qu'une alimentation saine se faisait forcément sans matières grasses et sans goût. Alors, malgré ma bonne volonté, je finissais toujours par abandonner.

Avant Scandi Sense, j'avais une alimentation tout ce qu'il y a de plus danois : beaucoup de pain au petit déjeuner, trois tranches de pain de seigle au déjeuner, et de la viande en sauce avec des pommes de terre pour le dîner. Je n'appréciais pas particulièrement les légumes, alors j'en mangeais très peu. De plus, je grignotais beaucoup entre les repas et j'avais donc un apport en calories très important chaque jour.

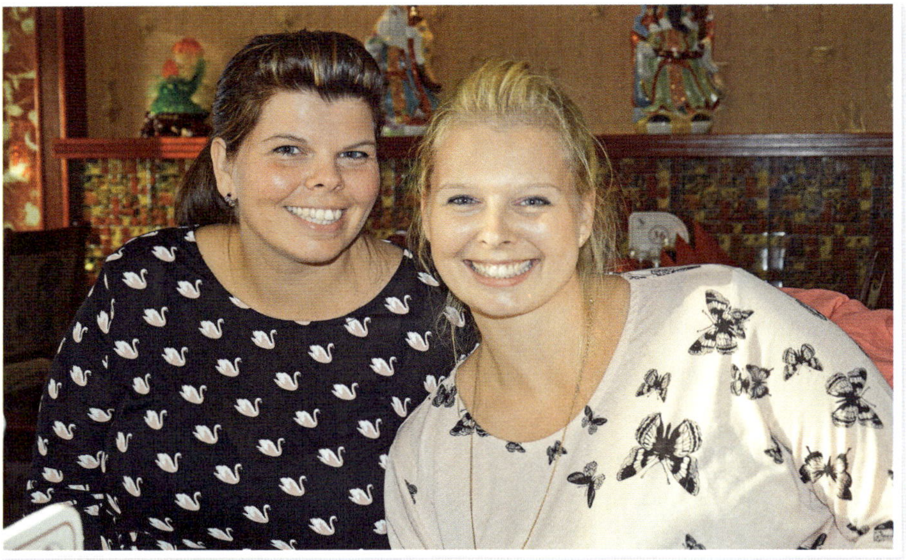

CHRISTA ET CAMILLA AVANT LEUR PERTE DE POIDS

Mon poids et mon apparence m'étaient devenus un supplice, alors ma sœur et moi avons décidé, avec une amie, d'adopter un mode de vie plus sain. Nous avons initié les premiers changements le 4 janvier 2016. À ce stade, nous ne suivions pas de régime particulier, nous essayions juste de faire preuve de bon sens. Nous avons commencé à faire du sport, à réfléchir davantage à ce que nous mangions et nous avons supprimé tous les produits gras ou sucrés comme les chips, les bonbons et les gâteaux. Cela a fonctionné et j'ai très vite perdu 8 kg. À ce moment-là, nous n'avions pas encore entendu parler de Scandi Sense, mais avec le recul, je me rends compte que nous avions déjà intégré les principes de ce régime.

NOTRE MODE DE VIE SELON SCANDI SENSE

CHRISTA : C'est en janvier 2016 que nous avons commencé à vivre de façon plus saine. La combinaison du sport et de l'élimination des chips, des gâteaux et des bonbons a vite porté ses fruits. Et puis, au bout de six mois, ma sœur est tombée sur Scandi Sense et elle s'est mise à manger selon ses principes. Cela a éveillé ma curiosité même si, au départ, je ne voyais pas trop en quoi cela consistait.

En octobre 2016, j'ai suivi l'exemple de ma sœur et j'ai commencé à vivre selon la méthode Scandi Sense – à partir de là, ma courbe de poids s'est mise à chuter de façon vertigineuse. Depuis, je ne fais plus que trois repas complets par jour, j'ai réduit drastiquement ma consommation de pain, de pâtes et de pommes de terre, et je mange nettement plus de légumes et de protéines.

Le matin, je prends désormais du Skyr avec du muesli maison. Il m'arrive de prendre du pain au petit déjeuner à l'occasion, mais au lieu d'avaler deux petits pains, je n'en prends plus qu'un et je l'accompagne d'œufs, de légumes et d'un peu de matières grasses.

Pour les autres repas de la journée, je veille à respecter parfaitement la taille des portions recommandées par Scandi Sense. Je prépare les mêmes plats qu'avant, mais en y ajoutant des légumes en grande quantité. J'ai un livre de recettes simples et je trouve l'inspiration pour les nouveaux plats sur le groupe Facebook de Scandi Sense.

Ce qui a changé le plus pour moi, c'est ma vision des matières grasses. Autrefois, j'associais le gras à du poids supplémentaire sur mes hanches et à une mauvaise hygiène de vie. Aujourd'hui, j'utilise les quantités de matières grasses conseillées par Scandi Sense et je me permets donc, par exemple, d'ajouter un peu de crème dans une sauce, chose que je n'aurais jamais faite auparavant.

Je ne grignote jamais entre les repas – je me sens presque toujours rassasiée. Quand j'ai faim, j'attends avec joie le prochain repas, car je sais que je vais manger quelque chose de bon et qui tient bien au corps.

Maintenant que j'ai pris l'habitude du modèle Scandi Sense, je n'ai plus besoin de quantifier mes aliments avec les mains. Je calcule à la vue et au ressenti, car je sais à quoi doit ressembler mon assiette. J'ai appris à équilibrer mes apports en jouant sur la poignée 4. Je peux facilement me passer de pain pendant la journée et je peux donc m'octroyer quelques pommes de terre supplémentaires au dîner. Si nous dînons dehors, ou pendant les vacances, je limite les quantités de pain, de fruits et de pâtes pendant la journée pour pouvoir avoir une plus grande latitude le soir.

CHRISTA KEHLET, 31 ANS

- Réceptionniste dans un hôtel
- Mariée, mère d'un garçon de 2 ans
- Sœur de Camilla
- A perdu 31 kg en 1 an grâce à Scandi Sense

CAMILLA HANSEN, 32 ANS

- Employée de bureau
- En couple, mère d'un garçon de 2 ans et d'une fille de 3 ans
- Sœur de Christa
- A perdu 22 kg en 1 an grâce à Scandi Sense. Il lui manque 4 kg à perdre pour atteindre son objectif.

CAMILLA : En juillet 2016, j'ai découvert Scandi Sense par hasard sur Facebook. J'ai rejoint le groupe et j'ai commencé à lire de quoi il s'agissait. Cela m'a fait du bien de me rendre compte que j'étais sur la bonne voie, mais aussi de trouver un programme plus précis à suivre car, jusque là, je faisais les choses essentiellement à l'instinct. Avec Scandi Sense, je disposais d'un cadre bien balisé qui correspondait parfaitement à ce que je faisais déjà,donc cela ne pouvait pas mieux tomber.

Depuis le début, je suis scrupuleusement les principes de Scandi Sense. Je m'en tiens à trois repas par jour et je fais attention à ne pas tricher sur la taille des portions dans mon assiette. J'ai pris l'habitude de boire une tasse de café au lait et de manger un carré de chocolat le soir, et je suis heureuse que ce modèle permette ce genre de choses. Outre le fait que le chocolat comble mes envies de douceurs sucrées, c'est devenu un moment que j'attends impatiemment, un temps de relaxation pure.

Le passage à Scandi Sense s'est fait quasiment sans heurts pour moi, car je vivais déjà de façon plus saine. J'avais réduit le sucre, donc il n'y a pas eu de grande différence. Je n'ai jamais fait de fixation particulière sur les matières grasses, et pourtant je pensais devoir les supprimer pour perdre du poids, sans me rendre compte que c'est elles qui avaient manqué à mon alimentation quand j'avais cherché à perdre du poids les fois précédentes. Les matières grasses apportent une sensation de satiété et rehaussent le goût des plats, donc on souffre vite de leur absence si on y renonce totalement.

J'avais suivi différents régimes avant cela, comme le régime cétogène (pauvre en glucides, mais riche en graisses). La nourriture me convenait, mais le programme était beaucoup trop difficile à suivre. Il y avait tellement de règles et d'aliments interdits... On peut le suivre correctement à la maison, mais dès qu'on sort de chez soi, il devient presque impossible à appliquer.

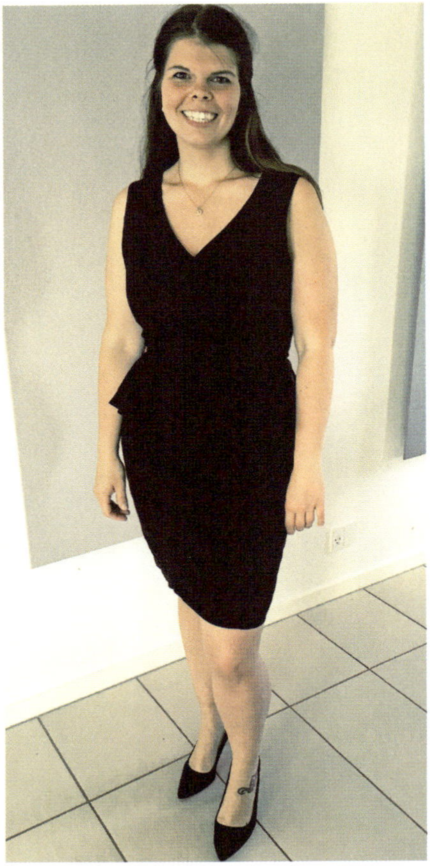

CHRISTA APRÈS SA PERTE DE POIDS

Avec Scandi Sense, c'est complètement différent, parce que je peux vivre tout à fait normalement. Je peux manger de tout – du pain, du riz, des pâtes, et même du gâteau. Je dois juste limiter les quantités.

POURQUOI SCANDI SENSE FONCTIONNE POUR NOUS

CHRISTA : Scandi Sense est vraiment très facile à suivre. Une fois que l'on a assimilé les principes, cela se fait tout seul. Je suis facilement rassasiée, même si je mange moins de pain et de pâtes. Mon transit est plus fluide et je me sens bien moins ballonnée qu'avant.

Je suis soulagée de ne pas avoir à faire du sport pour appliquer Scandi Sense. Mon indice de masse grasse est élevé et je sais qu'il faudrait que je sois plus active. L'envie de faire de l'exercice viendra sûrement d'elle-même, mais en attendant, c'est une libération de ne pas avoir à y penser. Si je suivais un programme qui implique une activité physique plusieurs fois par semaine, je serais incapable de m'y tenir.

Dès le premier jour avec Scandi Sense, je me suis sentie profondément motivée. Et il faut l'être, et volontaire aussi, pour continuer et obtenir des résultats. Rompre avec ses habitudes demande de gros efforts, surtout au début. Le fait de me rendre aux pesées toutes les semaines avec ma sœur et de faire des réunions avec une consultante spécialisée en Scandi Sense, Bodil Cramer, à Skanderborg (Danemark), a fortement contribué à ma motivation. L'idée d'avoir à monter sur la balance m'aide à continuer.

Je suis très heureuse que ma sœur m'ait fait découvrir Scandi Sense et que nous puissions effectuer ce parcours ensemble. Je sais pertinemment que je n'aurais jamais obtenu d'aussi bons résultats sans elle.

CAMILLA : Scandi Sense fonctionne pour moi, parce qu'il fait appel au bon sens. C'est un système simple et logique, et je trouve très astucieux de mesurer les quantités avec les mains. Je n'ai pas à compter les calories ou à peser mes aliments. Il me suffit de réfléchir et d'évaluer l'équilibre et la quantité des aliments dans mon assiette. C'est facile et efficace.

Mon mari est marin et il est en mer deux semaines par mois. Quand je suis seule à la maison avec nos enfants, il est important pour moi de pouvoir suivre les préceptes de Scandi Sense sans que cela soit compliqué et sans avoir à sortir le soir pour aller courir ou faire du sport. J'ai juste à me concentrer sur mon alimentation et cela marche très bien. Si nous n'avions pas d'enfants, je suis sûre que je ferais plus d'exercice, mais en l'état actuel des choses, faire un peu de sport dans mon salon le soir me convient parfaitement.

COMMENT LA FAMILLE S'EST ADAPTÉE À SCANDI SENSE ?

CHRISTA : Cela ne pose aucun problème au niveau de la famille. Je cuisine les mêmes plats qu'auparavant, mais je fais juste attention à ajouter plus de légumes que je ne le faisais. Je ne prépare pas de plat à part – nous mangeons tous les trois la même chose. Mon mari prend plus de pommes de terre que moi, et je consomme plus de légumes que lui, mais nous avons exactement le même menu.

CAMILLA : Personne ne s'est jamais plaint des repas, ni les enfants, ni mon mari. Je mange souvent seule avec mes enfants et ils acceptent sans broncher à peu près tout ce que je leur propose. Si j'essaie de réduire la teneur de la poignée 4 (féculents/fruits), je fais attention à ce qu'il y ait du pain, du riz ou des pommes de terre pour eux. Je leur sers toujours plus de sauce et ils peuvent se resservir s'ils le souhaitent.

Je mets tous les aliments sur la table en même temps, comme cela, les enfants ne se rendent pas compte que je ne mange pas tout à fait comme eux. Et mon mari ne fait pas de commentaires non plus sur le fait qu'il y a davantage de légumes au menu. Il mange ce dont il a envie et prend généralement un peu plus de pommes de terre.

Je scrute souvent le groupe Facebook à la recherche de nouvelles idées de recettes, mais la plupart du temps, je me contente de préparer les plats que j'ai toujours faits, à ceci près que j'en cuisine une version Scandi Sense, avec beaucoup plus de légumes.

COMMENT NOUS FAISONS FACE AUX DIFFICULTÉS

CHRISTA : Avant Scandi Sense, je mangeais cinq fois par jour alors, au début, j'ai eu du mal à passer à trois repas seulement. Mais je me suis habituée et je n'ai plus faim entre les repas. Au départ, je peinais aussi à trouver le bon équilibre quand j'étais invitée, car la poignée 4 est souvent servie à profusion lors des anniversaires ou des fêtes. Désormais, j'ai appris à équilibrer mes apports en réduisant ou en supprimant les féculents et les fruits dans la journée pour en manger plus librement le soir. Cela marche très bien.

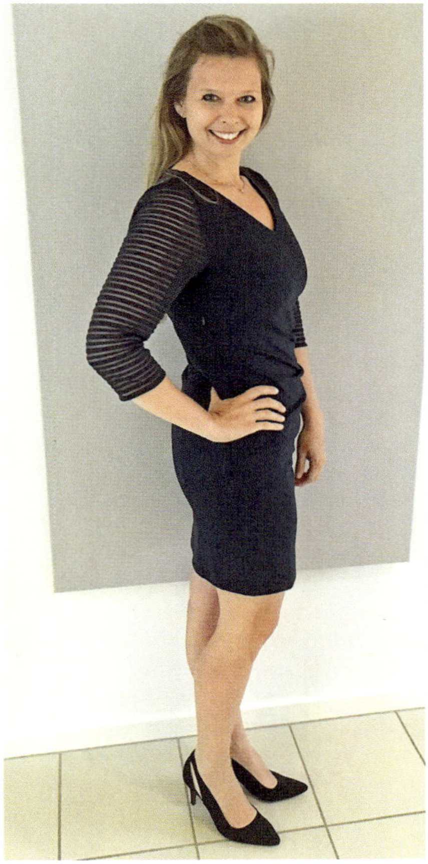

CAMILLA APRÈS SA PERTE DE POIDS

CAMILLA : Je pense que le plus difficile, c'est de continuer à appliquer Scandi Sense pendant les vacances ou en week-end, lorsque le rythme du quotidien est perturbé. J'ai vite tendance à manger moins sainement et à boire plus de vin que d'habitude. Cela se répercute sur mon poids et je rentre souvent de congés avec quelques kilos en plus.

> **Nous nous sommes soutenues mutuellement depuis le début et nous avons tout partagé, les joies comme les frustrations. C'est une chance inestimable que de relever un tel défi à deux.**
>
> **– CHRISTA ET CAMILLA**

Mais en fait, on peut très bien se laisser aller un peu plus pendant les vacances. Ce qui importe, c'est de reprendre les bonnes habitudes au retour. De mon côté, je parviens toujours à retrouver le rythme dès que je rentre à la maison, et je reperds rapidement les kilos pris pendant les congés.

Il en est de même pour les week-ends si vous n'observez pas une discipline stricte. Vous pouvez vous permettre un verre de vin ou une part de gâteau à l'occasion, mais vous ne devez pas perdre le contrôle et faire des orgies de nourriture chaque fin de semaine, car vous finirez par perdre pied. Là encore, c'est avant tout une question de bon sens.

CE QUE SCANDI SENSE A CHANGÉ POUR NOUS

CHRISTA : J'ai cent fois plus d'énergie qu'avant et je suis toujours prête à jouer avec mon fils. Et je suis bien plus joyeuse que par le passé. Les vêtements de ma garde-robe me vont tous et je n'ai plus besoin d'aller dans les boutiques grandes tailles pour m'habiller. J'ai une bien meilleure estime de moi depuis que je peux acheter des vêtements dans n'importe quel magasin. J'ai perdu quatre tailles et maintenant, tout ce que j'essaie tombe parfaitement !

Quand je regarde d'anciennes photos de moi, je me rends compte à quel point j'étais en surpoids. Aujourd'hui, j'ai du mal à imaginer que j'aie pu être comme cela.

À ce jour, je pèse près de 25 kg de moins qu'avant de tomber enceinte.

CAMILLA : Je sais désormais nettement mieux comment assembler les aliments pour me sentir rassasiée. Quand on comprend bien le lien entre les différents éléments du régime, il est bien plus facile de suivre les principes de Scandi Sense.

Je pense beaucoup à la nourriture, mais pas du tout de la même façon qu'avant. Maintenant, je prends le temps de planifier minutueusement mes repas. J'établis une liste des menus une fois par semaine et j'achète tout en grandes quantités. C'est à la fois très pratique, car je suis souvent seule avec les enfants, et rentable financièrement, puisque j'économise en organisant les courses à l'avance. Je ne fais plus du tout d'achats compulsifs comme autrefois.

Après avoir eu mes deux enfants, j'ai pesé longtemps près de 100 kg. À cette époque, je ne portais que des leggings et de grandes blouses pour dissimuler mon corps et je ne faisais jamais de shopping, parce que je savais que les vêtements qui me plaisaient ne m'iraient pas et cela me rendait triste. Tout a changé maintenant. J'ai perdu trois ou quatre tailles et je suis tellement heureuse de pouvoir entrer dans n'importe quelle boutique pour essayer toutes les tenues que je me contentais de regarder avant. Aujourd'hui, elles me vont parfaitement ! Scandi Sense a fait des merveilles, aussi bien sur mon estime de moi que sur mon énergie générale.

Les conseils de Christa

Il est important de bien garnir les boîtes-repas de façon à être rassasié. Les deux premières semaines sont assez délicates, surtout si l'on doit renoncer à certaines habitudes comme le grignotage ou les grandes portions. Tout est question de détermination et de persévérance. Commencez doucement, un seul repas à la fois, et bientôt, le régime ne vous paraîtra plus du tout difficile.

Une fois que vous maîtriserez les principes de base, vous pourrez commencer à économiser sur certains repas en prévision d'une sortie.

Je vous recommande aussi d'entreprendre le régime avec quelqu'un d'autre. La présence de ma sœur à mes côtés a représenté un soutien inestimable. Aller aux pesées hebdomadaires nous a beaucoup aidées aussi, cela nous poussait à continuer. N'hésitez pas à en faire autant.

Les conseils de Camilla

Veillez à suivre religieusement les règles de Scandi Sense pendant les deux premières semaines et garnissez complètement vos boîtes-repas. Vous apprendrez ensuite peu à peu ce qui vous convient et vous ferez des ajustements en conséquence. Peut-être une demi-poignée 4 ou une simple collation vous suffira-t-elle parfois.

Je pense qu'il ne faut pas renoncer totalement au pain, aux pâtes, etc. car dès que l'on s'interdit quelque chose, on a tout de suite envie d'en manger.

Il me semble une bonne idée de prendre des photos de vous avant et après afin de suivre votre perte de poids. Je regarde souvent les miennes et cela me motive grandement de voir tout le chemin déjà parcouru. Le changement d'habitudes est assez difficile au début, alors il faut se concentrer sur des aspects très motivants.

J'ai beaucoup apprécié de me lancer dans ce projet avec ma sœur. Nous avons toujours été très proches et nous avons tout naturellement décidé de relever le défi ensemble. Nous nous voyons souvent et nous mangeons ensemble au moins une fois par semaine, donc nous pouvons tout partager, les joies comme les frustrations. Nous prenons souvent des photos de nous et de nos plats pour nous les envoyer. Cela nous apporte à la fois du soutien et de l'inspiration.

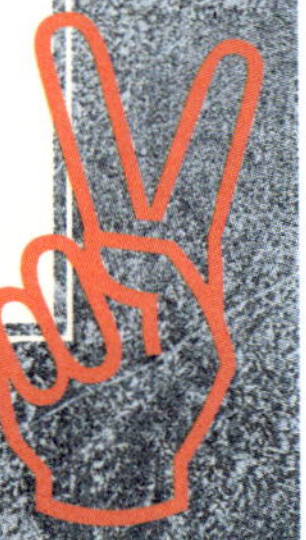

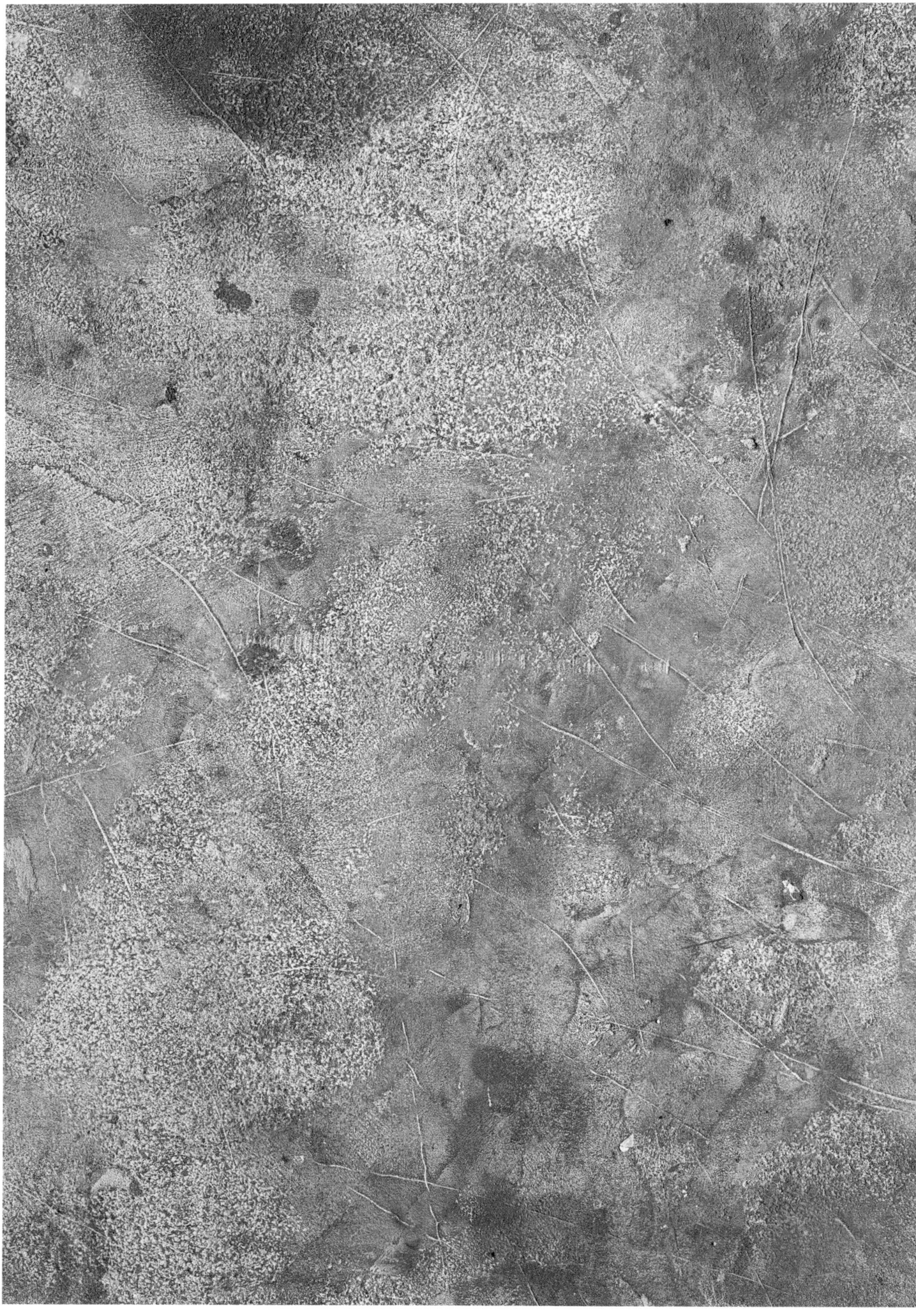

PROGRAMME DIÉTÉTIQUE SUR NEUF JOURS

Neuf jours avec Scandi Sense, repas par repas

Adoptez le programme qui vous convient

Vous pouvez commencer le jour que vous voulez et, sur le principe, vous pouvez choisir le petit déjeuner, le déjeuner et le dîner dont vous avez envie ou besoin, ce qui vous facilitera la tâche si vous êtes pressé.

Si vous avez l'impression que les portions sont trop grosses ou trop petites pour vous, il vous suffit d'adapter les recettes. Au fil du temps, vous découvrirez la quantité exacte de nourriture qu'il vous faut. Il est également possible de réduire la taille d'une portion pour l'un ou l'autre des trois repas quotidiens.

Si vous êtes une femme, mais que votre IMC est supérieur à 40, vous avez intérêt à suivre le programme diététique pour homme afin d'obtenir le nombre de calories nécessaires au bon fonctionnement de votre organisme. Lorsque vous aurez perdu du poids, vous pourrez passer au programme pour femme.

Si vous êtes une femme et que vous faites plus de 10 à 12 heures de sport par semaine, là aussi vous devriez suivre le programme diététique pour homme.

Si vous êtes un homme et que vous faites plus de 10 à 12 heures de sport par semaine, vous devriez augmenter la quantité de protéines des recettes ou ajouter une demi-boîte voire une boîte-repas entière à votre alimentation quotidienne, à répartir dans la journée.

Enfin, notez que les collations sont facultatives.

- **RECETTES POUR FEMME** voir page 88.
- **PROGRAMME QUOTIDIEN POUR FEMME** voir page 146.
- **RECETTES POUR HOMME** voir page 156.
- **PROGRAMME QUOTIDIEN POUR HOMME** voir page 214.

	JOUR 1	JOUR 2	JOUR 3
Petit déjeuner	• Assiette du matin avec œuf à la coque Page 93 (F) ou 161 (H)	• Toast à la ricotta, au jambon et à la tomate Page 98 (F) ou 166 (H)	• Smoothie vert Page 105 (F) ou 173 (H)
Collation	• Bouillon à boire		
Déjeuner	• Lunchbox à la faisselle et à la mangue Page 94 (F) ou 162 (H)	• Salade de pâtes au poulet Page 101 (F) ou 169 (H)	• Salade de nouilles aux crevettes Page 106 (F) ou 174 (H)
Collation		• Bouillon à boire	
Dîner	• Spaghetti et courgettes, boulettes de viande Page 97 (F) ou 165 (H)	• Pita aux falafels, sauce au pesto Page 102 (F) ou 170 (H)	• Bœuf mariné aux champignons et à la crème Page 109 (F) ou 177 (H)
Collation			• Bouillon à boire

	JOUR 4	JOUR 5	JOUR 6
Petit déjeuner	• Toast au saumon et crème à l'avocat Page 110 (F) ou 178 (H)	• Porridge et poivron farci Page 117 (F) ou 185 (H)	• Pancakes Page 122 (F) ou 190 (H)
Collation	• Bouillon à boire	• Bouillon à boire	
Déjeuner	• Buddha bowl Page 113 (F) ou 181 (H)	• Wrap au rosbif Page 118 (F) ou 186 (H)	• Beignets de thon et pain de seigle Page 125 (F) ou 193 (H)
Collation			• Bouillon à boire
Dîner	• Soupe de poulet au curry et riz Page 114 (F) ou 182 (H)	• Tarte de tortilla au fromage Page 121 (F) ou 189 (H)	• Patate douce au four aux pois chiches Page 126 (F) ou 194 (H)
Collation			

	JOUR 7	JOUR 8	JOUR 9
Petit déjeuner	• Plateau du petit déjeuner, biscottes garnies Page 129 (F) ou 197 (H)	• Croque au jambon Page 134 (F) ou 202 (H)	• Petit déjeuner à l'anglaise Page 141 (F) ou 209 (H)
Collation			• Bouillon à boire
Déjeuner	• Salade Caesar et ses croûtons Page 130 (F) ou 198 (H)	• Wraps de sucrine Page 137 (F) ou 205 (H)	• Wrap aux épinards, aux œufs et au poulet Page 142 (F) ou 210 (H)
Collation		• Bouillon à boire	
Dîner	• Saumon au four, sauce au citron Page 133 (F) ou 201 (H)	• Burger maison Page 138 (F) ou 206 (H)	• Sauté de canard Page 145 (F) ou 213 (H)
Collation	• Bouillon à boire		

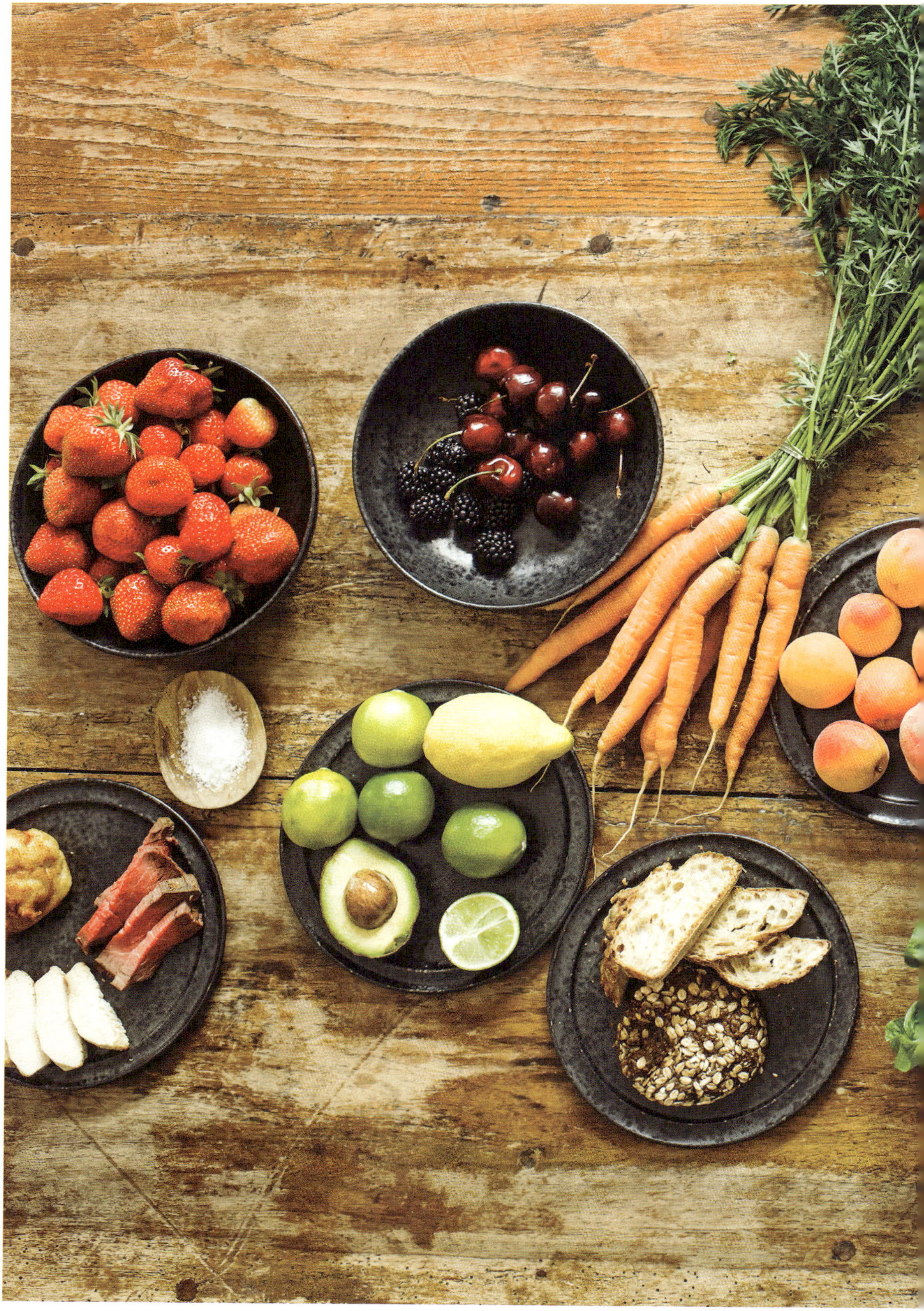

RECETTES POUR FEMME

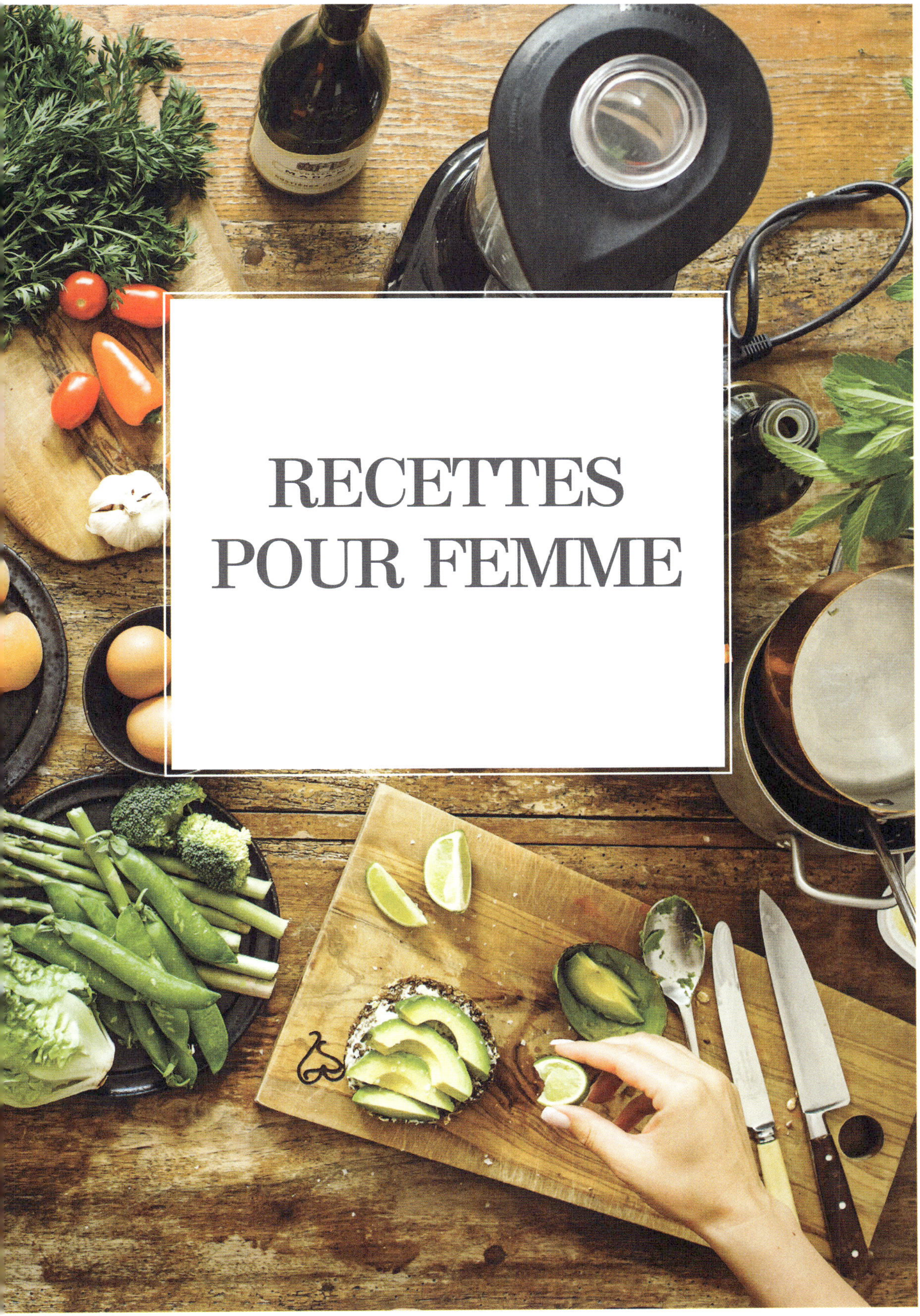

Recettes

TOUTES LES RECETTES SONT POUR UNE PERSONNE (FEMME).

Petit déjeuner

Déjeuner

Dîner

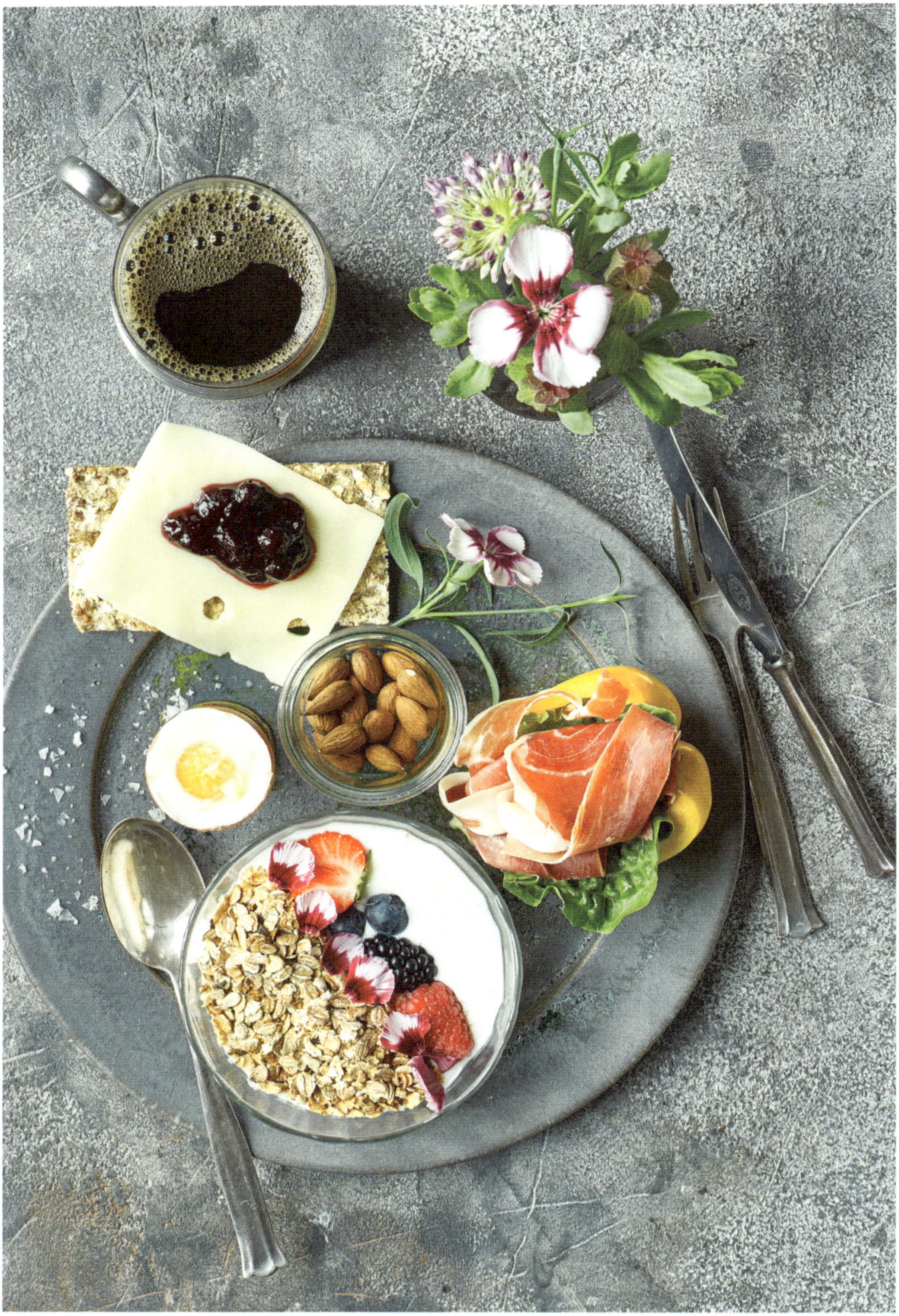

Assiette du matin avec œuf à la coque

PRÉPARATION : *environ 30 min*

POUR LE MUESLI DE BASE :

60 g de flocons de seigle
60 g de flocons d'épeautre
60 g de flocons d'avoine
2 cuil. à soupe de miel
1 pincée de sel

POUR COMPLÉTER :

1 œuf
½ poivron jaune
1 feuille de sucrine
2 tranches de jambon sec
1 tranche de fromage, min. 18 % de MG
1 biscotte scandinave
1 cuil. à soupe de confiture ou de marmelade d'oranges
20 cl de yaourt nature
15 g de muesli de base
25 g de fruits rouges
15 g d'amandes

Pour réaliser le muesli de base, faites griller les flocons de seigle, d'épeautre et d'avoine à feu moyen dans une poêle. Lorsqu'ils commencent à se colorer, incorporez le miel et le sel. Laissez refroidir et conservez dans un récipient hermétique.

Faites bouillir l'œuf 5 à 6 min. Épépinez le poivron, placez la salade à l'intérieur, puis ajoutez le jambon par-dessus.

Posez le fromage sur la biscotte scandinave et placez la confiture ou la marmelade d'oranges par-dessus.

Versez le yaourt dans un bol. Ajoutez le muesli et les fruits rouges. Servez les amandes à part.

CE QUE VOUS DEVEZ AVOIR DANS L'ASSIETTE

½ poivron avec de la salade et du jambon. 1 biscotte scandinave surmontée de fromage et de confiture ou de marmelade. 1 bol de yaourt avec du muesli, des fruits rouges et des amandes. 1 œuf à la coque.

RÉPARTITION DANS LA BOÎTE-REPAS

POIGNÉE 1 (+ 2) : *Poivron, salade*

POIGNÉE 3 : *Œuf, jambon*

POIGNÉE 4 : *Muesli, biscotte scandinave, fruits rouges*

MATIÈRES GRASSES : *Fromage, amandes*

PRODUIT LAITIER : *Yaourt*

ASSAISONNEMENTS : *Miel, sel, confiture ou marmelade d'oranges*

ASTUCE *Le muesli de base se conserve de 2 à 3 semaines dans une boîte hermétique.*

ASTUCE *Vous pouvez remplacer le muesli de base par du muesli du commerce, du moment que sa teneur en sucre n'excède pas 13 g de sucre pour 100 g de produit.*

ASTUCE *Vous pouvez remplacer le yaourt par du Skyr ou un autre produit à base de lait fermenté, du moment que sa teneur en sucre n'excède pas 5 g pour 100 g de produit.*

Si des hommes mangent avec vous

Les hommes peuvent prendre un peu plus de jambon, de fromage, de fruits rouges et d'amandes. *Voir page 161.*

Énergie 571 kcal · Protéines 32 g · Glucides 47 g · Fibres 5,6 g · Matières grasses 28 g

Lunchbox à la faisselle et à la mangue

PRÉPARATION : *environ 10 min*

150 g de haricots verts, équeutés et effilés
1 tomate
½ oignon rouge
½ mangue
15 amandes
50 g de petits pois
1 cuil. à soupe de pesto
150 g de faisselle, max. 4,5 % de MG
Sel et poivre, selon votre goût
1 feuille de sucrine (facultatif)
10 g de chocolat noir, min. 70 % de cacao

Faites bouillir les haricots verts 2 à 3 min. Égouttez-les et réservez-les.

Coupez les haricots cuits en deux. Taillez la tomate en morceaux et hachez finement l'oignon rouge. Pelez la mangue et détaillez la chair en cubes. Hachez grossièrement les amandes.

Disposez tous les ingrédients préparés ainsi que les petits pois dans une lunchbox.

Mélangez le pesto et la faisselle dans un bol, salez et poivrez. Ajoutez cet assaisonnement à votre lunchbox, en le plaçant, si vous le souhaitez, dans une feuille de sucrine pour la séparer des autres ingrédients.

Servez avec le chocolat noir à part.

CE QUE VOUS DEVEZ AVOIR DANS L'ASSIETTE

Le contenu d'une lunchbox et un peu de chocolat noir.

RÉPARTITION DANS LA BOÎTE-REPAS

POIGNÉE 1 (+ 2) : *Haricots verts, tomate, oignon rouge, petits pois*

POIGNÉE 3 : *Faisselle*

POIGNÉE 4 : *Mangue*

MATIÈRES GRASSES : *Pesto, amandes, chocolat noir*

ASSAISONNEMENTS : *Sel, poivre*

ASTUCE *Si vous êtes vegan, vous pouvez remplacer la faisselle par des légumineuses.*

ASTUCE *Vous pouvez préparer ce repas la veille et le conserver au réfrigérateur.*

ASTUCE *Les légumes frais sont idéaux, mais des légumes surgelés conviennent aussi très bien.*

ASTUCE *À la place des amandes, vous pouvez utiliser d'autres fruits à coque ou des graines.*

Si des hommes mangent avec vous

Les hommes peuvent prendre un peu plus d'amandes, de faisselle et de chocolat noir. *Voir page 162,*

Énergie 531 kcal · Protéines 30 g · Glucides 40 g · Fibres 13,1 g · Matières grasses 26 g

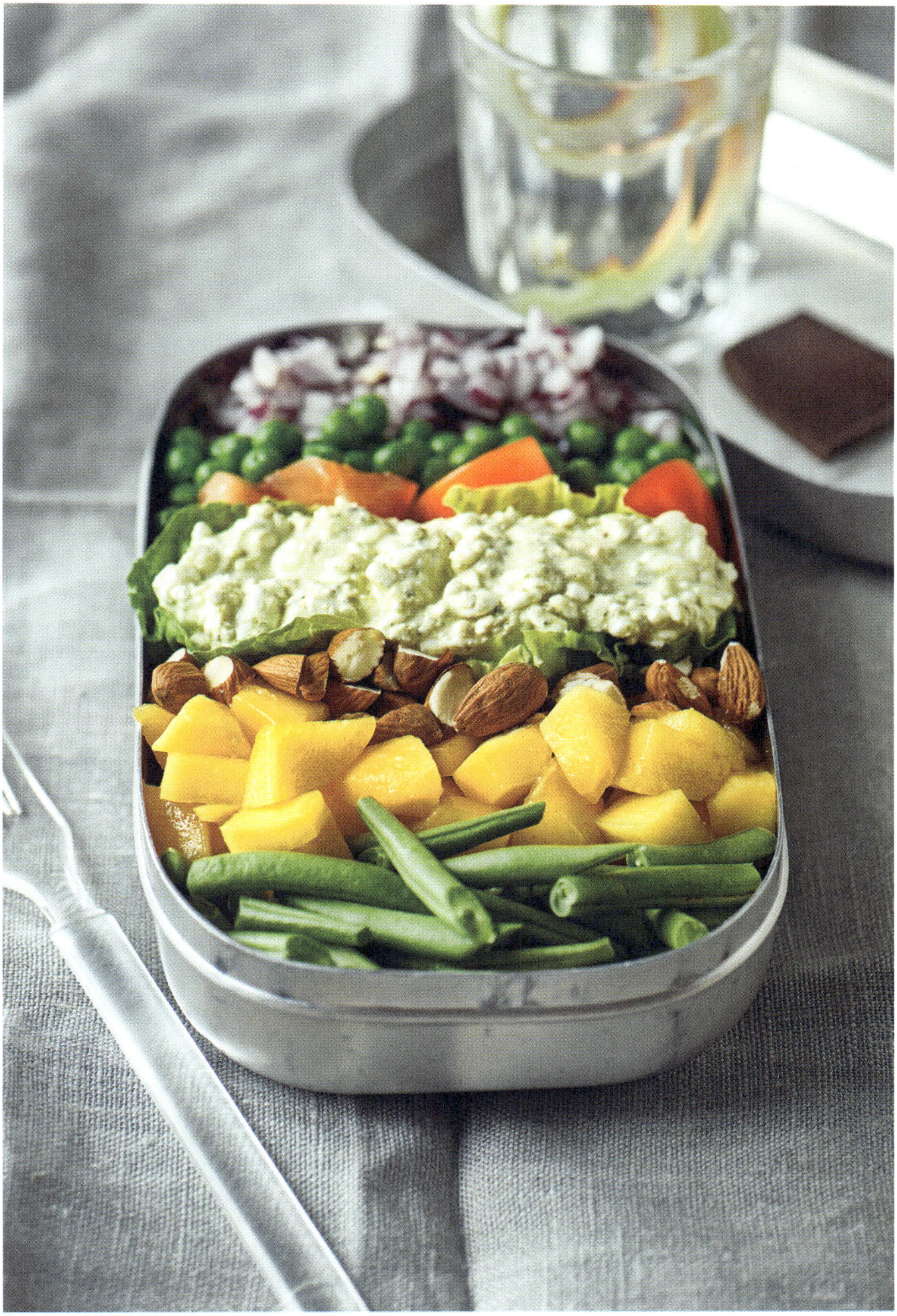

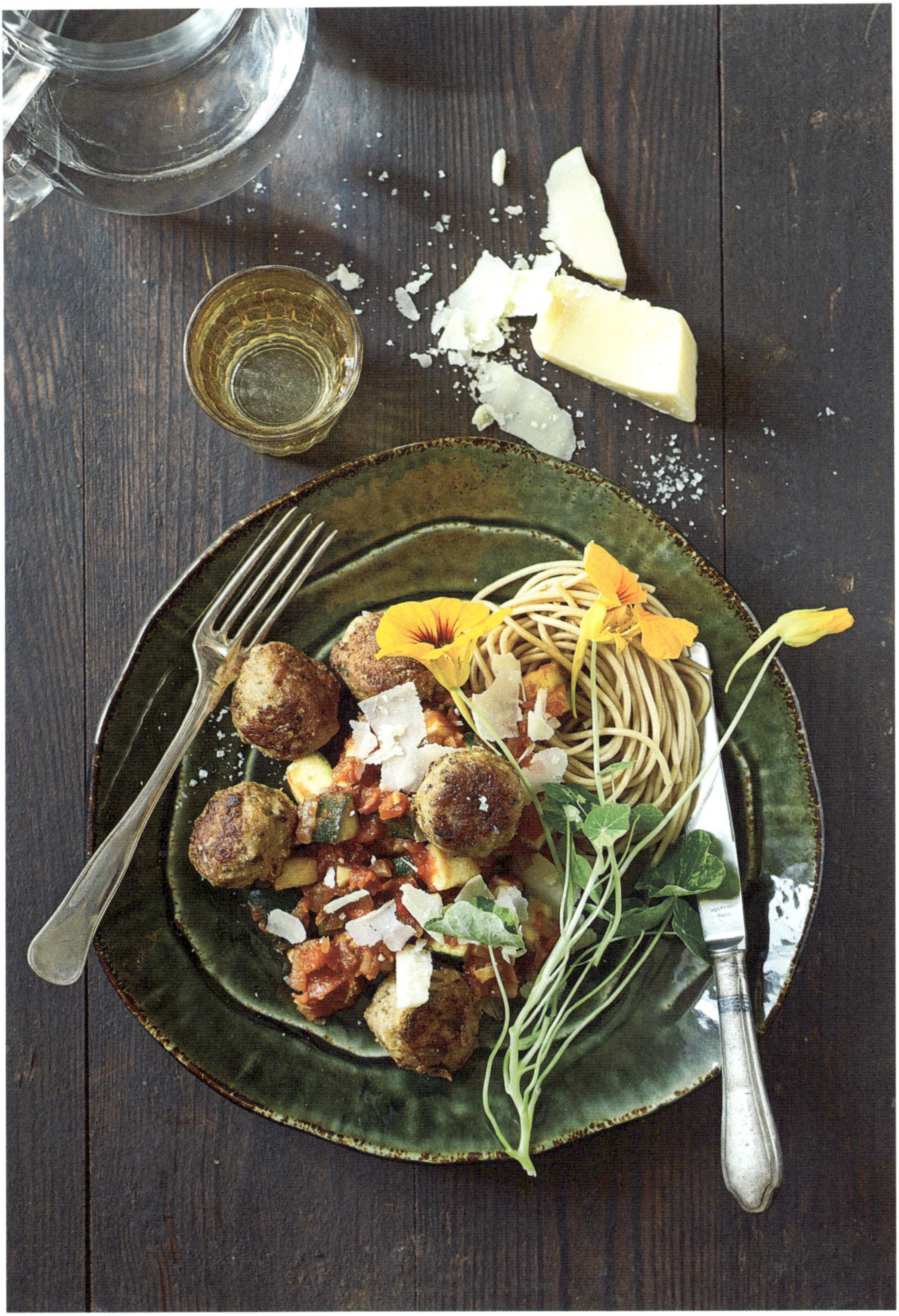

Spaghetti et courgettes, boulettes de viande

PRÉPARATION : *environ 40 min*

POUR LA SAUCE TOMATE :

2 gousses d'ail
½ oignon
¼ de piment frais (facultatif)
1 cuil. à café d'huile d'olive
½ cuil. à café de paprika
½ boîte de tomates concassées
Sel et poivre, selon votre goût

POUR LES BOULETTES :

150 g de porc et de veau hachés, max. 7 % de MG
1 cuil. à soupe de chapelure
1 petit œuf
½ poignée de persil, haché
1 cuil. à café d'origan séché
½ cuil. à café de sel
1 cuil. à café d'huile d'olive, pour la cuisson

POUR ACCOMPAGNER :

25 g de spaghetti
½ courgette
20 g de parmesan, râpé
Capucines ou persil, pour décorer

Pour la sauce, hachez finement l'ail, l'oignon et le piment (si vous l'utilisez). Faites-les revenir à l'huile d'olive dans une poêle de 2 à 3 min. Ajoutez le paprika et laissez cuire 1 min avant d'incorporer les tomates. Salez et poivrez. Laissez mijoter le temps de préparer les boulettes de viande.

Mélangez les ingrédients pour les boulettes, puis formez des boules de la taille d'une noix. Faites-les cuire à l'huile pendant 10 min, en secouant la poêle de temps à autre de façon qu'elles se colorent uniformément.

Faites cuire les spaghetti en suivant les instructions sur le paquet.

Détaillez la courgette en cubes ou râpez-la et ajoutez-la à la sauce tomate 3 min avant de servir.

Dans une assiette, disposez les spaghetti, puis la sauce tomate et posez les boulettes par-dessus. Parsemez de parmesan et décorez selon votre goût.

CE QUE VOUS DEVEZ AVOIR DANS L'ASSIETTE

Spaghetti, sauce tomate à la courgette et boulettes, parmesan.

RÉPARTITION DANS LA BOÎTE-REPAS

POIGNÉE 1 (+ 2) : *Oignon, tomate, courgette*

POIGNÉE 3 : *Porc et veau, œuf*

POIGNÉE 4 : *Chapelure, spaghetti*

MATIÈRES GRASSES : *Huile d'olive, parmesan*

ASSAISONNEMENTS : *Ail, piment, paprika, sel, poivre, origan, capucines, persil*

ASTUCE *Vous pouvez utiliser du porc ou du veau seul au lieu d'un mélange des deux. Ou encore un mélange de votre choix.*

ASTUCE *Pour éviter les pâtes, remplacez les spaghetti par des courgettes.*

Si des hommes mangent avec vous

Les hommes peuvent consommer plus de viande hachée, de spaghetti et de parmesan. Voir page 165.

Énergie 663 kcal · Protéines 55 g · Glucides 43 g · Fibres 10,8 g · Matières grasses 29 g

Toast à la ricotta, au jambon et à la tomate

PRÉPARATION : *environ 15 min*

POUR LE MÉLANGE À LA RICOTTA :

15 g de pignons de pin
60 g de ricotta
Sel et poivre, selon votre goût

POUR COMPLÉTER :

1 œuf
1 tranche de pain, complet de préférence
1 tomate
2 tranches de jambon blanc
Ciboulette et fleurs comestibles, pour décorer
Café ou thé
5 cl de lait, si vous le souhaitez

Faites griller les pignons de pin à sec dans une poêle, à feu moyen. Lorsqu'ils sont brun doré, hachez-les finement et laissez-les refroidir avant de les mélanger à la ricotta. Salez et poivrez.

Faites bouillir l'œuf 5 à 6 min.

Faites griller la tranche de pain et coupez-la en deux. Découpez la tomate en rondelles.

Nappez les demi-tranches de pain du mélange à la ricotta, puis déposez 1 tranche de jambon et quelques rondelles de tomate sur chacune d'elles. Salez et poivrez, puis ornez de ciboulette.

Accompagnez ce repas d'une tasse de café ou de thé, avec du lait si vous le souhaitez.

CE QUE VOUS DEVEZ AVOIR DANS L'ASSIETTE

2 demi-tranches de pain avec leur garniture, 1 œuf à la coque et 1 tasse de café ou de thé.

RÉPARTITION DANS LA BOÎTE-REPAS

POIGNÉE 1 (+ 2) : *Tomate*

POIGNÉE 3 : *Ricotta, œuf, jambon blanc*

POIGNÉE 4 : *Pain*

MATIÈRES GRASSES : *Pignons de pin*

PRODUIT LAITIER : *Lait, si vous le souhaitez*

ASSAISONNEMENTS : *Sel, poivre, ciboulette, fleurs comestibles*

ASTUCE *Vous pouvez éventuellement compléter ce repas par 10 à 15 amandes, 1 morceau de chocolat noir ou une petite dizaine d'olives.*

Si des hommes mangent avec vous

Les hommes peuvent prendre un œuf supplémentaire, ainsi qu'un peu plus de pignons de pin, de ricotta, de pain et de jambon. Voir page 166.

Énergie 456 kcal · Protéines 24 g · Glucides 30 g · Fibres 5,7 g · Matières grasses 26 g

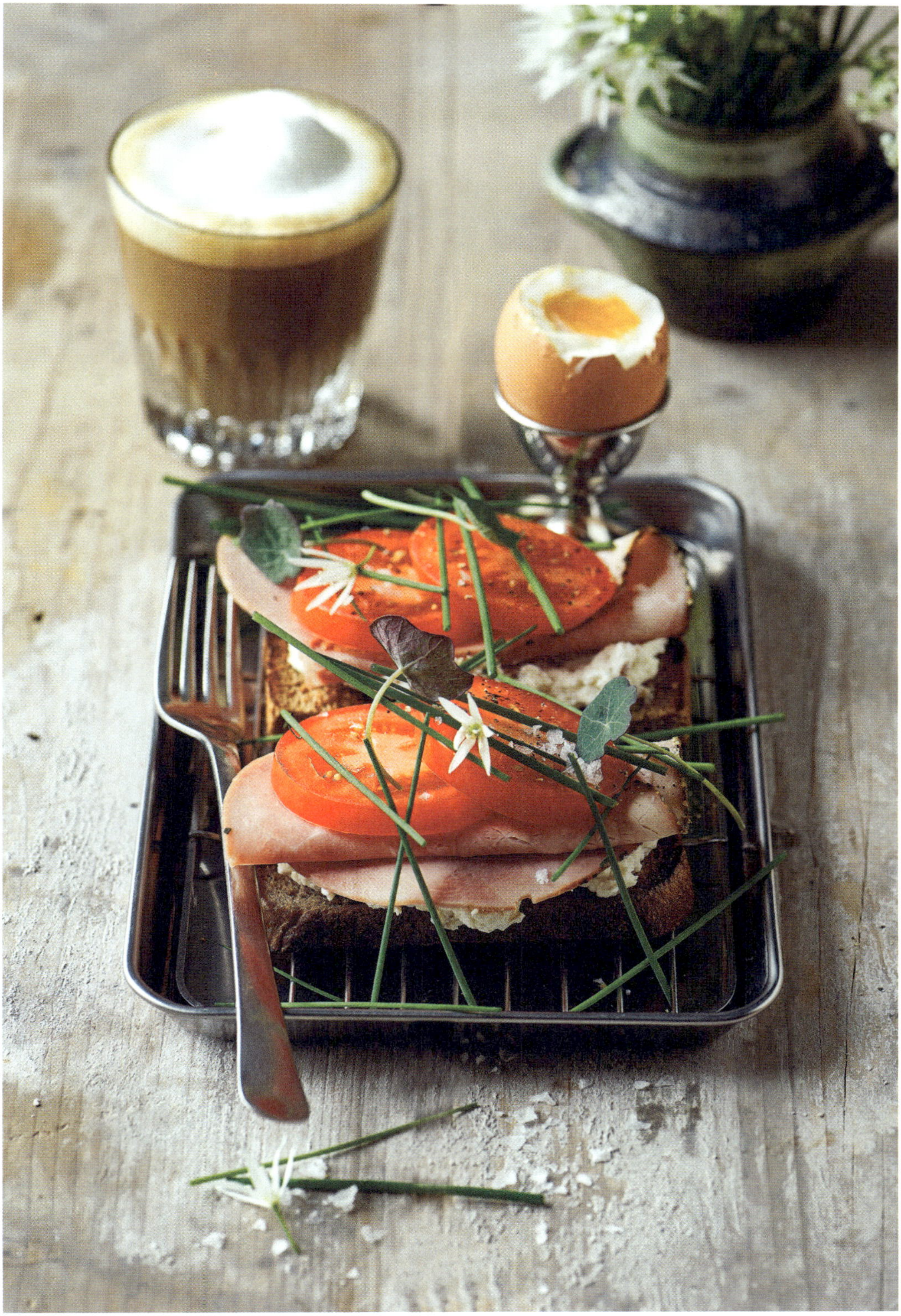

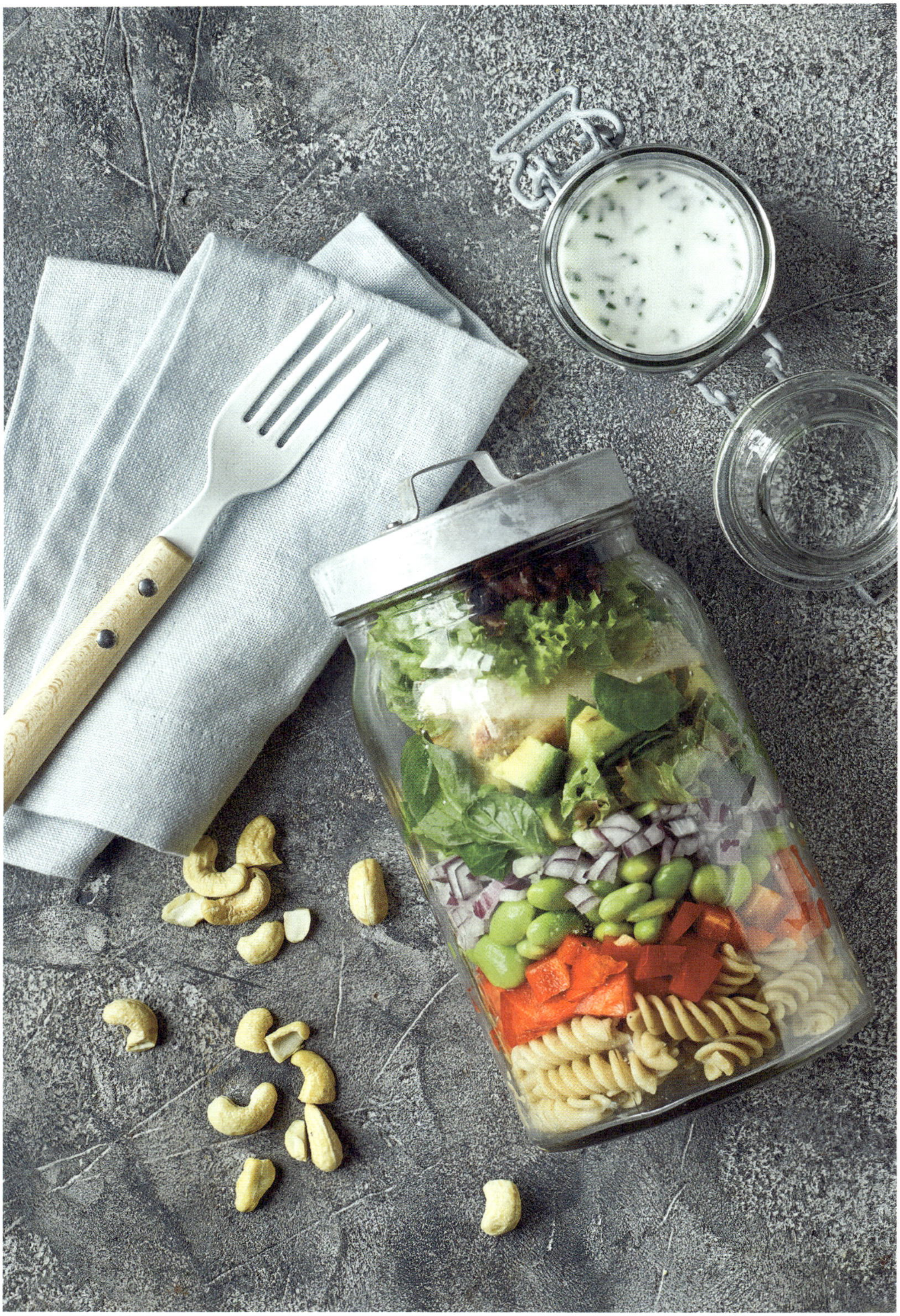

Salade de pâtes au poulet

PRÉPARATION : *environ 10 min*

70 g de fèves edamame surgelées
2 cuil. à soupe de jus de citron
½ petit oignon rouge
½ poivron rouge
½ avocat
10 g de noix de cajou
25 g de mesclun
80 g de poulet cuit, coupé en dés ou en lanières
75 g de pâtes cuites, complètes de préférence

POUR LA SAUCE AU YAOURT :

1 gousse d'ail
1 cuil. à soupe de ciboulette hachée
5 cl de yaourt nature
½ cuil. à café de sel
1 pincée de poivre
1 cuil. à soupe de jus de citron

Mettez les fèves edamame surgelées dans un saladier et recouvrez-les d'eau bouillante. Laissez-les tremper pendant 1 min, puis égouttez-les. Ajoutez-y 1 cuil. à soupe de jus de citron et mélangez.

Découpez l'oignon et le poivron en tout petits dés.

Pelez l'avocat, détaillez-le en cubes et ajoutez-y le reste de jus de citron.

Hachez grossièrement les noix de cajou.

Hachez finement l'ail et mélangez-le avec les ingrédients restants de la sauce au yaourt.

Placez tous les éléments de la salade, y compris le poulet et les pâtes dans un bocal ou une assiette. Servez la sauce au yaourt à part.

CE QUE VOUS DEVEZ AVOIR DANS L'ASSIETTE

1 salade de pâtes et sa sauce.

RÉPARTITION DANS LA BOÎTE-REPAS

POIGNÉE 1 (+ 2) : *Oignon rouge, poivron, salade*

POIGNÉE 3 : *Fèves edamame, poulet*

POIGNÉE 4 : *Pâtes*

MATIÈRES GRASSES : *Avocat, noix de cajou*

ACCOMPAGNEMENT LAITIER : *Yaourt*

ASSAISONNEMENTS : *Jus de citron, ail, ciboulette, sel, poivre*

ASTUCE *Vous pouvez choisir d'autres sources de protéines à la place du poulet et des fèves edamame, comme une autre viande, du poisson, des fruits de mer, du fromage allégé en matières grasses ou des légumineuses. Cela peut être l'occasion d'utiliser des restes du repas de la veille.*

ASTUCE *Vous pouvez remplacer les pâtes par du riz, du maïs, du boulgour, de la semoule, du blé précuit (de type Ebly) ou même un morceau de baguette : n'importe quel autre glucide.*

Si des hommes mangent avec vous

Les hommes peuvent prendre plus de fèves edamame, de noix de cajou, de poulet et de pâtes. *Voir page 169,*

Énergie 579 kcal · Protéines 36 g · Glucides 36 g · Fibres 10 g · Matières grasses 24 g

Pita aux falafels, sauce au pesto

PRÉPARATION TEMPS DE CUISSON INCLUS : *environ 45 min*

REMARQUE : *Si possible, laissez reposer la pâte à base de pois chiches au réfrigérateur pendant 2 h avant de former les boulettes.*

POUR LES FALAFELS :

100 g de pois chiches en boîte (poids égoutté)
1 cuil. à soupe de jus de citron
½ oignon
1 gousse d'ail
2 cuil. à soupe de persil
½ cuil. à café de coriandre en poudre
½ cuil. à café de sel
½ cuil. à café de piment de Cayenne
½ cuil. à café de cumin en poudre
1 petit œuf
1 ou 2 cuil. à soupe de farine
1 cuil. à soupe d'huile d'olive
1 cuil. à soupe de chapelure

POUR LA SALADE :

40 g de tomates cerise coupées en deux
40 g de petits pois
30 g de mâche ou d'autre salade
Jeunes pousses de petits pois (facultatif)

POUR LA SAUCE :

2 grosses cuil. à soupe de yaourt nature
1 cuil. à café de pesto rouge ou vert

POUR COMPLÉTER :

½ pain pita, complet de préférence
Quartiers de citron

Pour les falafels, mélangez les pois chiches et le jus de citron. Hachez grossièrement l'oignon, l'ail et le persil. Mixez le tout au robot, puis ajoutez la coriandre, le sel, le piment de Cayenne, le cumin et l'œuf. Mixez de nouveau jusqu'à l'obtention d'une consistance grossière.

Ajoutez de la farine, une cuillerée à la fois, pour raffermir la pâte de façon à pouvoir prélever des boules de la taille d'une noix.

Posez les boules sur une plaque recouverte de papier sulfurisé. Badigeonnez-les d'huile d'olive, saupoudrez-les de chapelure et retournez-les délicatement. Aplatissez-les légèrement, puis retournez-les et couvrez l'autre côté de chapelure. Faites-les cuire au milieu du four préchauffé à 200 °C (th. 6-7) pendant 30 min, en les retournant à mi-cuisson.

Disposez tous les ingrédients de la salade, les falafels et la sauce sur le pain pita. Ornez de quartiers de citron.

CE QUE VOUS DEVEZ AVOIR DANS L'ASSIETTE

2 poignées de salade, 1 poignée de falafels, ½ pain pita et 2 ou 3 cuil. à soupe de sauce.

RÉPARTITION DANS LA BOÎTE-REPAS

POIGNÉE 1 (+ 2) : *Oignon, tomate, petits pois, salade, jeunes pousses de petits pois*

POIGNÉE 3 : *Pois chiches, œuf*

POIGNÉE 4 : *Farine, chapelure, pain pita*

MATIÈRES GRASSES : *Huile d'olive, pesto*

ACCOMPAGNEMENT LAITIER : *Yaourt*

ASSAISONNEMENTS : *Jus de citron, ail, persil, coriandre, sel, piment de Cayenne, cumin*

Si des hommes mangent avec vous

Les hommes peuvent prendre un peu plus de pois chiches et de pita. *Voir page 170.*

Énergie 620 kcal · Protéines 25 g · Glucides 64 g · Fibres 15 g · Matières grasses 26 g

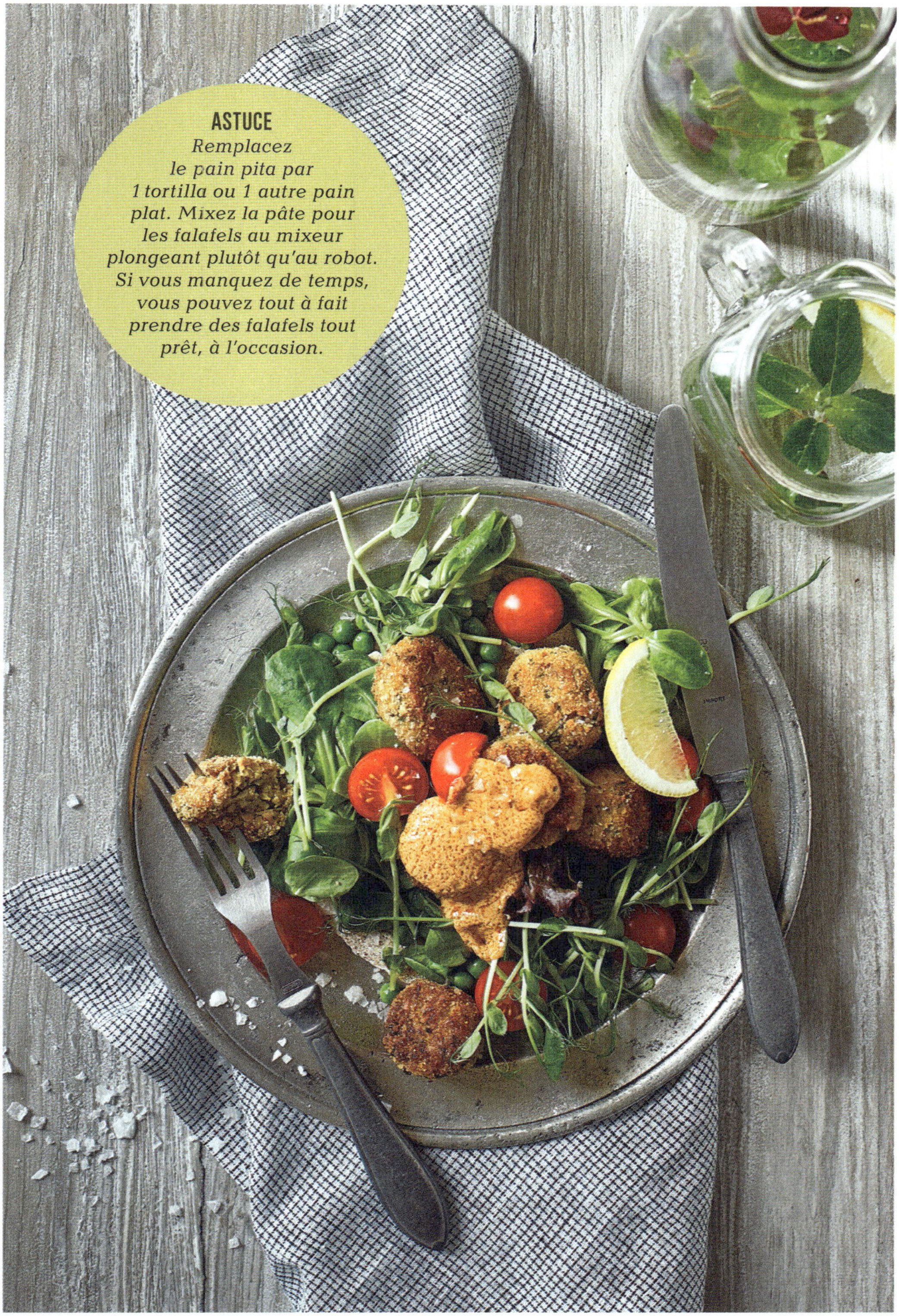

ASTUCE

Remplacez le pain pita par 1 tortilla ou 1 autre pain plat. Mixez la pâte pour les falafels au mixeur plongeant plutôt qu'au robot. Si vous manquez de temps, vous pouvez tout à fait prendre des falafels tout prêt, à l'occasion.

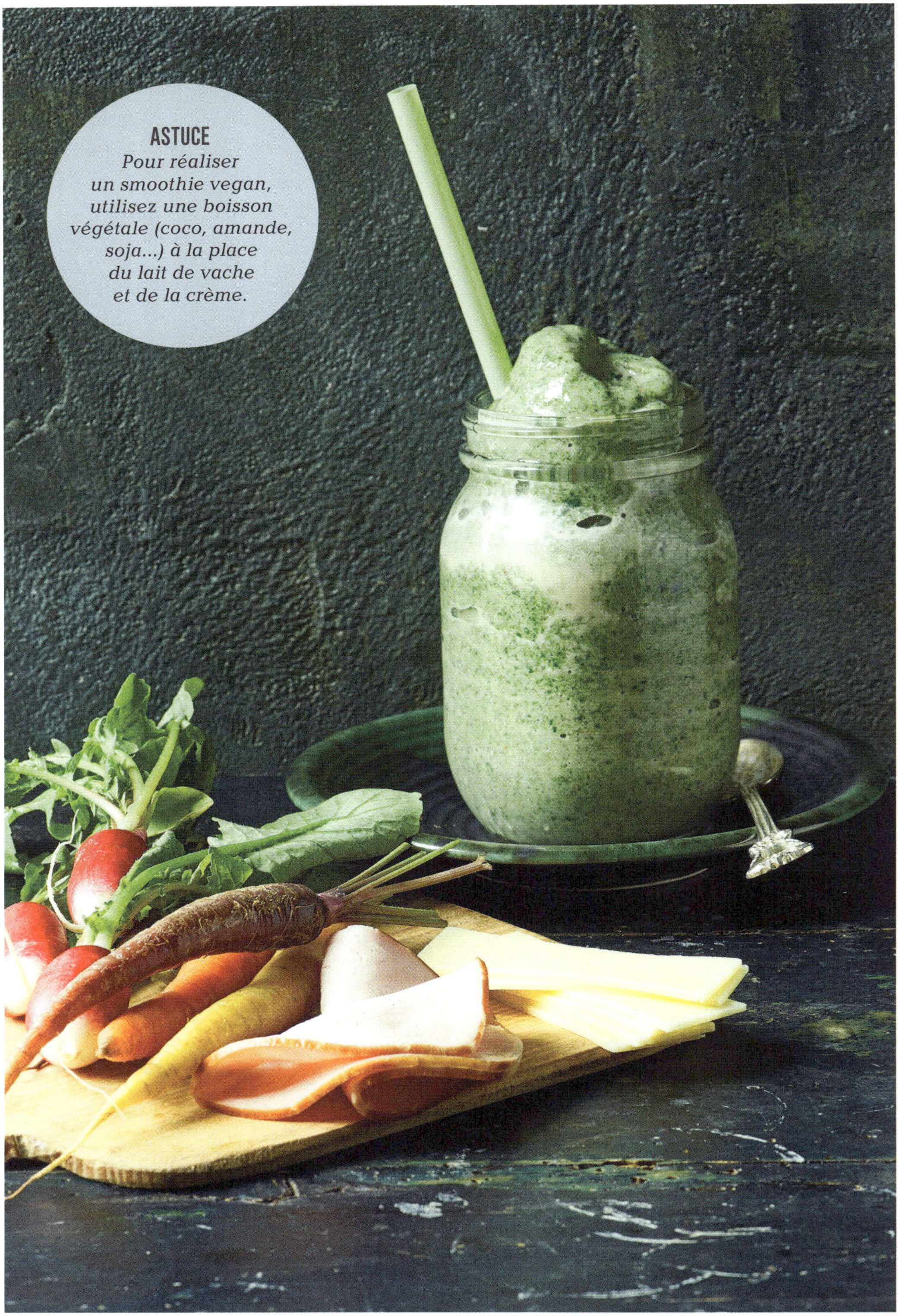

ASTUCE

Pour réaliser un smoothie vegan, utilisez une boisson végétale (coco, amande, soja...) à la place du lait de vache et de la crème.

Smoothie vert

PRÉPARATION : *environ 10 min*

100 g d'épinards hachés surgelés
150 g de fraises surgelées
20 cl de lait écrémé
6 cl de crème fleurette (38 % de MG)
½ cuil. à café d'extrait de vanille
1 cuil. à café d'édulcorant liquide
40 g de fromage, max. 17 % de MG
2 tranches de rôti de porc fumé
2 ou 3 petites carottes
2 ou 3 radis

Mettez les épinards, les fraises, le lait écrémé, la crème fleurette, l'extrait de vanille et l'édulcorant dans un blender. Mixez jusqu'à l'obtention d'une consistance épaisse et homogène. Vous devrez peut-être arrêter le blender à plusieurs reprises et mélanger les ingrédients avant de mixer de nouveau.

Coupez le fromage en bâtonnets ou en petites tranches. Servez le fromage, le porc fumé et les carottes en même temps que le smoothie.

CE QUE VOUS DEVEZ AVOIR DANS L'ASSIETTE

1 smoothie, ½ poignée de fromage, de radis, de porc et de carottes.

RÉPARTITION DANS LA BOÎTE-REPAS

POIGNÉE 1 (+ 2) : *Épinards, carottes, radis*

POIGNÉE 3 : *Fromage, porc fumé*

POIGNÉE 4 : *Fraises*

MATIÈRES GRASSES : *Crème fleurette*

PRODUIT LAITIER : *Lait écrémé*

ASSAISONNEMENTS : *Extrait de vanille, édulcorant*

ASTUCE *Ajoutez un peu de lait si vous préférez un smoothie plus liquide.*

ASTUCE *Remplacez le fromage par un œuf, si vous le souhaitez.*

Si des hommes mangent avec vous

Les hommes ont droit à un peu plus de crème fleurette, de fromage, de porc fumé et de radis. *Voir page 173.*

Énergie 506 kcal · Protéines 28 g · Glucides 28 g · Fibres 5,8 g · Matières grasses 31 g

Salade de nouilles aux crevettes

PRÉPARATION : *environ 15 min*

POUR LA SAUCE :

1 cuil. à soupe de sauce soja
15 g de beurre de cacahuètes
2 cuil. à café de miel
1 pincée de flocons de piment
1 cuil. à soupe de jus de citron vert

POUR LA SALADE :

40 g de vermicelles de soja
50 g de brocoli
1 petite carotte
50 g de germes de soja
125 g de crevettes
1 cuil. à soupe de coriandre hachée
15 g de noix de cajou grillées

POUR COMPLÉTER :

Coriandre, pour décorer

Pour la sauce, mélangez la sauce soja, le beurre de cacahuètes, le miel, les flocons de piment et le jus de citron vert au fouet.

Pour la salade, couvrez les vermicelles de soja d'eau bouillante et laissez-les reposer pendant 10 min. Égouttez-les, puis rincez-les à l'eau chaude.

Détaillez le brocoli en petites fleurettes et coupez la carotte en bâtonnets.

Mélangez les fleurettes de brocoli, les bâtonnets de carotte et les germes de soja dans un saladier. Versez la sauce par-dessus et mélangez.

Ajoutez les crevettes et la coriandre hachée.

Disposez les légumes sur les vermicelles de soja, et parsemez le tout de noix de cajou grossièrement hachées. Ornez d'un brin de coriandre.

CE QUE VOUS DEVEZ AVOIR DANS L'ASSIETTE

2 ou 3 poignées de salade de nouilles aux crevettes, 1 poignée de vermicelles de soja.

RÉPARTITION DANS LA BOÎTE-REPAS

POIGNÉE 1 (+ 2) : *Brocoli, carotte, germes de soja*

POIGNÉE 3 : *Crevettes*

POIGNÉE 4 : *Vermicelles de soja*

MATIÈRES GRASSES : *Beurre de cacahuètes, noix de cajou*

ASSAISONNEMENTS : *Sauce soja, miel, flocons de piment, jus de citron vert, coriandre*

Si des hommes mangent avec vous

Les hommes peuvent s'octroyer un peu plus de vermicelles de soja, de crevettes et de noix de cajou. *Voir page 174.*

Énergie 524 kcal · Protéines 32 g · Glucides 61 g · Fibres 5,4 g · Matières grasses 16 g

ASTUCE
Vous pouvez remplacer la coriandre par de la menthe ou du persil plat.

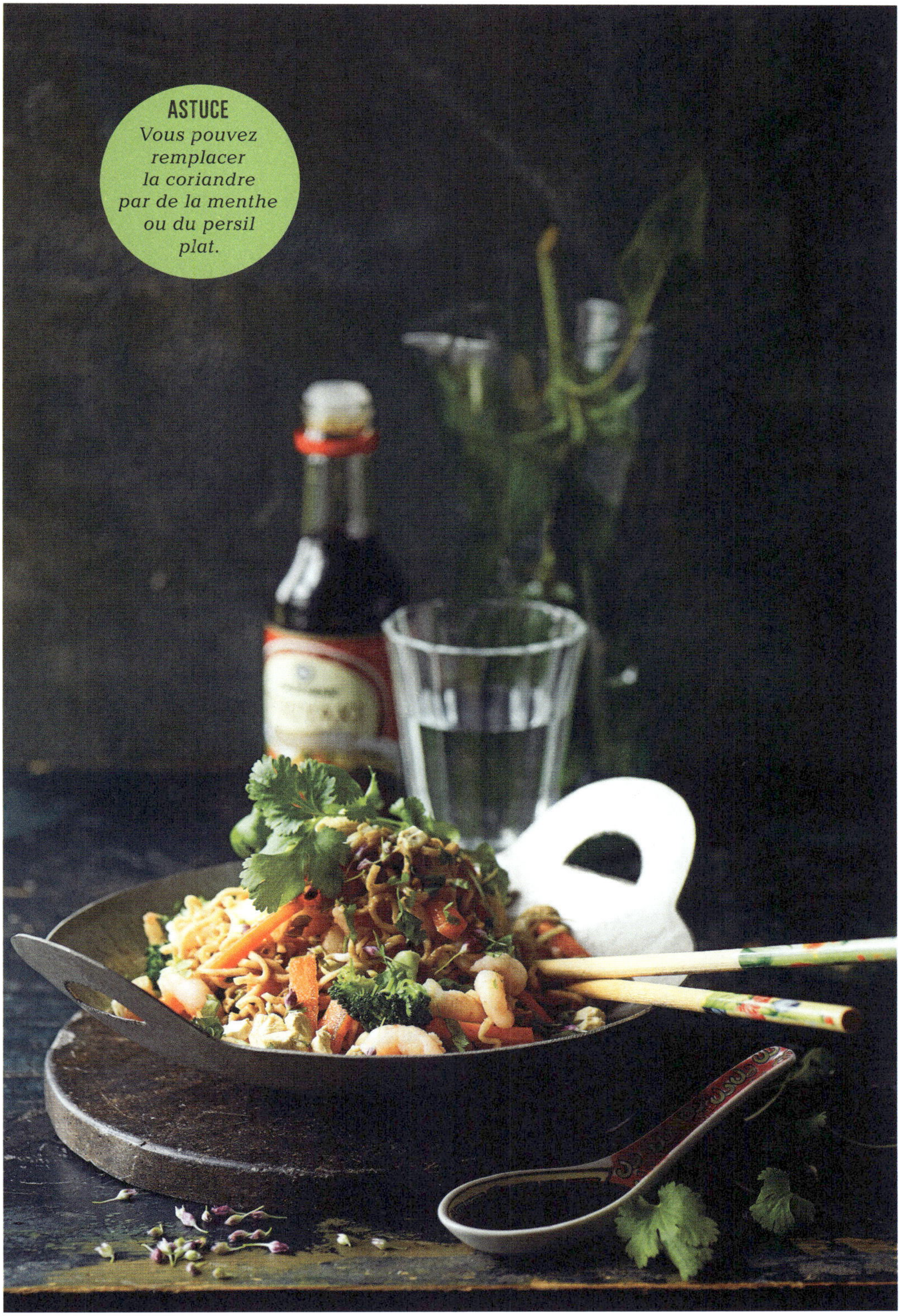

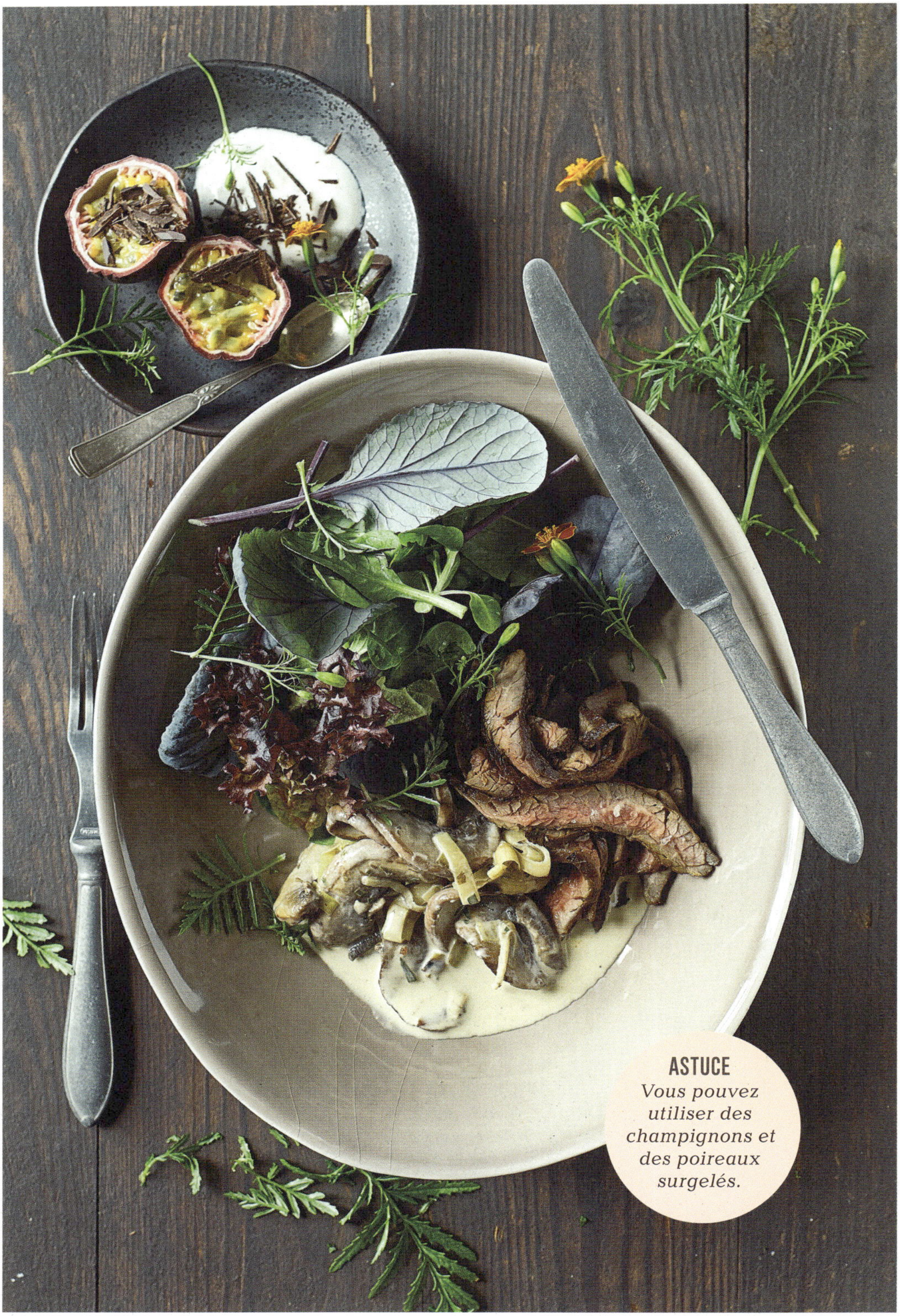

ASTUCE

Vous pouvez utiliser des champignons et des poireaux surgelés.

Bœuf mariné aux champignons et à la crème

PRÉPARATION : *environ 25 min*

POUR LA MARINADE ET LA VIANDE :

1 cuil. à soupe de cassonade
2 cuil. à soupe de sauce soja
½ cuil. à soupe de flocons de piment
1 pincée de poivre
1 cuil. à soupe d'huile d'olive
1 bavette (environ 150 g)

POUR LES CHAMPIGNONS :

2 gros champignons de Paris
½ poireau
1 cuil. à café d'huile d'olive
6 cl de crème fleurette (38 % de MG)
½ cube de bouillon de légumes délayé dans 10 cl eau bouillante
½ cuil. à soupe d'estragon séché
Sel et poivre, selon votre goût

POUR COMPLÉTER :

40 g de mesclun
Estragon frais, pour décorer

POUR LE DESSERT :

1 fruit de la Passion
1 cuil. à soupe de crème fraîche, max. 9 % de MG
1 goutte d'extrait de vanille
2 ou 3 gouttes d'édulcorant liquide (facultatif)
5 g de chocolat noir, min. 70 % de cacao

Mélangez les ingrédients de la marinade. Placez le bœuf et la marinade dans un sac à congélation, zippez et laissez mariner au réfrigérateur pendant au moins 2 h, voire toute une nuit si possible.

Taillez les champignons et le poireau en lamelles. Faites revenir les champignons à la poêle avec l'huile pendant 10 min avant d'ajouter le poireau. Versez la crème et le bouillon, et laissez mijoter de 10 à 15 min. Parsemez d'estragon, salez et poivrez.

Dans une autre poêle, faites cuire le bœuf de 2 à 3 min sur chaque face. Laissez-le reposer quelques instants, puis mettez-le dans une assiette avec les champignons et le mesclun.

Pour le dessert, coupez le fruit de la Passion en deux. Dans un bol, mélangez la crème fraîche, la vanille et l'édulcorant (le cas échéant). Servez le fruit de la Passion surmonté d'une cuillerée de sauce à la vanille et râpez le chocolat par-dessus.

CE QUE VOUS DEVEZ AVOIR DANS L'ASSIETTE

1 poignée de champignons, 1 poignée de salade et 1 poignée de bœuf. 1 fruit de la Passion à la crème à la vanille.

RÉPARTITION DANS LA BOÎTE-REPAS

POIGNÉE 1 (+ 2) : *Champignons, poireau, salade*

POIGNÉE 3 : *Bavette*

POIGNÉE 4 : *Fruit de la Passion*

MATIÈRES GRASSES : *Huile d'olive, crème fraîche, chocolat noir*

ACCOMPAGNEMENT LAITIER : *Crème fraîche*

ASSAISONNEMENTS : *Cassonade, sauce soja, flocons de piment, poivre, bouillon de légumes, estragon, sel, vanille, édulcorant, si vous en utilisez*

Si des hommes mangent avec vous

Les hommes peuvent prendre un peu plus de bœuf et de crème. Voir page 177.

Énergie 566 kcal · Protéines 42 g · Glucides 25 g · Fibres 6,7 g · Matières grasses 32 g

Toast au saumon et crème à l'avocat

PRÉPARATION : *environ 15 min*

POUR LA CRÈME À L'AVOCAT :

½ avocat
1 cuil. à soupe de crème fraîche, min. 18 % de MG
1 cuil. à café de jus de citron
Sel et poivre, selon votre goût

POUR LA SAUCE :

¼ de piment
1 cuil. à soupe de feuilles de menthe
1 tomate
1 cuil. à soupe de jus de citron
1 cuil. à café de vinaigre de vin blanc
Sel, selon votre goût

POUR COMPLÉTER :

1 tranche de pain, complet de préférence
60 g de concombre
80 g de saumon fumé
Poivre, selon votre goût
½ poignée cresson, jeunes pousses de petits pois ou pâquerettes, pour décorer

Pour la crème à l'avocat, écrasez l'avocat avec la crème fraîche, le jus de citron, du sel et du poivre dans un bol.

Pour la sauce, épépinez le piment. Hachez-le finement et ciselez la menthe. Détaillez la tomate en petits cubes. Mélangez le tout dans un bol avec le jus de citron et le vinaigre de vin blanc. Salez.

Faites griller le pain. Taillez le concombre en longues et fines bandes.

Nappez le toast de crème à l'avocat, puis déposez le concombre et le saumon par-dessus. Arrosez de sauce, complétez avec la garniture de votre choix et poivrez au moulin.

CE QUE VOUS DEVEZ AVOIR DANS L'ASSIETTE

Du pain, de la crème à l'avocat, du concombre et du saumon avec de la sauce.

RÉPARTITION DANS LA BOÎTE-REPAS

POIGNÉE 1 (+ 2) : *Tomate, concombre*

POIGNÉE 3 : *Saumon fumé*

POIGNÉE 4 : *Pain*

MATIÈRES GRASSES : *Avocat, crème fraîche*

ASSAISONNEMENTS : *Jus de citron, sel, poivre, menthe, piment, vinaigre de vin blanc, cresson, jeunes pousses de petits pois ou pâquerettes*

ASTUCE *Si vous manquez de temps, contentez-vous de couper l'avocat en lamelles. Posez-les sur le toast et ajoutez le saumon et le concombre par-dessus. Utilisez de la crème fraîche à la place de la sauce.*

Si des hommes mangent avec vous

Pour les hommes, on peut prévoir plus de pain et de saumon. *Voir page 178.*

Énergie 476 kcal · Protéines 22 g · Glucides 34 g · Fibres 7,7 g · Matières grasses 25 g

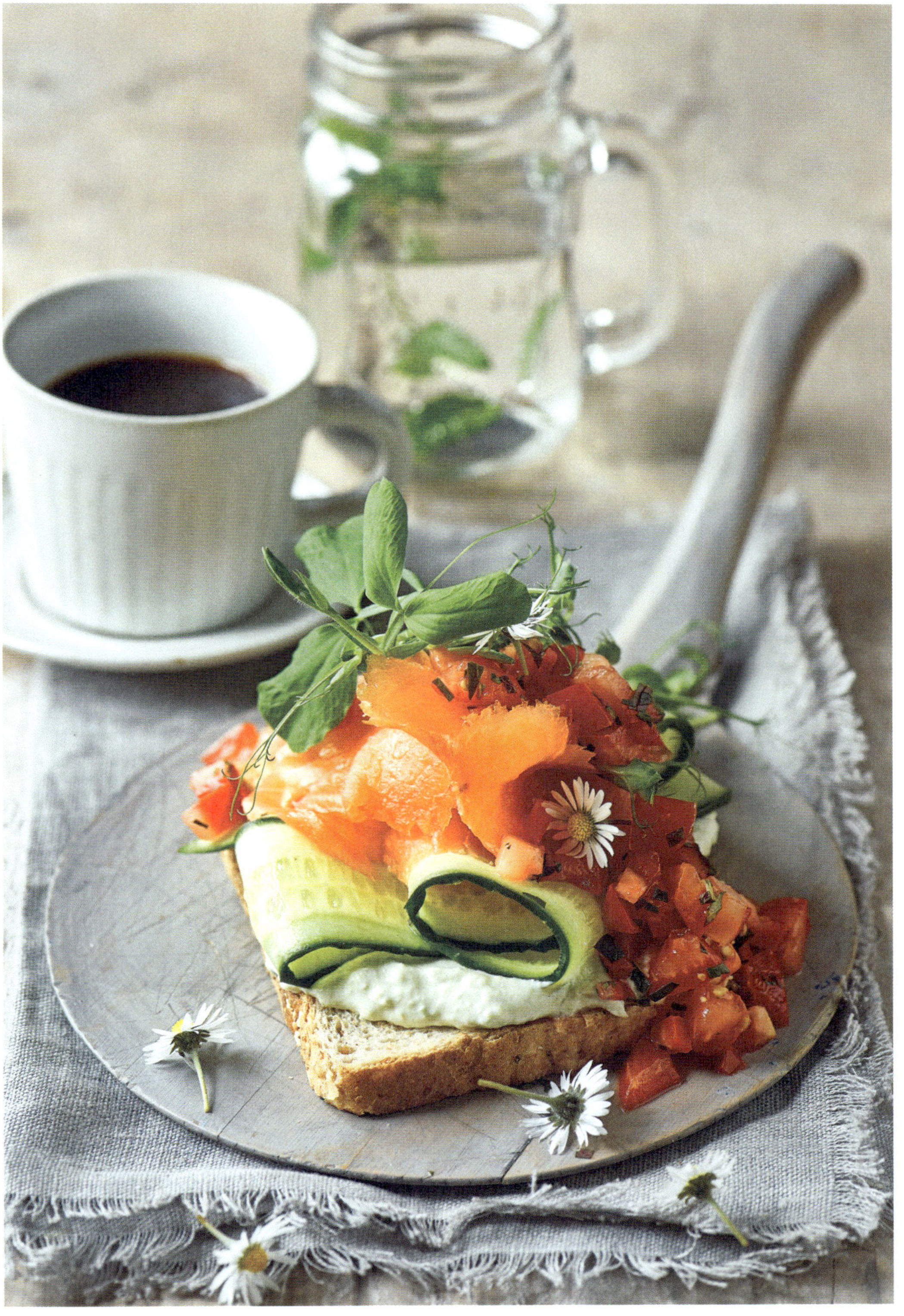

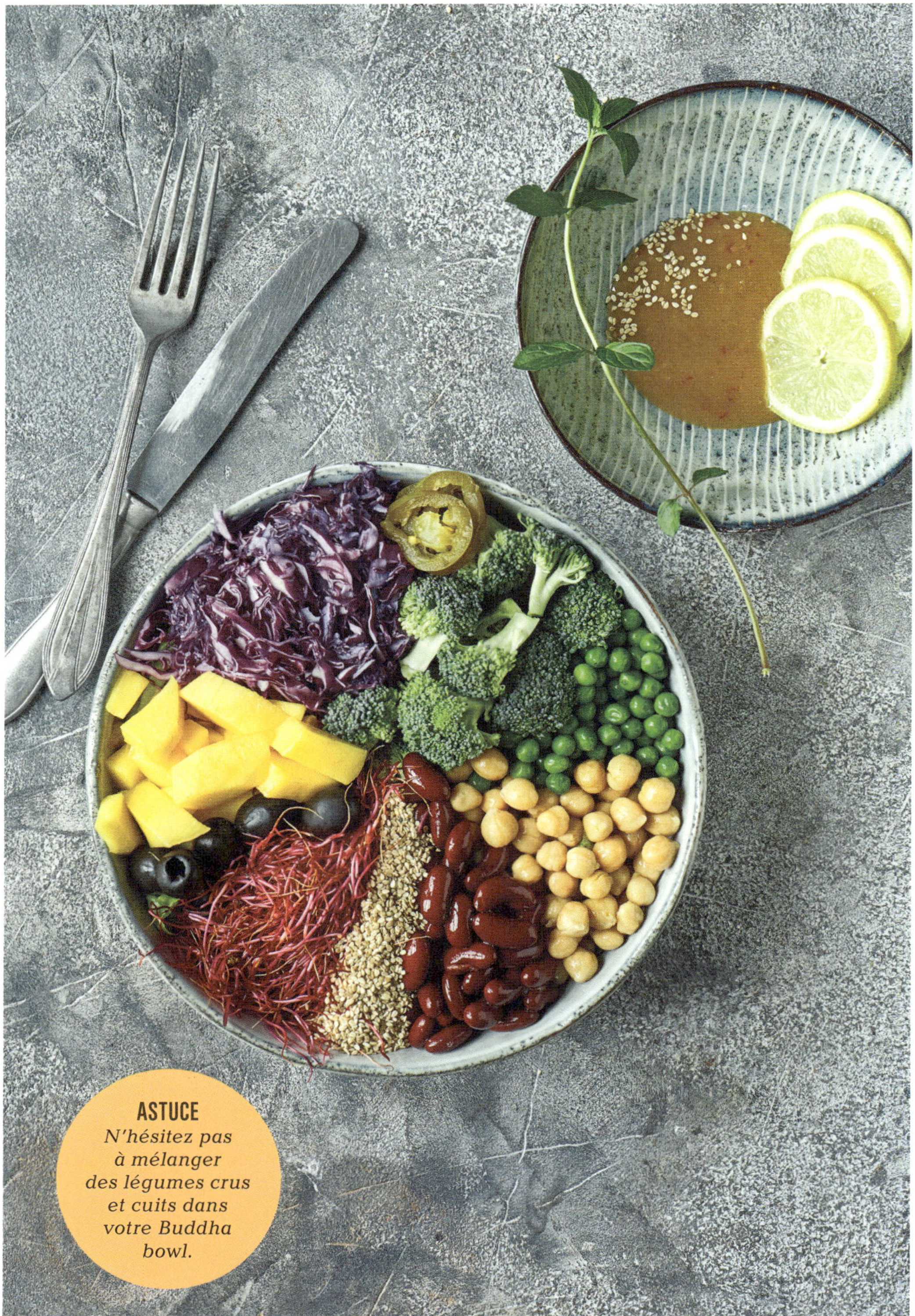

ASTUCE

N'hésitez pas à mélanger des légumes crus et cuits dans votre Buddha bowl.

Buddha bowl

PRÉPARATION : *environ 15 min*

POUR LA SAUCE :

½ cuil. à soupe de tahiné
½ cuil. à soupe d'huile d'olive
½ gousse d'ail, écrasée
1 cuil. à soupe de jus de citron
1 pincée de flocons de piment
1 pincée de cumin en poudre

POUR LE BUDDHA BOWL :

50 g de brocoli
½ mangue
50 g de chou rouge
65 g de haricots rouges en boîte (poids égoutté)
65 g de pois chiches en boîte (poids égoutté)
50 g de petits pois
30 g d'olives noires
30 g de germes de betterave
10 g de piments jalapeño
½ citron
1 cuil. à soupe de graines de sésame

Pour la sauce, mélangez le tahiné, l'huile d'olive, l'ail, le jus de citron, les flocons de piment et le cumin au fouet dans un bol.

Pour le Buddha bowl, coupez le brocoli et la mangue en morceaux. Taillez le chou rouge en fines lanières.

Disposez tous les ingrédients les uns à côté des autres dans un grand bol ou un petit saladier.

Servez avec la sauce à part.

CE QUE VOUS DEVEZ AVOIR DANS L'ASSIETTE

3 à 4 poignées de salade composée avec 3 cuil. à soupe de sauce.

RÉPARTITION DANS LA BOÎTE-REPAS

POIGNÉE 1 (+ 2) : *Brocoli, chou rouge, petits pois*

POIGNÉE 3 : *Haricots rouges, pois chiches*

POIGNÉE 4 : *Mangue*

MATIÈRES GRASSES : *Tahiné, huile d'olive, olives, graines de sésame*

ASSAISONNEMENTS : *Ail, jus de citron, flocons de piment, cumin, piments jalapeño*

Si des hommes mangent avec vous

L'assiette des hommes peut comporter un peu plus d'huile d'olive, de haricots rouges, de pois chiches et d'olives. *Voir page 181.*

Énergie 514 kcal · Protéines 21 g · Glucides 48 g · Fibres 19,0 g · Matières grasses 22 g

Soupe de poulet au curry et riz

PRÉPARATION : *environ 30 min*

½ petit oignon
1 petit poireau
½ gousse d'ail
2 cuil. à café de curry en poudre
½ cuil. à café de cumin en poudre
½ cuil. à soupe d'huile d'olive
120 g de filet de poulet
25 cl bouillon de volaille
½ cuil. à café de thym séché
1 petite tomate
½ poivron rouge
½ cuil. à café de sel
1 pincée de poivre
1,5 cuil. à café de fécule de maïs délayée dans 4 cl d'eau froide
25 g de riz
2 cl de crème fleurette (38 % de MG)
Persil et soucis comestibles, pour décorer (facultatif)

Coupez l'oignon en petits dés et émincez le poireau et l'ail.

Faites chauffer le curry en poudre ainsi que le cumin dans une casserole à fond épais jusqu'à ce que leur parfum s'exhale.

Ajoutez l'huile d'olive, l'oignon, le poireau et l'ail, et faites-les revenir jusqu'à ce que l'oignon soit tendre.

Coupez le poulet en dés et mettez-les dans la poêle. Faites-les dorer de toutes parts, puis ajoutez le bouillon et le thym. Couvrez et laissez mijoter pendant environ 20 min.

Détaillez la tomate et le poivron en cubes, puis ajoutez-les à la soupe. Salez, poivrez, puis ajoutez la fécule de maïs délayée pour épaissir le liquide.

Dans une autre casserole, faites cuire le riz en suivant les instructions sur le paquet.

Faites réchauffer la soupe, puis ajoutez-y la crème.

Déposez le riz sur la soupe à l'aide d'une cuillère, puis ornez le plat avec du persil et des soucis comestibles, si vous le souhaitez. Servez sans attendre.

CE QUE VOUS DEVEZ AVOIR DANS L'ASSIETTE

1 portion de soupe avec du riz, le tout orné de persil et de soucis comestibles.

RÉPARTITION DANS LA BOÎTE-REPAS

POIGNÉE 1 (+ 2) : *Oignon, poireau, tomate, poivre*

POIGNÉE 3 : *Poulet*

POIGNÉE 4 : *Fécule de maïs, riz*

MATIÈRES GRASSES : *Huile d'olive, crème*

ASSAISONNEMENTS : *Curry en poudre, cumin, ail, bouillon, thym, sel, poivre, persil, soucis comestibles*

Si des hommes mangent avec vous

Pour les hommes, il est possible d'ajouter un peu d'huile d'olive, de poulet, de bouillon de volaille, de fécule de maïs, de riz et de crème. *Voir page 182.*

Énergie 513 kcal · Protéines 33 g · Glucides 39 g · Fibres 6,9 g · Matières grasses 24 g

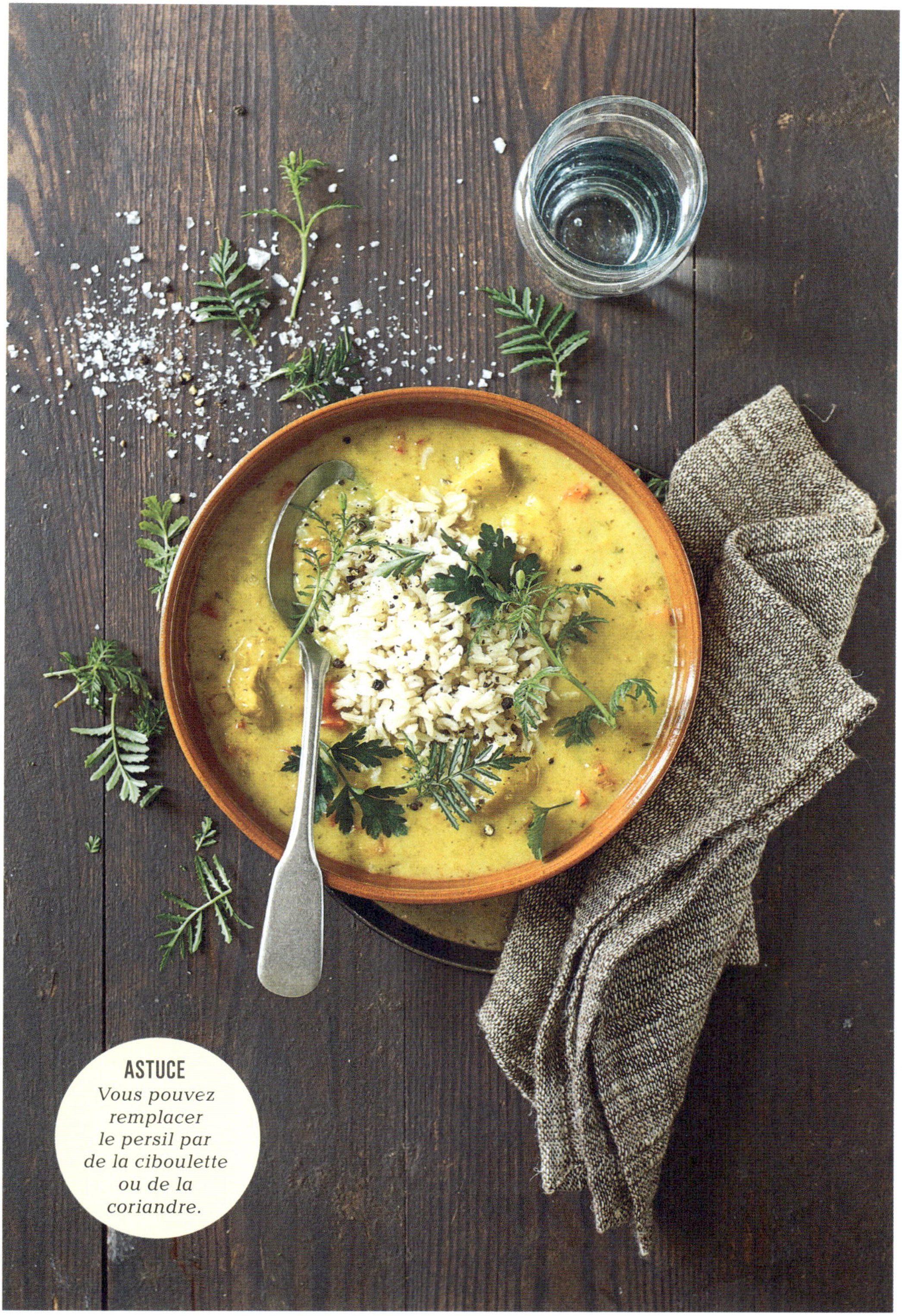

ASTUCE

Vous pouvez remplacer le persil par de la ciboulette ou de la coriandre.

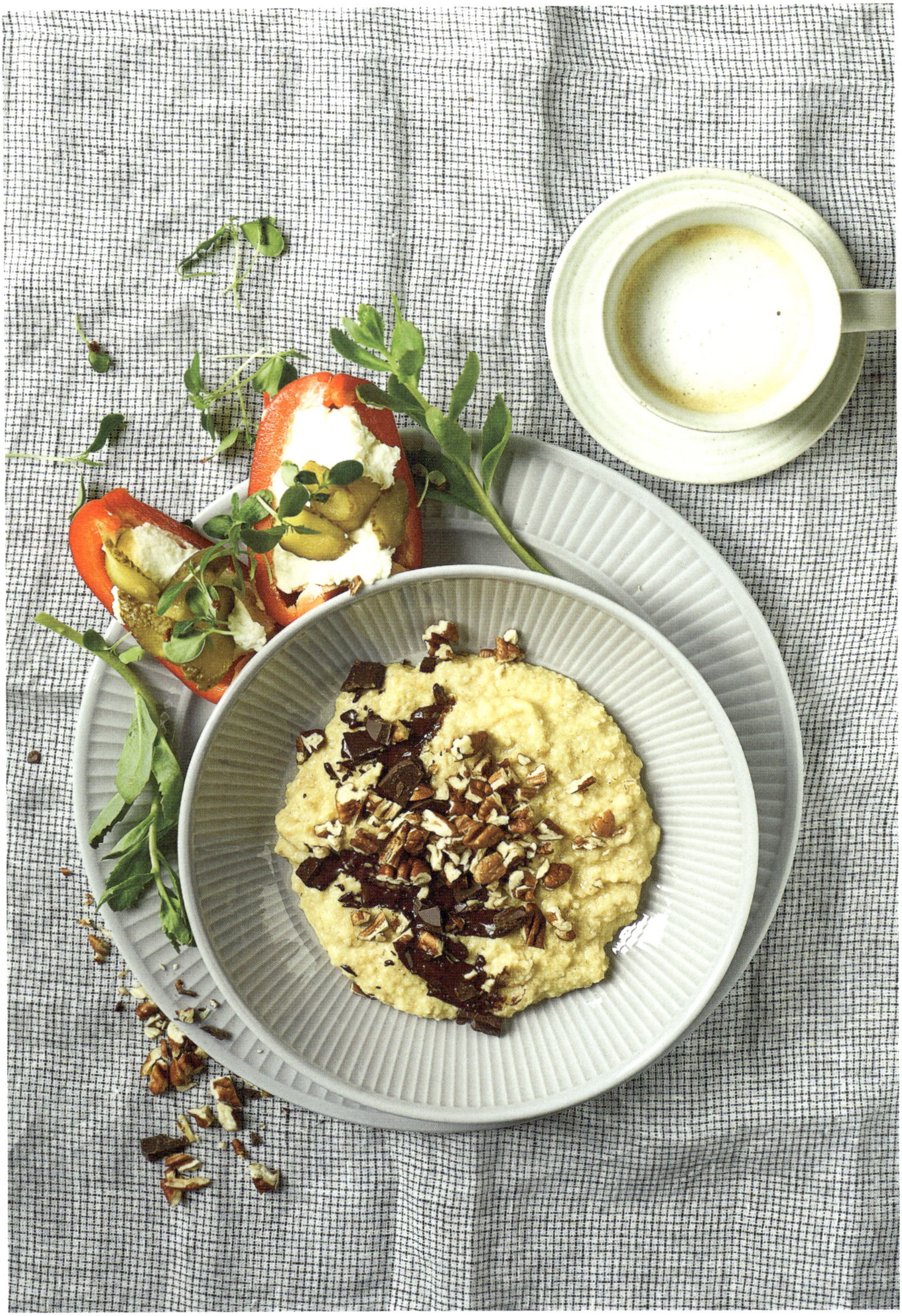

Porridge et poivron farci

PRÉPARATION : *environ 15 min*

POUR LE POIVRON FARCI :

5 g de pignons de pin
½ poivron rouge
80 g de ricotta
Sel et poivre, selon votre goût
Cresson et oseille, pour décorer

POUR LE PORRIDGE :

30 g de flocons d'avoine
20 cl d'eau
1 pincée de sel
1 œuf
10 g de noix de pécan
10 g de chocolat noir, min. 70 % de cacao
1 cuil. à café de miel

POUR COMPLÉTER :

2 cornichons

Pour le poivron farci, faites griller à sec les pignons de pin dans une poêle, à feu moyen. Retirez les graines et la membrane blanche du poivron. Garnissez celui-ci de ricotta et répartissez les pignons de pin par-dessus. Salez et poivrez, puis décorez avec le cresson et l'oseille.

Pour le porridge, mettez les flocons d'avoine, l'eau et le sel dans une casserole à fond épais. Portez à ébullition et laissez cuire à frémissements, en remuant sans cesse, pendant quelques minutes, jusqu'à l'obtention d'une consistance épaisse et onctueuse. Cassez l'œuf et ajoutez-le au porridge, puis remuez pour le répartir uniformément. Hachez grossièrement les noix de pécan et le chocolat.

Servez le porridge avec les noix de cajou, le chocolat et le miel, en présentant le poivron farci et les cornichons à part.

CE QUE VOUS DEVEZ AVOIR DANS L'ASSIETTE

½ poivron farci, 2 cornichons et 1 bol de porridge.

RÉPARTITION DANS LA BOÎTE-REPAS

POIGNÉE 1 (+ 2) : *Poivron, cornichons*

POIGNÉE 3 : *Ricotta, œuf*

POIGNÉE 4 : *Flocons d'avoine*

MATIÈRES GRASSES : *Pignons de pin, noix de pécan, chocolat noir*

ASSAISONNEMENTS : *Sel, poivre, cresson, oseille, miel*

ASTUCE *Vous pouvez remplacer la ricotta par du quark ou de la faisselle, si vous le souhaitez.*

ASTUCE *Vous pouvez remplacer les noix de pécan par n'importe quel autre fruit à coque ou graine.*

Si des hommes mangent avec vous

Pour les hommes, on peut prévoir quelques pignons de pin et noix de pécan supplémentaires, ainsi qu'un peu plus de ricotta et de chocolat noir. *Voir page 185.*

Énergie 576 kcal · Protéines 22 g · Glucides 47 g · Fibres 6,8 g · Matières grasses 32 g

Wrap au rosbif

PRÉPARATION : *environ 10 min*

POUR LA SAUCE À LA MANGUE :

20 g de chutney de mangue
20 g de mayonnaise
½ cuil. à café de curry en poudre
Sel et poivre, selon votre goût

POUR LE WRAP :

1 carotte
1 petite tortilla, complète de préférence (environ 40 à 50 g)
25 g de mesclun
50 g de haricots mangetout
30 g de cornichons
120 g de rosbif, taillé en lanières ou en cubes
Ail des ours, pour décorer (facultatif)

Pour la sauce, mélangez le chutney de mangue, la mayonnaise et le curry en poudre dans un bol. Salez et poivrez.

Pour le wrap, détaillez la carotte en fins bâtonnets.

Posez la tortilla à plat sur une planche à découper et nappez-la de la moitié de la sauce.

Disposez le mesclun, les légumes et le bœuf par-dessus, en ajoutant le reste de sauce au milieu des ingrédients. Décorez avec l'ail des ours.

CE QUE VOUS DEVEZ AVOIR DANS L'ASSIETTE

1 wrap garni de 1 poignée de légumes, 1 poignée de viande et un peu de sauce à la mangue.

RÉPARTITION DANS LA BOÎTE-REPAS

POIGNÉE 1 (+ 2) : *Salade, carotte, haricots mangetout, cornichon*

POIGNÉE 3 : *Rosbif*

POIGNÉE 4 : *Tortilla*

MATIÈRES GRASSES : *Mayonnaise*

ASSAISONNEMENTS : *Chutney de mangue, curry en poudre, sel, poivre, ail des ours*

Si des hommes mangent avec vous

Les hommes peuvent prendre un peu plus de mayonnaise et de rosbif, ainsi qu'une tortilla plus grande. *Voir page 186.*

Énergie 553 kcal · Protéines 33 g · Glucides 48 g · Fibres 7,1 g · Matières grasses 24 g

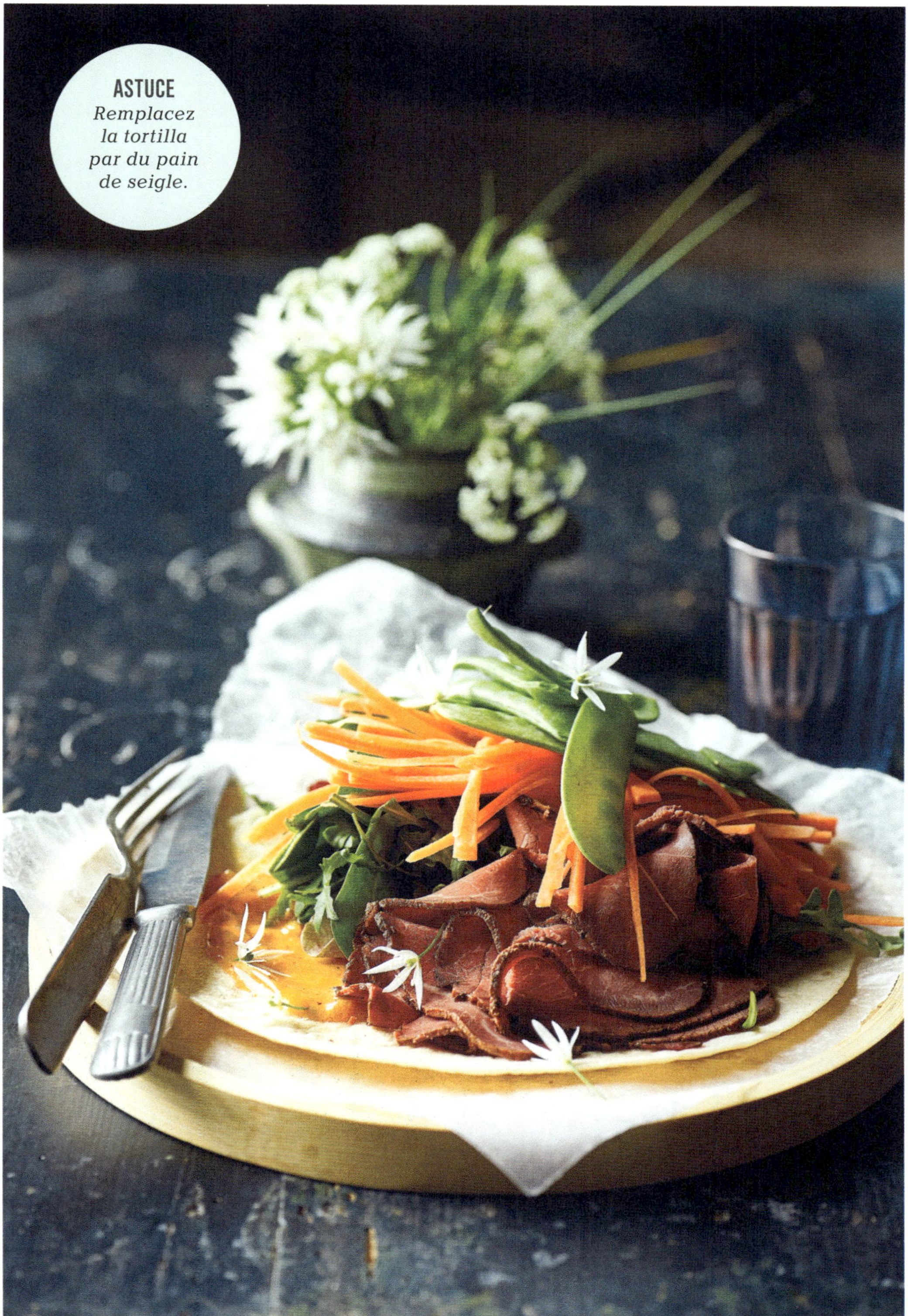
ASTUCE
Remplacez la tortilla par du pain de seigle.

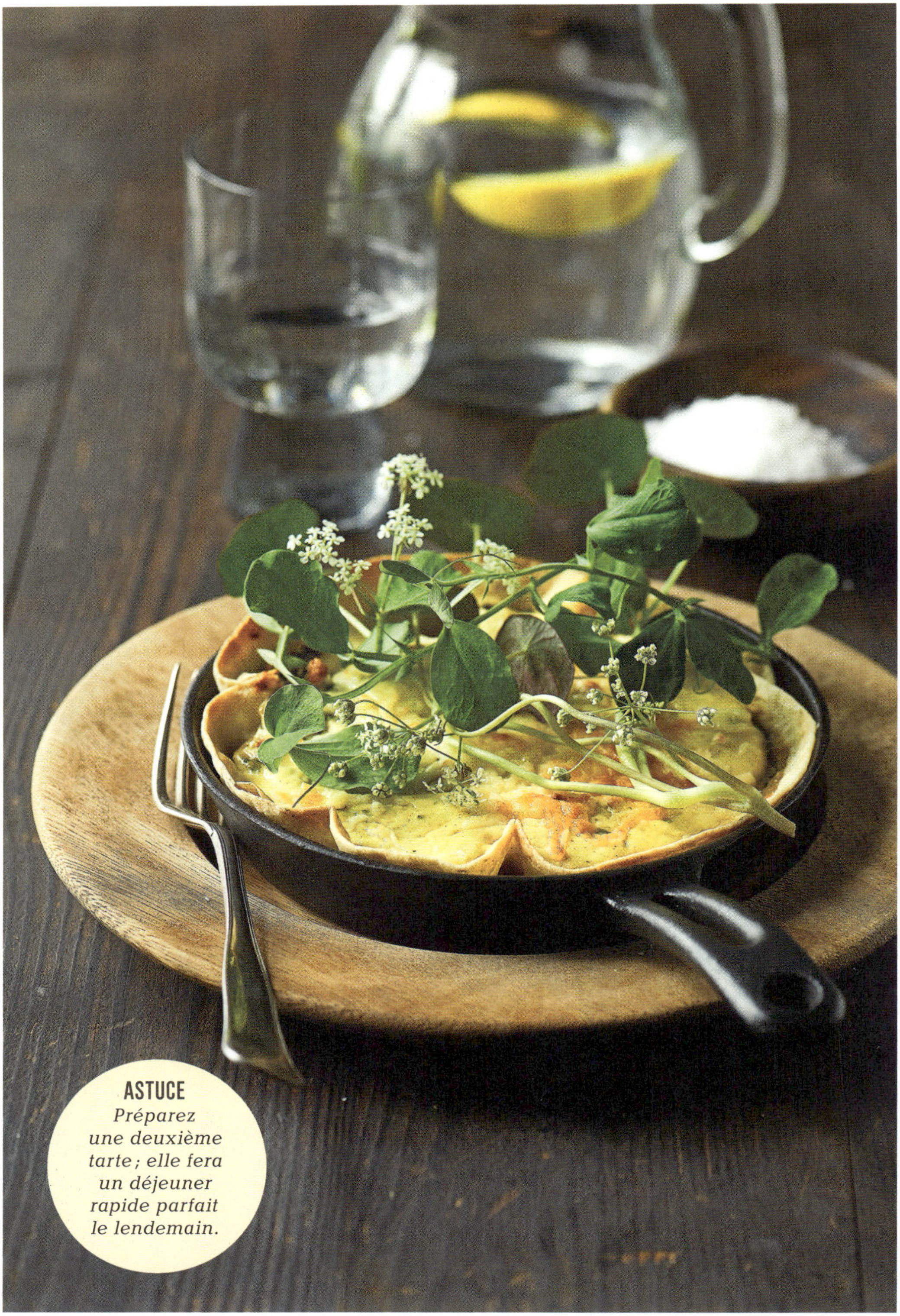

ASTUCE

Préparez une deuxième tarte ; elle fera un déjeuner rapide parfait le lendemain.

Tarte de tortilla au fromage

PRÉPARATION, DONT TEMPS DE CUISSON : *environ 40 min*

POUR LE MÉLANGE AUX ÉPINARDS :

½ oignon
1 gousse d'ail
2 oignons nouveaux
2 tranches de lard
100 g d'épinards hachés surgelés

POUR L'APPAREIL AU FROMAGE :

1 œuf
125 g de ricotta
½ cuil. à café de noix muscade râpée
½ cuil. à café de sel
1 pincée de poivre
2,5 cl de lait écrémé

POUR LA TARTE :

½ cuil. à café d'huile d'olive
1 petite tortilla, complète de préférence (environ 40 à 50 g)
20 g de fromage, max. 18 % de MG, râpé
Jeunes pousses de petits pois ou cresson de fontaine, pour décorer

Pour le mélange aux épinards, hachez finement l'oignon, l'ail et les oignons nouveaux. Coupez le lard en petits morceaux, puis faites-les revenir à la poêle pendant quelques minutes avant d'ajouter l'oignon et ail. Ajoutez les oignons nouveaux et les épinards et poursuivez la cuisson jusqu'à ce que les épinards soient totalement décongelés.

Pour l'appareil au fromage, battez l'œuf, la ricotta, la noix muscade, le sel, le poivre et le lait au fouet dans un saladier.

Pour réaliser la tarte, badigeonnez un plat allant au four d'huile d'olive. Foncez-le avec la tortilla en appuyant bien sur les côtés.

Garnissez la tortilla dans cet ordre : la moitié du mélange aux épinards, la moitié de l'appareil au fromage, le reste du mélange aux épinards, puis le reste de l'appareil au fromage. Parsemez de fromage râpé.

Faites cuire au four préchauffé à 200 °C (th. 6-7) pendant 30 min. Ornez la tarte de jeunes pousses de petits pois ou de cresson de fontaine et servez.

CE QUE VOUS DEVEZ AVOIR DANS L'ASSIETTE

1 tarte de tortilla ornée de verdure.

RÉPARTITION DANS LA BOÎTE-REPAS

POIGNÉE 1 (+ 2) : *Oignon, oignons nouveaux, épinards*

POIGNÉE 3 : *Lard, œuf, ricotta*

POIGNÉE 4 : *Tortilla*

MATIÈRES GRASSES : *Huile d'olive, fromage*

PRODUIT LAITIER : *Lait écrémé*

ASSAISONNEMENTS : *Ail, noix muscade, sel, poivre, jeunes pousses de petits pois ou cresson de fontaine*

ASTUCE *Assaisonnez la tarte avec l'herbe de votre choix, par exemple 1 cuil. à soupe de thym séché.*

Si des hommes mangent avec vous

Pour des hommes, prévoyez un peu plus d'oignons nouveaux, une tortilla plus grande et plus de fromage. *Voir page 189.*

Énergie 625 kcal · Protéines 33 g · Glucides 34 g · Fibres 7 g · Matières grasses 37 g

Pancakes

PRÉPARATION, TEMPS DE REPOS INCLUS : *environ 30 min*
REMARQUE : *cette recette permet de réaliser 4 à 6 petits pancakes, soit l'équivalent d'une portion.*

POUR LA PÂTE À PANCAKE :

½ petite banane
15 g de flocons d'avoine
2 œufs
2 blancs d'œufs
1 pincée de sel
½ cuil. à café d'extrait de vanille liquide
½ cuil. à café de cannelle ou de cardamome moulue
1 cuil. à soupe de miel

POUR LA GARNITURE :

5 g d'amandes
10 g de chocolat noir, min. 70 % de cacao
10 g de beurre
4 à 6 fruits rouges de votre choix

POUR COMPLÉTER :

100 g de pois gourmands
Pensées comestibles, pour décorer

Placez tous les ingrédients pour la pâte à pancake dans un blender et mixez jusqu'à l'obtention d'une pâte homogène. Laissez-la reposer de 10 à 15 min.

Pour la garniture, hachez finement les amandes et le chocolat.

Faites fondre le beurre dans une poêle, puis formez des petits tas de pâte dans la poêle. Lorsque les pancakes commencent à prendre, placez 1 fruit rouge au centre de chacun. Laissez cuire encore quelques instants, puis faites-les cuire sur l'autre face.

Empilez les pancakes et parsemez-les d'éclats de chocolat et d'amandes. Décorez avec des pensées comestibles.

Servez les pois gourmands dans un verre à part.

CE QUE VOUS DEVEZ AVOIR DANS L'ASSIETTE

Tous les pancakes surmontés d'éclats de chocolat et d'amandes. 1 poignée de pois gourmands à part.

RÉPARTITION DANS LA BOÎTE-REPAS

POIGNÉE 1 (+ 2) : *Pois gourmands*
POIGNÉE 3 : *Œufs, blancs d'œufs*
POIGNÉE 4 : *Banane, flocons d'avoine, fruits rouges*
MATIÈRES GRASSES : *Amandes, beurre, chocolat noir*
ASSAISONNEMENTS : *Sel, extrait de vanille, cannelle ou cardamome, miel, pensées comestibles*

ASTUCE *Utilisez de l'édulcorant zéro calorie à la place du miel si vous voulez éviter le sucre.*

Si des hommes mangent avec vous

Pour les hommes, comptez 1 œuf en plus et un peu plus de banane, de flocons d'avoine, d'amandes, de chocolat noir, de beurre et de fruits rouges. *Voir page 190.*

Énergie 576 kcal · Protéines 30 g · Glucides 52 g · Fibres 7,1 g · Matières grasses 26 g

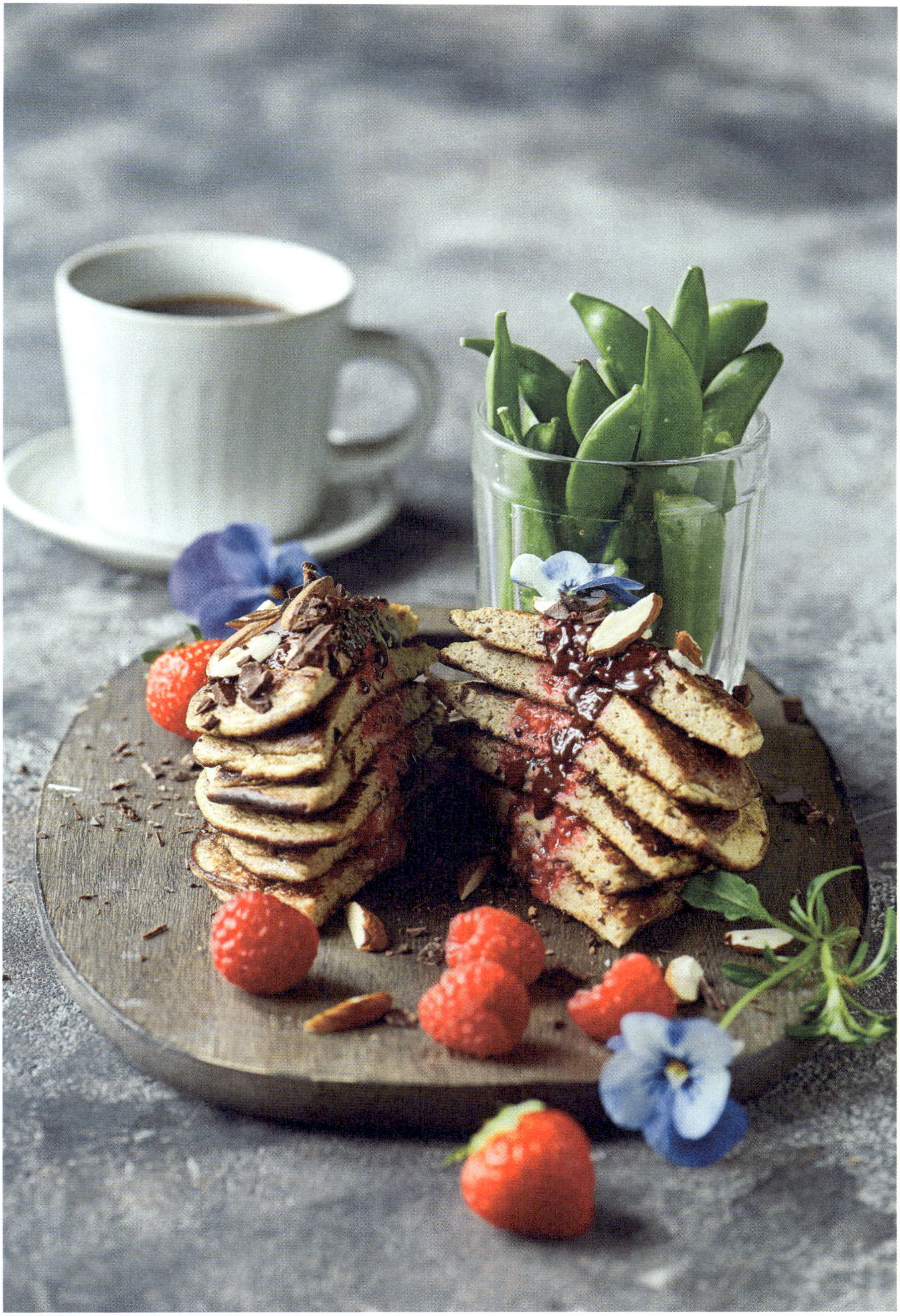

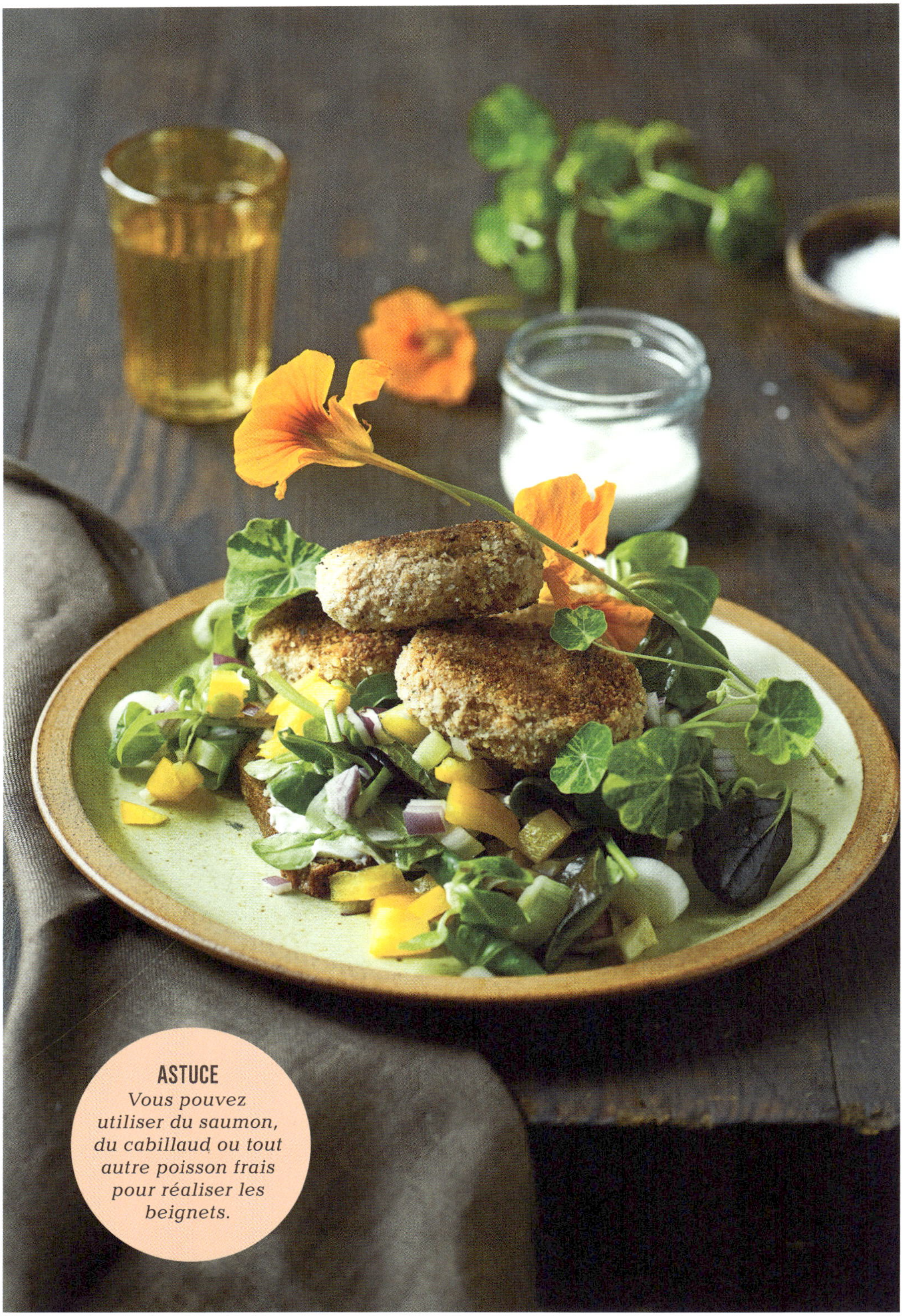

ASTUCE

Vous pouvez utiliser du saumon, du cabillaud ou tout autre poisson frais pour réaliser les beignets.

Beignets de thon et pain de seigle

PRÉPARATION : *environ 30 min*

POUR LES BEIGNETS DE THON :

60 g de patate douce, coupée en dés
1 boîte de thon au naturel (poids égoutté : environ 120 g)
1 blanc d'œuf
1 petite gousse d'ail écrasée
1 pincée de flocons de piment
1 cuil. à soupe de persil haché
1 cuil. à soupe d'aneth haché
½ cuil. à café de sel
2 cuil. à soupe de chapelure
1 cuil. à soupe d'huile d'olive

POUR LA SALADE :

1 oignon nouveau émincé
¼ d'oignon rouge taillé en dés
¼ de poivron jaune taillé en dés
25 g de jeunes pousses mélangées
2 cuil. à soupe de crème fraîche, max. 9 % de MG

POUR COMPLÉTER :

1 tranche de pain de seigle
10 g de mayonnaise
Cresson de fontaine ou coriandre, pour décorer

Pour les beignets, faites bouillir la patate douce dans de l'eau légèrement salée pendant environ 20 min.

Égouttez-la, puis écrasez-la. Mélangez-la avec le thon, le blanc d'œuf, l'ail, le piment, le persil, l'aneth et le sel. Façonnez des boules de pâte, aplatissez-les, puis passez-les délicatement dans la chapelure.

Faites chauffer l'huile d'olive dans une poêle et faites-y cuire les beignets.

Nappez le pain de seigle de mayonnaise.

Pour la salade, mélangez les oignons nouveaux, l'oignon rouge, le poivron et les jeunes pousses dans un saladier, puis posez le mélange sur le pain. Disposez les beignets de thon par-dessus, puis ornez de cresson de fontaine ou de coriandre.

Servez la crème fraîche à part dans un bol.

CE QUE VOUS DEVEZ AVOIR DANS L'ASSIETTE

1 grosse poignée de beignets de thon, 1 poignée de salade composée et 2 cuil. à soupe de crème fraîche. 1 poignée de pain de seigle nappé de mayonnaise.

RÉPARTITION DANS LA BOÎTE-REPAS

POIGNÉE 1 (+ 2) : *Patate douce, salade, oignons nouveaux, oignon rouge, poivron*

POIGNÉE 3 : *Thon, blanc d'œuf*

POIGNÉE 4 : *Chapelure, pain de seigle*

MATIÈRES GRASSES : *Huile d'olive, mayonnaise*

ACCOMPAGNEMENT LAITIER : *Crème fraîche*

ASSAISONNEMENTS : *Ail, flocons de piment, persil, aneth, sel, cresson de fontaine ou coriandre*

Si des hommes mangent avec vous

Les hommes peuvent prendre un peu plus de pain de seigle et de mayonnaise. *Voir page 193.*

Énergie 586 kcal · Protéines 39 g · Glucides 44 g · Fibres 8,1 g · Matières grasses 27 g

Patate douce au four aux pois chiches

PRÉPARATION, DONT TEMPS DE CUISSON : *environ 1 h 10*

1 patate douce de taille moyenne
¼ d'oignon
1 gousse d'ail
¼ de piment rouge
½ poivron jaune
1 cuil. à soupe d'huile d'olive
½ cuil. à café de cumin en poudre
½ cuil. à café de paprika
65 g de pois chiches en boîte (poids égoutté)
½ cube de bouillon de légumes délayé dans 5 cl d'eau bouillante
1 cuil. à soupe de jus de citron
1 cuil. à café de miel
½ avocat
40 g de feta, max. 17 % de MG, coupée en cubes

POUR LA SAUCE À L'ANETH :

2 cuil. à soupe d'aneth haché
2 cuil. à soupe de crème fraîche, max. 9 % de MG
Sel et poivre, selon votre goût

POUR COMPLÉTER :

Ail des ours et aneth, pour décorer

Enveloppez la patate douce dans du papier d'aluminium et faites-la cuire pendant 1 h au four préchauffé à 200 °C (th. 6-7).

Hachez finement l'oignon, l'ail et le piment. Taillez le poivron en dés.

Faites chauffer l'huile d'olive dans une poêle chaude et faites-y revenir le cumin, le paprika et le piment pendant 30 s avant d'ajouter l'oignon, l'ail et le poivron. Ajoutez les pois chiches au bout de 3 min environ, laissez cuire pendant 1 min, puis versez le bouillon. Laissez cuire à frémissements pendant quelques minutes, puis éteignez le feu.

Mélangez le jus de citron et le miel dans un saladier. Coupez l'avocat en lamelles et ajoutez-les dans le saladier. Remuez bien.

Pour la sauce, mélangez l'aneth et la crème fraîche dans un bol. Salez et poivrez.

Déballez la patate douce et incisez-la sur toute la longueur. Prélevez sa chair et mélangez-la avec la préparation à base de pois chiches. Ajoutez la feta et remuez bien. Garnissez la patate douce de cette préparation, puis placez-la sous le gril du four pour 3 à 5 min.

Déposez l'avocat et la sauce sur la patate douce. Parsemez d'ail des ours et d'aneth, puis servez.

CE QUE VOUS DEVEZ AVOIR DANS L'ASSIETTE

1 patate douce garnie, avec de l'avocat et de la sauce à l'aneth.

RÉPARTITION DANS LA BOÎTE-REPAS

POIGNÉE 1 (+ 2) : *Patate douce, oignon, poivron*

POIGNÉE 3 : *Pois chiches, fromage*

MATIÈRES GRASSES : *Huile d'olive, avocat*

ACCOMPAGNEMENT LAITIER : *Crème fraîche*

ASSAISONNEMENTS : *Ail, piment, cumin, paprika, bouillon de légumes, jus de citron, miel, aneth, sel, poivre, ail des ours*

Si des hommes mangent avec vous

Pour des hommes, prévoyez une patate douce plus grosse et davantage de feta. *Voir page 194.*

Énergie 613 kcal · Protéines 16 g · Glucides 52 g · Fibres 13,8 g · Matières grasses 35 g

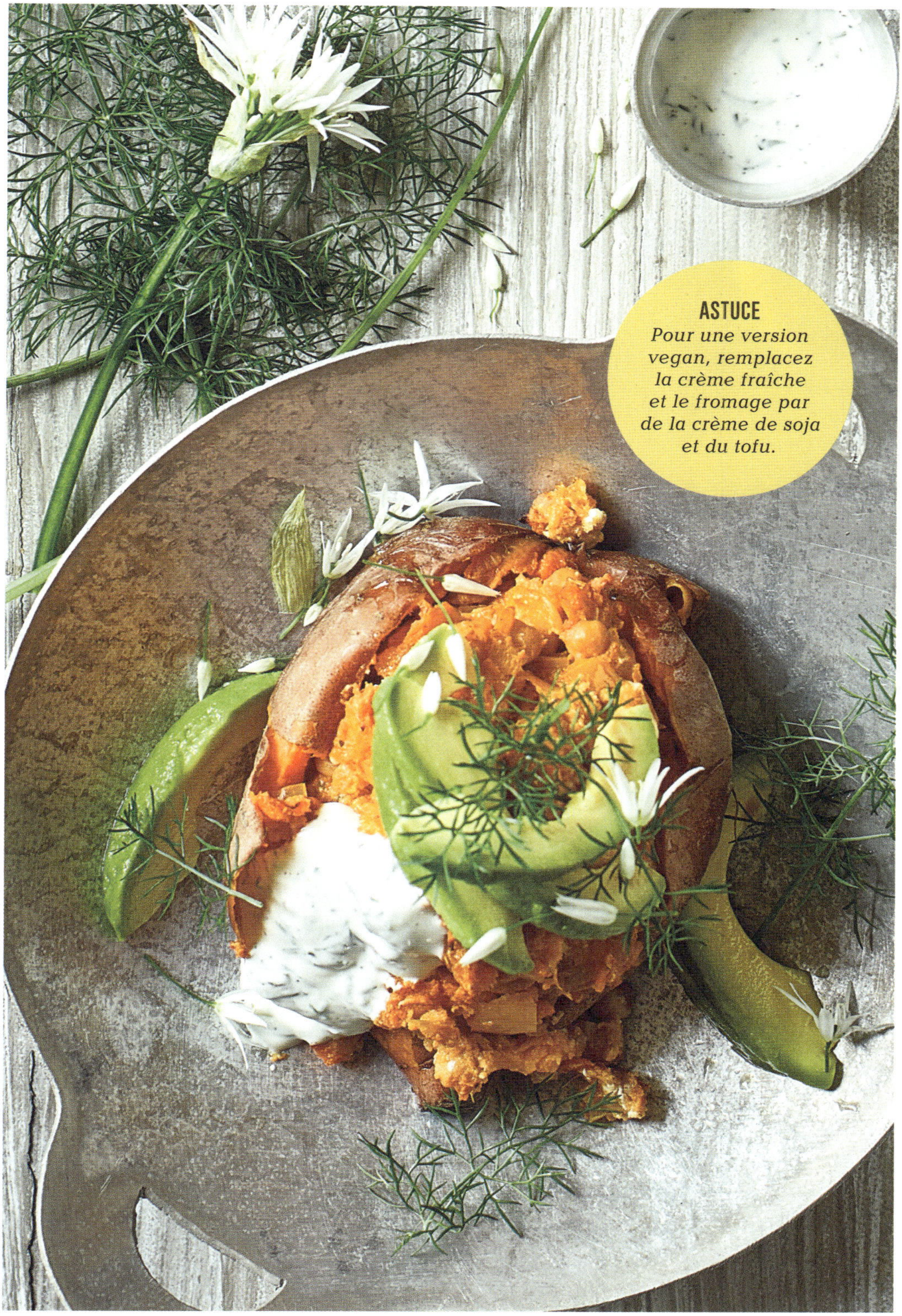

ASTUCE

Pour une version vegan, remplacez la crème fraîche et le fromage par de la crème de soja et du tofu.

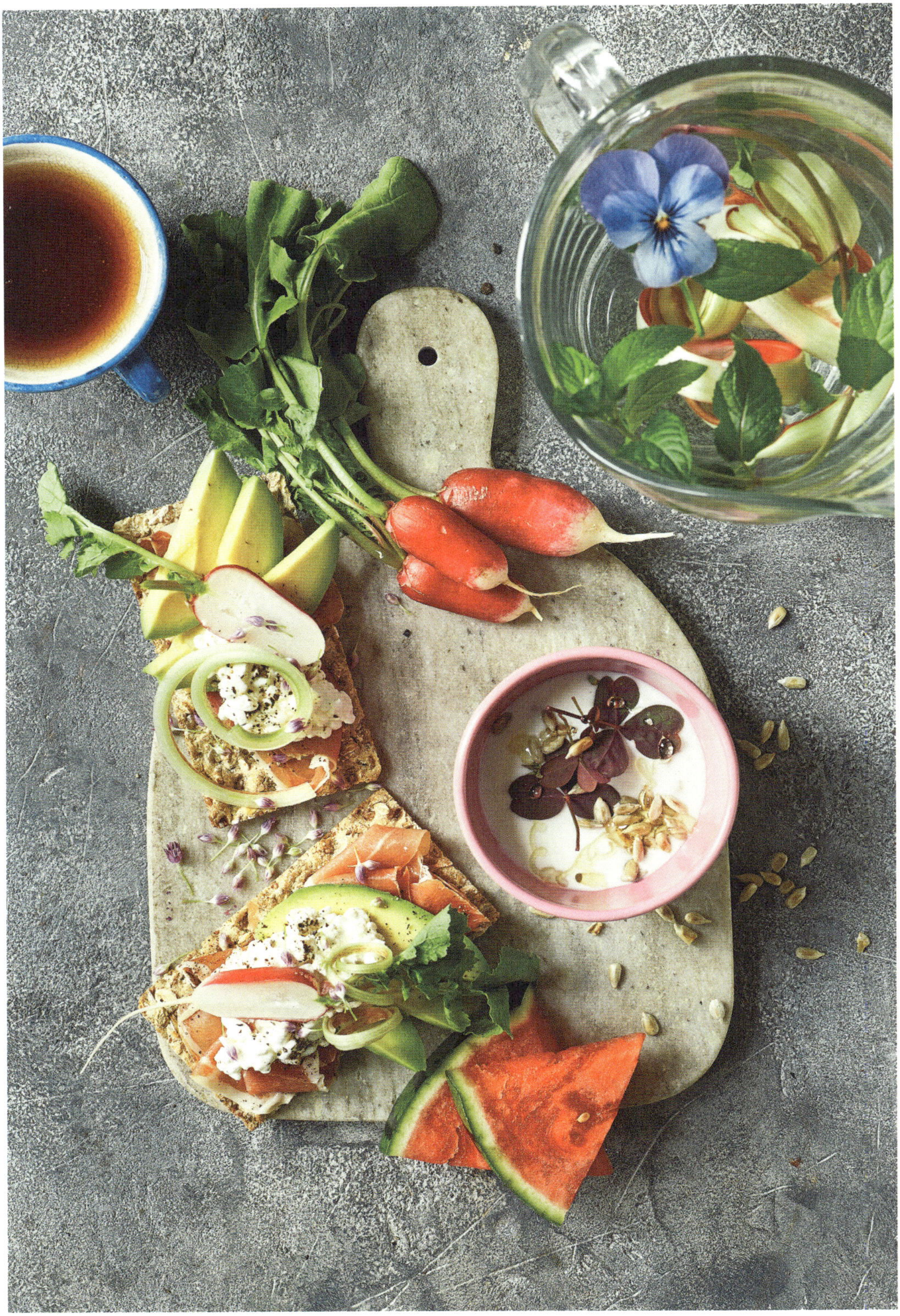

Plateau du petit déjeuner, biscottes garnies

PRÉPARATION : *environ 15 min*

50 g de radis
50 g de pastèque

POUR LE YAOURT GARNI :

10 cl de yaourt nature
10 g de graines de tournesol
1 cuil. à café de miel ou 1 cuil. à soupe de raisins secs
Petite oseille et tortillons de rhubarbe (voir astuce), pour décorer

POUR LES BISCOTTES SCANDINAVES GARNIES :

½ avocat
1 cuil. à soupe de jus de citron
40 g de jambon sec
80 g de faisselle, max. 4,5 % de MG
2 biscottes scandinaves

Nettoyez les radis, mais laissez les feuilles.

Découpez la pastèque en tranches.

Versez le yaourt dans un verre ou dans un bol et ajoutez les graines de tournesol et le miel ou les raisins secs par-dessus. Décorez avec la petite oseille.

Pour les biscottes garnies, taillez l'avocat en lamelles et arrosez-les de jus de citron.

Répartissez le jambon sec, les lamelles d'avocat et la faisselle sur les biscottes scandinaves.

Disposez tous les éléments sur une assiette ou un plateau, puis servez.

CE QUE VOUS DEVEZ AVOIR DANS L'ASSIETTE

½ poignée de radis et un peu moins de ½ poignée de pastèque. 1 portion de yaourt avec sa garniture, et 2 biscottes scandinaves garnies de jambon sec, d'avocat et de faisselle.

RÉPARTITION DANS LA BOÎTE-REPAS

POIGNÉE 1 (+ 2) : *Radis, rhubarbe (si vous en utilisez)*

POIGNÉE 3 : *Jambon sec, faisselle*

POIGNÉE 4 : *Pastèque, biscottes scandinaves*

MATIÈRES GRASSES : *Graines de tournesol, avocat*

PRODUIT LAITIER : *Yaourt*

ASSAISONNEMENTS : *Miel, jus de citron, petite oseille*

ASTUCE *Vous pouvez réaliser des tortillons de rhubarbe lorsque la rhubarbe est de saison en plaçant de fines bandelettes de rhubarbe dans de l'eau glacée. Elles vont s'entortiller au bout de quelques minutes. Vous pouvez également en placer quelques-uns dans une carafe d'eau pour parfumer la boisson.*

Si des hommes mangent avec vous

Les hommes peuvent prendre plus de radis, de pastèque, de graines de tournesol, de jambon sec, de faisselle et de biscottes scandinaves. *Voir page 197.*

Énergie 557 kcal · Protéines 31 g · Glucides 36 g · Fibres 7,2 g · Matières grasses 31 g

Salade Caesar et ses croûtons

PRÉPARATION : *environ 20 min*

POUR LA SAUCE CAESAR :

5 cl de yaourt nature
1 jaune d'œuf
½ gousse d'ail écrasée
½ cuil. à café de sel
2 cuil. à soupe de vinaigre de vin blanc
1 filet d'anchois (facultatif)

POUR LA SALADE :

2 petites sucrines
1 cuil. à soupe d'huile d'olive
1 tranche de pain, complet de préférence
1 pincée de sel
1 filet de poulet rôti (140 g) taillé en lamelles
20 g de parmesan, râpé
Poivre, selon votre goût
Jeunes pousses de petits pois ou pensées comestibles, pour décorer

Pour la sauce, mélangez le yaourt, le jaune d'œuf, l'ail, le sel et le vinaigre de vin blanc au fouet dans un bol. Écrasez le filet d'anchois, si vous l'utilisez, et incorporez-le au mélange.

Retirez les feuilles extérieures des sucrines et jetez-les. Lavez les sucrines.

Coupez 1 sucrine en deux. Badigeonnez les côtés coupés d'un peu d'huile d'olive. Faites cuire les 2 demi-sucrines, côté coupé vers le bas, dans une poêle chaude de 1 à 2 min.

Badigeonnez le pain sur les deux faces avec le reste d'huile d'olive, salez-le, puis faites-le griller dans une poêle chaude jusqu'à ce qu'il soit croustillant des deux côtés.

Déchirez grossièrement les feuilles de la seconde sucrine et répartissez-les dans une assiette.

Coupez le pain en cubes et déposez-les sur la salade. Ajoutez les demi-sucrines cuites par-dessus, puis les lamelles de poulet. Arrosez de sauce Caesar et parsemez de parmesan. Poivrez.

CE QUE VOUS DEVEZ AVOIR DANS L'ASSIETTE

3 ou 4 poignées de salade Caesar et ses croûtons, de la sauce et du parmesan.

RÉPARTITION DANS LA BOÎTE-REPAS

POIGNÉE 1 (+ 2) : *Sucrine*

POIGNÉE 3 : *Filet de poulet, anchois*

POIGNÉE 4 : *Pain*

MATIÈRES GRASSES : *Jaune d'œuf, huile d'olive, parmesan*

PRODUIT LAITIER : *Yaourt*

ASSAISONNEMENTS : *Ail, sel, vinaigre de vin blanc, poivre, jeunes pousses de petits pois ou pensées comestibles*

ASTUCE *Vous pouvez acheter de la sauce Caesar prête à l'emploi si vous manquez de temps.*

Si des hommes mangent avec vous

Pour des hommes, comptez un peu plus de pain, de poulet et de parmesan. *Voir page 198.*

Énergie 594 kcal · Protéines 48 g · Glucides 27 g · Fibres 6 g · Matières grasses 31 g

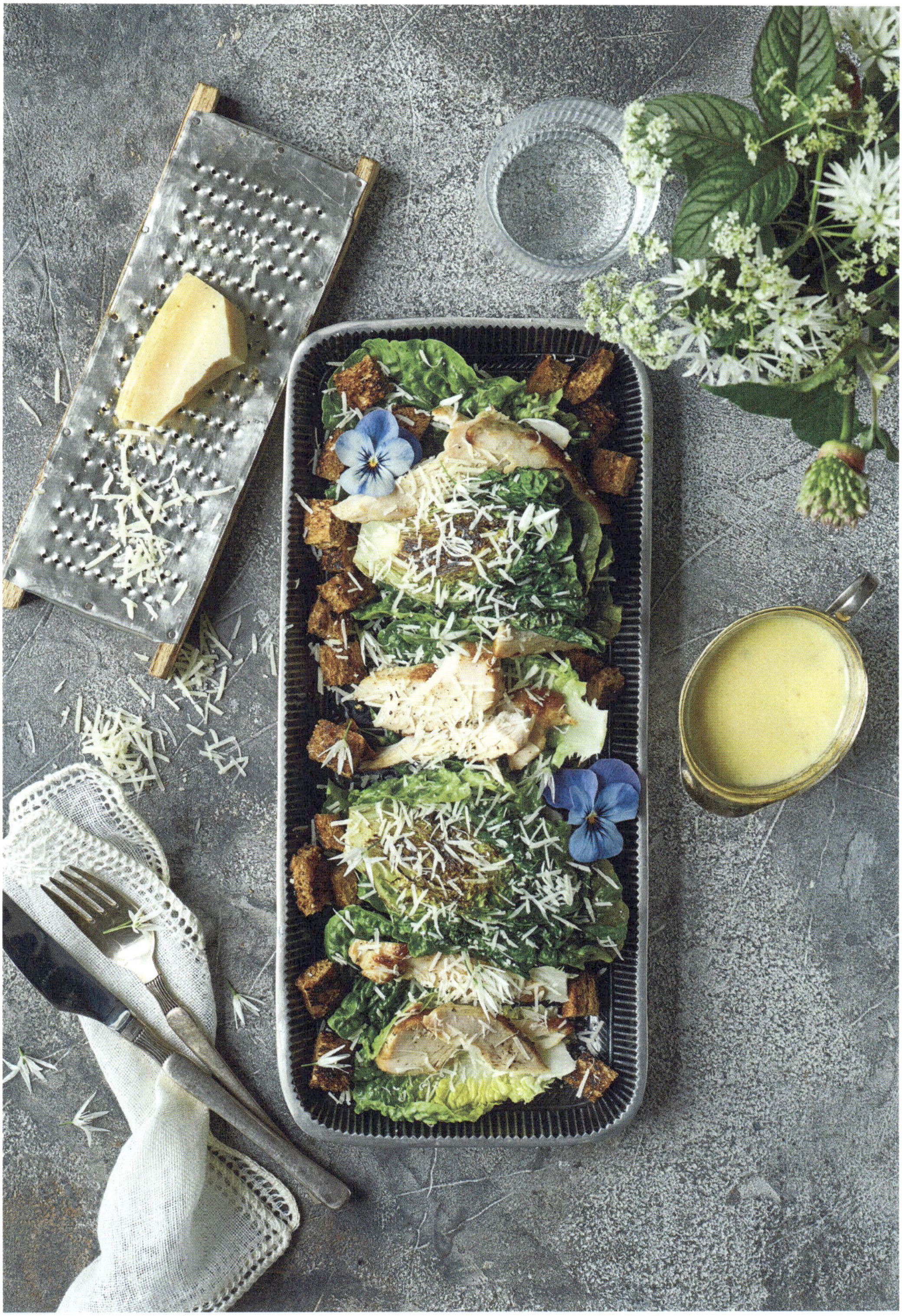

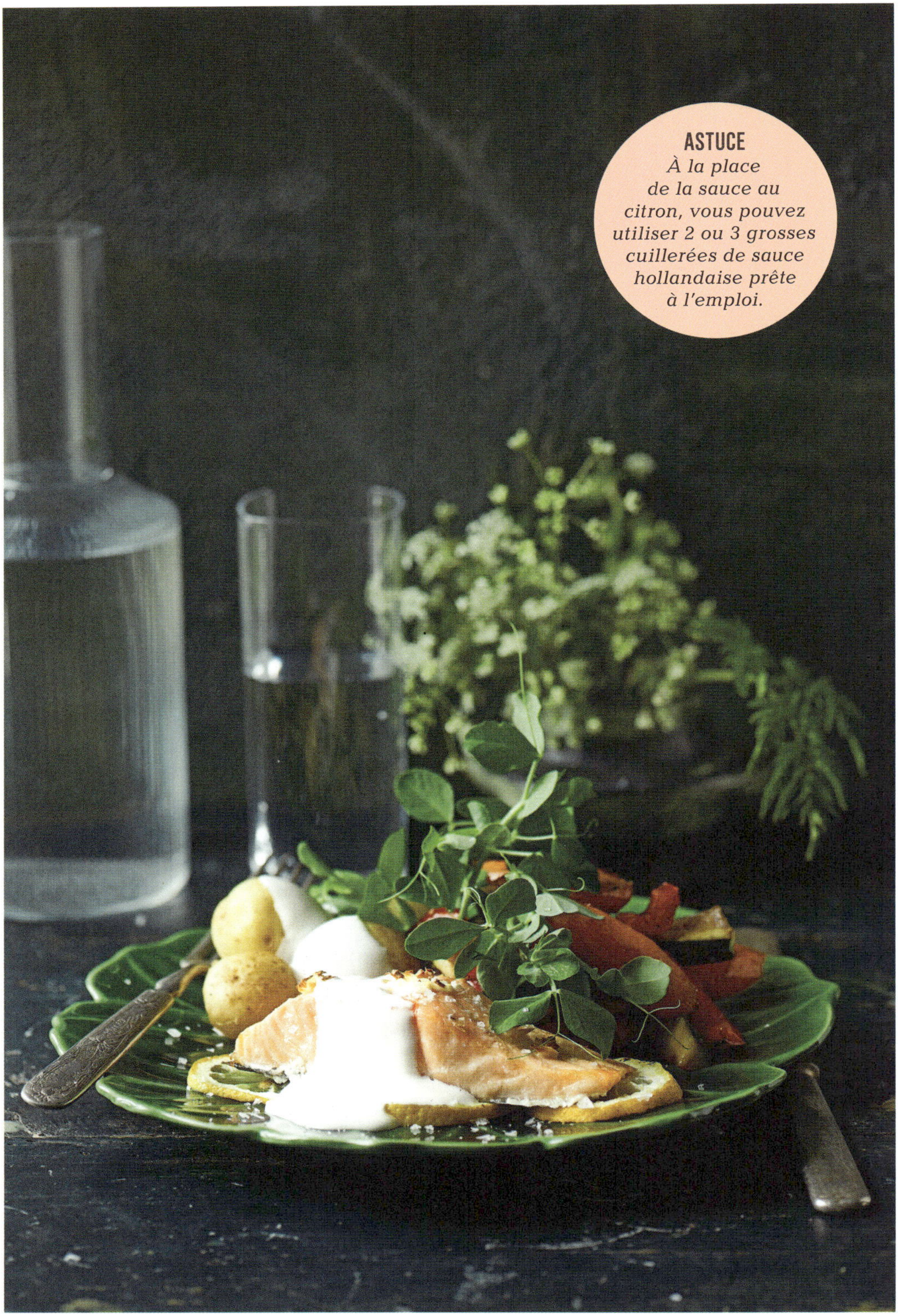

ASTUCE

À la place de la sauce au citron, vous pouvez utiliser 2 ou 3 grosses cuillerées de sauce hollandaise prête à l'emploi.

Saumon au four, sauce au citron

PRÉPARATION : *environ 20 min*

POUR LE SAUMON AU FOUR :

130 g de saumon
1 pincée de gros sel
½ gousse d'ail écrasée
1 citron taillé en rondelles

POUR LA SAUCE AU CITRON :

20 g de mayonnaise
5 cl de yaourt nature
2 cuil. à café de jus de citron
1 pincée de sel

POUR COMPLÉTER :

100 g de pommes de terre nouvelles
50 g de courgette
75 g de carotte
50 g de poivron rouge
1 cuil. à café d'huile d'olive
Jeunes pousses de petits pois, pour décorer

Pour le saumon, assaisonnez le poisson avec le sel et l'ail. Placez les rondelles de citron au fond d'un plat allant au four. Posez le saumon par-dessus.

Faites cuire le saumon au four préchauffé à 200 °C (th. 6-7) pendant environ 20 min, jusqu'à ce qu'il soit tendre.

Faites bouillir les pommes de terre.

Pour la sauce, mélangez la mayonnaise, le yaourt, le jus de citron et le sel dans un bol.

Coupez la courgette, la carotte et le poivron en bâtonnets. Faites-les sauter à la poêle avec l'huile d'olive.

Servez le saumon avec les pommes de terre, la sauce au citron et les légumes sautés. Décorez avec les jeunes pousses de petits pois.

CE QUE VOUS DEVEZ AVOIR DANS L'ASSIETTE

1 poignée de saumon, 1 à 2 poignées de légumes, 1 poignée de pommes de terre et environ 10 cl de sauce au citron.

RÉPARTITION DANS LA BOÎTE-REPAS

POIGNÉE 1 (+ 2) : *Courgette, carotte, poivron*

POIGNÉE 3 : *Saumon*

POIGNÉE 4 : *Pommes de terre*

MATIÈRES GRASSES : *Mayonnaise, huile d'olive*

PRODUIT LAITIER : *Yaourt*

ASSAISONNEMENTS : *Sel, ail, jus de citron, jeunes pousses de petits pois*

Si des hommes mangent avec vous

Les hommes peuvent prendre un peu plus de saumon, de mayonnaise et de pommes de terre. Voir page 201.

Énergie 598 kcal · Protéines 32 g · Glucides 29 g · Fibres 5,5 g · Matières grasses 38 g

Croque au jambon

PRÉPARATION : *environ 15 min*

80 g de fèves edamame surgelées
1 tomate
1 oignon
60 g de jambon blanc
1 cuil. à café de beurre
1 tranche de pain, complet de préférence
1 cuil. à café de moutarde
2 tranches de fromage, min. 18 % de MG
1 cuil. à soupe de jus de citron
1 cuil. à café d'huile d'olive
Sel et poivre, selon votre goût
1 poignée de cresson, pour décorer

Faites tremper les fèves edamame dans de l'eau bouillante pendant 30 s, puis égouttez-les. Coupez la tomate et l'oignon en rondelles. Faites revenir le jambon, l'oignon et les fèves edamame avec le beurre dans une grande poêle antiadhésive.

Faites griller le pain, puis tartinez-le de moutarde. Placez l'oignon et le jambon par-dessus, puis surmontez-les du fromage. Placez le croque dans la poêle et laissez-le jusqu'à ce que le fromage commence à fondre.

Mettez les fèves edamame dans un petit bol et versez par-dessus le jus de citron et l'huile d'olive. Salez et poivrez. Mélangez bien.

Posez les rondelles de tomate sur le croque. Décorez avec le cresson.

CE QUE VOUS DEVEZ AVOIR DANS L'ASSIETTE

1 tranche de pain grillé avec du jambon, du fromage et de la tomate. Des fèves edamame à part.

RÉPARTITION DANS LA BOÎTE-REPAS

POIGNÉE 1 (+ 2) : *Tomate, oignon*

POIGNÉE 3 : *Fèves edamame, jambon blanc*

POIGNÉE 4 : *Pain*

MATIÈRES GRASSES : *Beurre, fromage, huile d'olive*

ASSAISONNEMENTS : *Moutarde, jus de citron, sel, poivre, cresson*

ASTUCE *Vous pouvez remplacer les fèves edamame par des pois chiches ou des lentilles.*

ASTUCE *Si vous divisez par deux la quantité de jambon, vous pouvez ajouter 1 œuf au plat sur le croque.*

Si des hommes mangent avec vous

Les hommes peuvent accompagner leur croque d'un œuf au plat et ajouter un peu d'oignon, de jambon et de beurre. *Voir page 202.*

Énergie 528 kcal · Protéines 36 g · Glucides 31 g · Fibres 8,9 g · Matières grasses 28 g

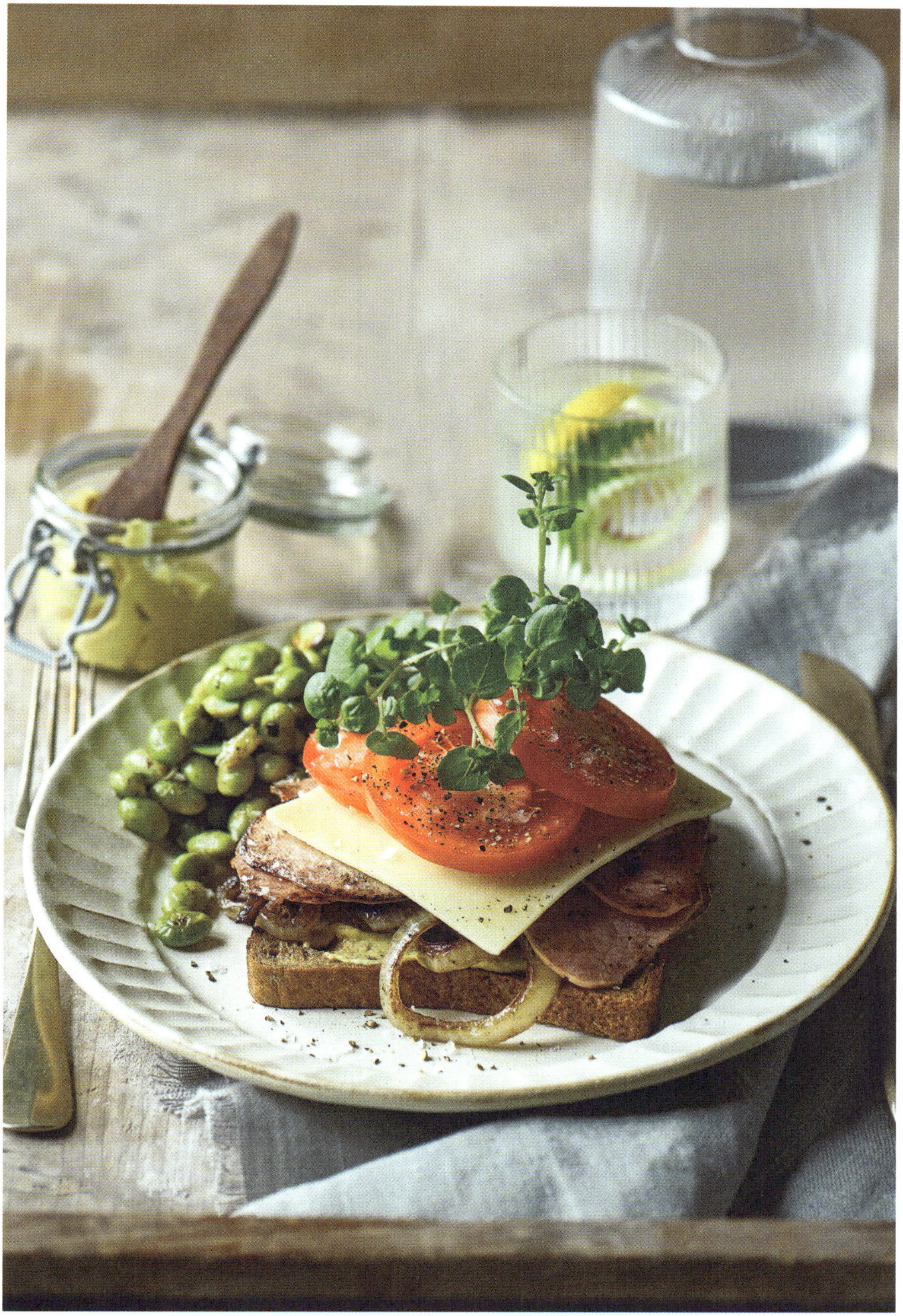

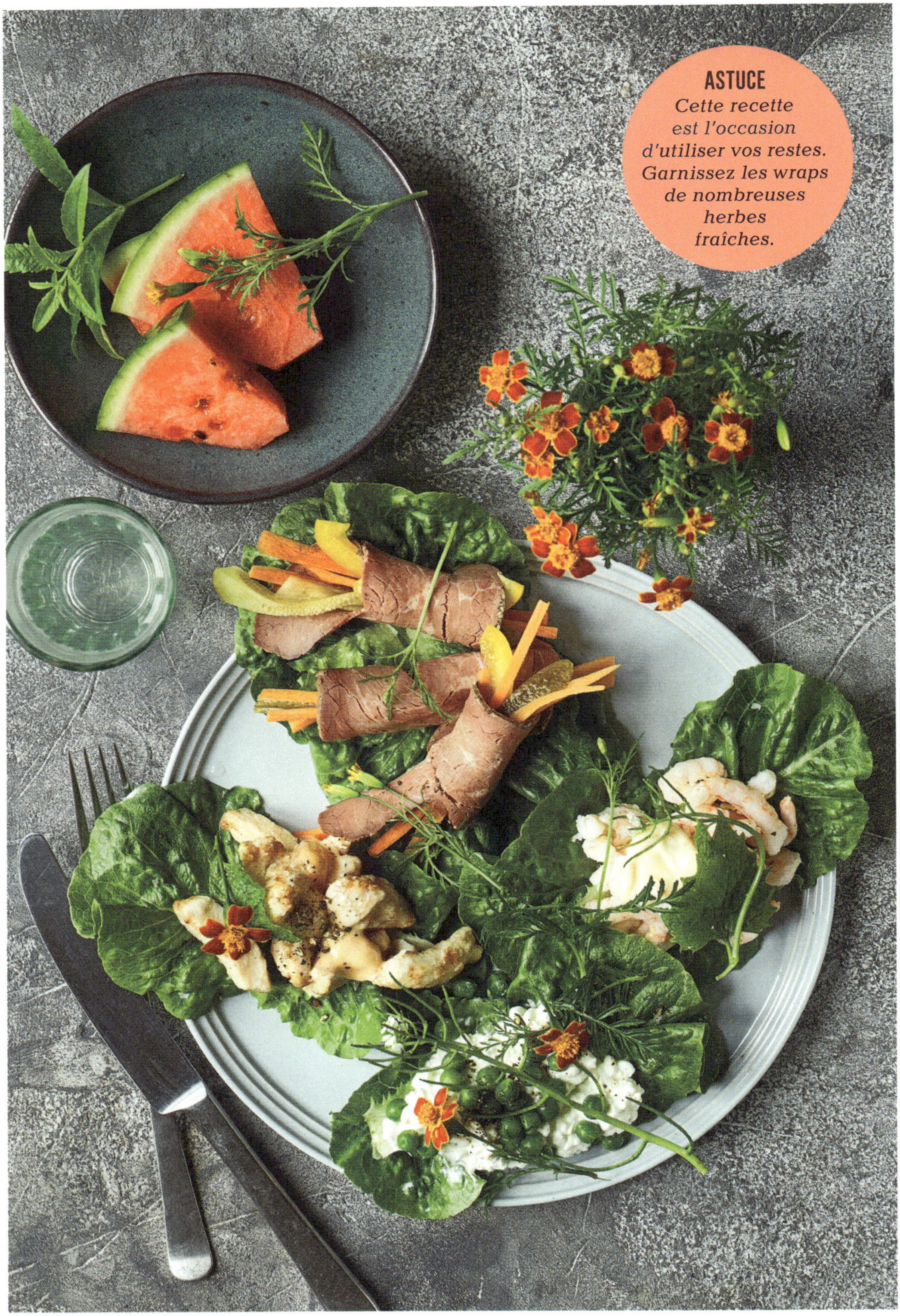

ASTUCE

Cette recette est l'occasion d'utiliser vos restes. Garnissez les wraps de nombreuses herbes fraîches.

Wraps de sucrine

PRÉPARATION : *environ 15 min*

1 sucrine

POUR LA GARNITURE AU ROSBIF :

25 g de carotte
25 g de poivron jaune
25 g de cornichons
10 g de mayonnaise
1 cuil. à café de raifort râpé ou d'ail haché
Sel et poivre, selon votre goût
3 tranches de rosbif

POUR LA GARNITURE AUX CREVETTES :

1 cuil. à café de sauce pimentée douce (à défaut, utilisez du paprika)
10 g de mayonnaise
Sel et poivre, selon votre goût
60 g de crevettes

POUR LA GARNITURE AU POULET :

10 g de mayonnaise
1 cuil. à café de chutney de mangue (à défaut, utilisez du curry en poudre)
Sel et poivre, selon votre goût
50 g de poulet cuit, coupé en lanières

POUR LA GARNITURE À LA FAISSELLE :

50 g de faisselle, max. 4,5 % de MG
25 g de petits pois
Sel et poivre, selon votre goût

POUR COMPLÉTER :

Herbes fraîches, pour décorer
100 g de pastèque

Détachez les feuilles de salade et posez-les dans une assiette pour former 4 coupelles.

Pour la garniture au rosbif, coupez la carotte, le poivron et les cornichons en bâtonnets. Mélangez la mayonnaise avec le raifort ou l'ail et salez et poivrez. Formez 3 tas de bâtonnets de légumes, nappez-les de sauce au raifort ou à l'ail, puis enveloppez chacun de 1 tranche de rosbif. Placez les wraps dans l'une des coupelles de sucrine.

Pour la garniture aux crevettes, mélangez la sauce pimentée avec la mayonnaise. Salez et poivrez. Mettez les crevettes et la sauce dans une autre coupelle.

Pour la garniture au poulet, mélangez la mayonnaise avec le chutney de mangue. Salez et poivrez. Disposez le poulet avec sa sauce dans la troisième coupelle.

Garnissez la dernière coupelle de faisselle et de petits pois. Salez, poivrez et garnissez d'herbes fraîches. Servez la pastèque à part.

CE QUE VOUS DEVEZ AVOIR DANS L'ASSIETTE

4 coupelles de sucrine garnies. 1 morceau de pastèque à part.

RÉPARTITION DANS LA BOÎTE-REPAS

POIGNÉE 1 (+ 2) : *Salade, carotte, poivron, cornichons, petits pois*

POIGNÉE 3 : *Rosbif, crevettes, poulet, faisselle*

POIGNÉE 4 : *Pastèque*

MATIÈRES GRASSES : *Mayonnaise*

ASSAISONNEMENTS : *Raifort ou ail, sel, poivre, sauce pimentée, chutney de mangue ou curry en poudre, herbes fraîches*

Si des hommes mangent avec vous

Pour les hommes, prévoyez un peu plus de mayonnaise, de rosbif, de crevettes, de poulet et de faisselle. *Voir page 205.*

Énergie 564 kcal · Protéines 36 g · Glucides 30 g · Fibres 6,1 g · Matières grasses 32 g

Burger maison

PRÉPARATION : *environ 25 min*

POUR LA SALADE DE CONCOMBRE :

¼ de concombre
2 cuil. à soupe de vinaigre de vin blanc
½ cuil. à café de sucre en poudre
Sel et poivre, selon votre goût

POUR LE BURGER :

50 g de chou rouge ou d'un autre chou
120 g de bœuf haché, max. 7 % de MG
1 tranche de lard
1 tranche de fromage, min. 18 % de MG
1 petit pain pour burger, environ 50–60 g, complet de préférence
10 g de mayonnaise
2 rondelles de tomate
2 rondelles d'oignon rouge

POUR LA SAUCE À LA CRÈME FRAÎCHE :

1 cuil. à soupe de crème fraîche, max. 9 % de MG
1 cuil. à soupe de ketchup
½ cuil. à café de paprika

POUR COMPLÉTER :

1 fleur de capucine, pour décorer (facultatif)

Pour la salade, coupez le concombre en longues et fines bandes, puis faites-les tremper dans un bol d'eau bouillante pendant environ 10 min.

Pour la garniture du burger, taillez le chou en très fines lanières avec une mandoline.

Avec les mains, façonnez la viande en un gros steak haché plat. Faites cuire le lard dans une poêle à revêtement antiadhésif, puis retirez-le de la poêle et faites cuire le steak haché à la place, à feu vif, pendant 2 min sur chaque face. Égouttez le lard sur du papier absorbant.

Placez le fromage sur le steak haché, puis posez le lard par-dessus.

Pour la salade, égouttez soigneusement le concombre. Mélangez le vinaigre, le sucre, du sel et du poivre. Versez ce mélange sur le concombre et remuez.

Mélangez tous les ingrédients pour la sauce à la crème fraîche.

Faites griller le pain pour burger. Nappez la partie inférieure de sauce à la crème, et la partie supérieure de mayonnaise. Placez le chou sur la partie inférieure, puis ajoutez le steak haché, les rondelles de tomate et d'oignon, puis la salade de concombre. Fermez le burger. Décorez avec 1 fleur de capucine, si vous le souhaitez.

CE QUE VOUS DEVEZ AVOIR DANS L'ASSIETTE

1 burger.

RÉPARTITION DANS LA BOÎTE-REPAS

POIGNÉE 1 (+ 2) : *Concombre, tomate, oignon rouge, chou rouge*

POIGNÉE 3 : *Bœuf, lard*

POIGNÉE 4 : *Pain pour burger*

MATIÈRES GRASSES : *Mayonnaise, fromage*

ACCOMPAGNEMENT LAITIER : *Crème fraîche*

ASSAISONNEMENTS : *Vinaigre de vin blanc, sucre, sel, poivre, ketchup, paprika, fleur de capucine*

Si des hommes mangent avec vous

Les hommes peuvent prendre un peu plus de bœuf haché, de pain pour burger et de mayonnaise. *Voir page 206.*

Énergie 602 kcal · Protéines 41 g · Glucides 45 g · Fibres 6,4 g · Matières grasses 26 g

ASTUCE

Vous pouvez utiliser la moitié d'un grand pain pour burger à la place d'un petit. Il est aussi possible d'économiser 1 poignée 4 sur l'un des autres repas du jour pour pouvoir consommer un pain pour burger entier.

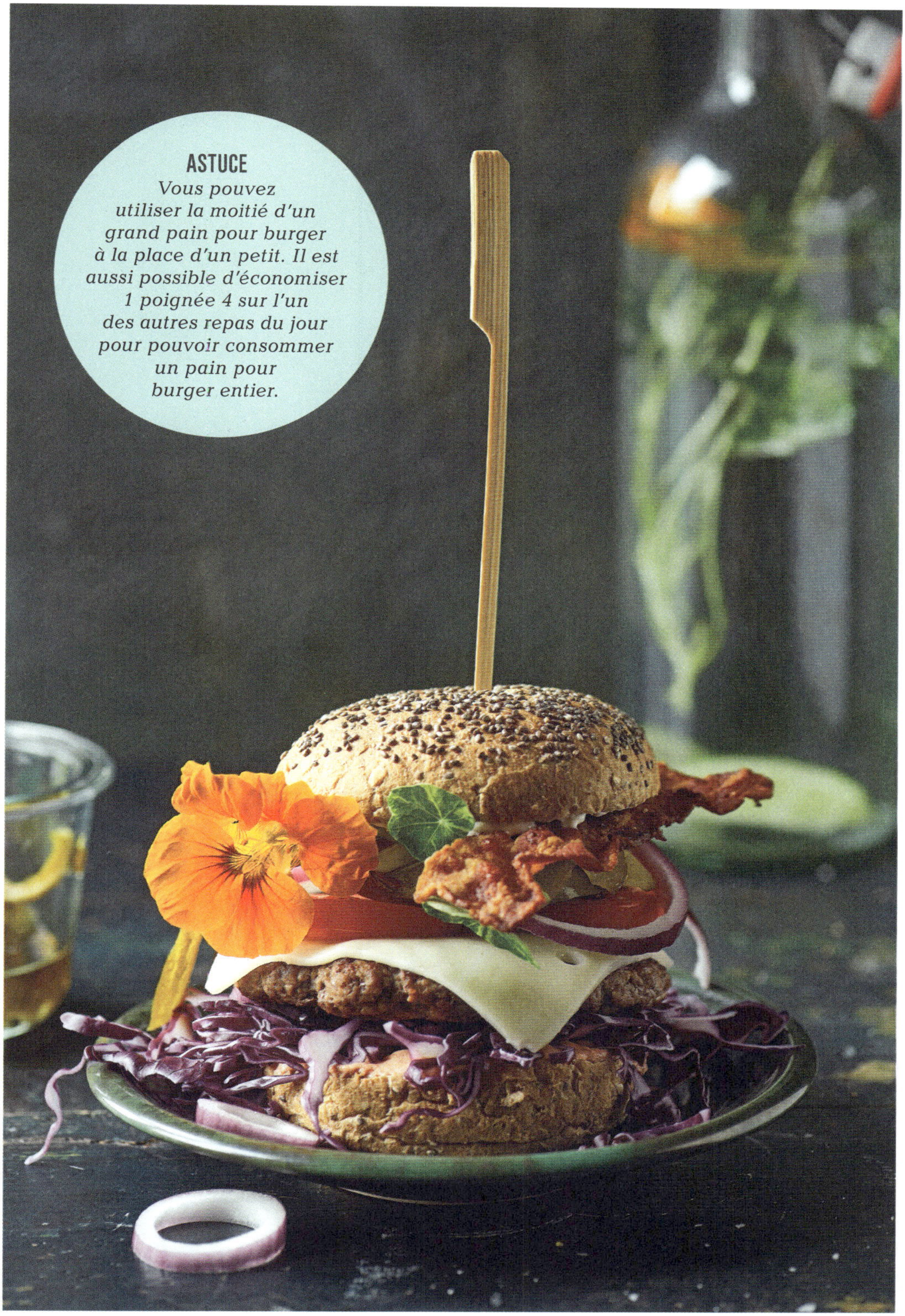

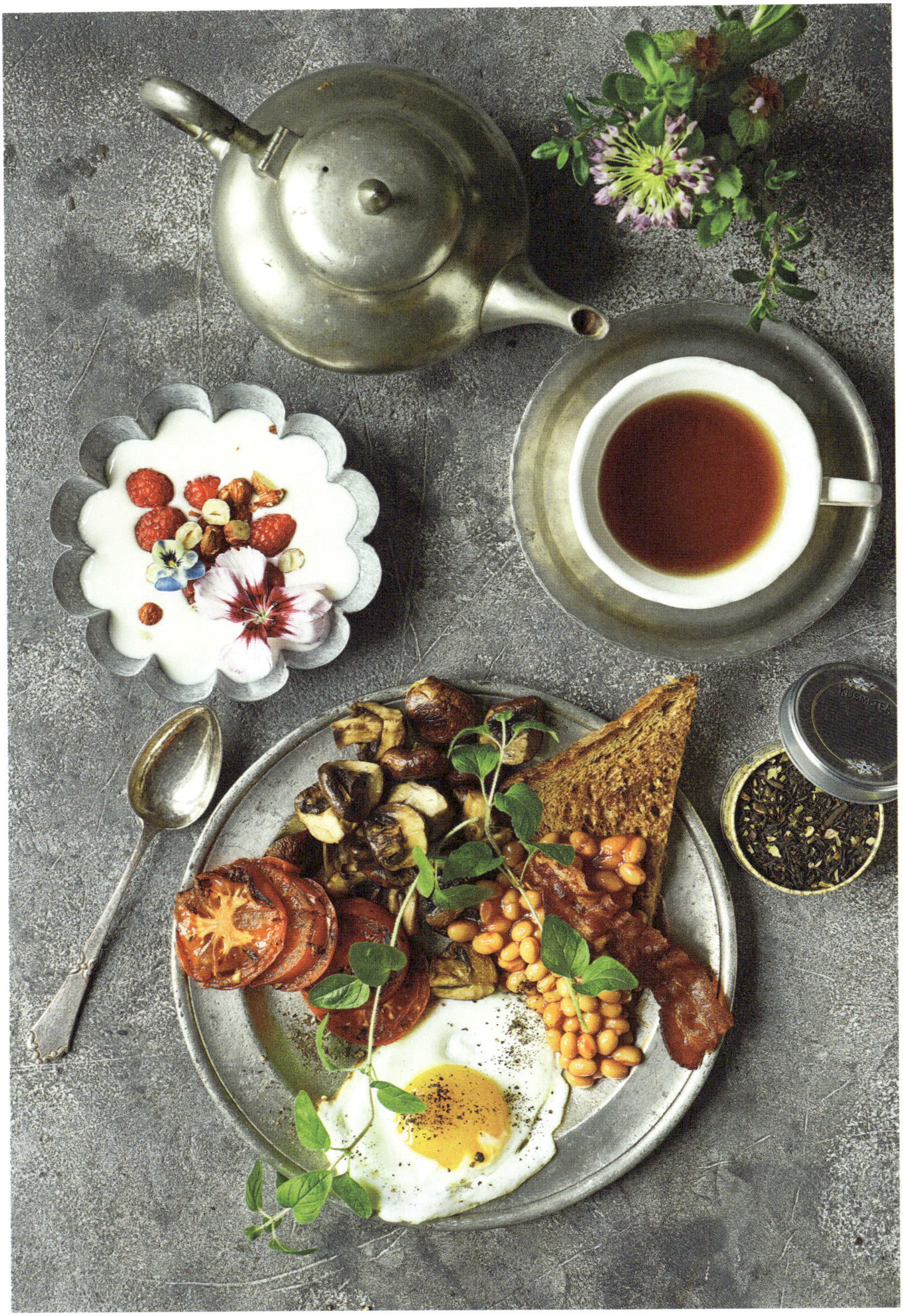

Petit déjeuner à l'anglaise

PRÉPARATION : *environ 15 min*

1 tranche de lard
150 g de champignons
1 tomate
1 œuf
1 cuil. à café de beurre
Sel et poivre, selon votre goût

POUR LE TOAST AUX HARICOTS :

½ boîte de baked beans *(210 g)*
½ tranche de pain, complet de préférence

POUR LE YAOURT GARNI :

10 cl de yaourt nature
5 g de noisettes
50 g de framboises
Œillets de poète (uniquement les pétales) et pensées comestibles, pour décorer

Faites cuire le lard dans une poêle à revêtement antiadhésif jusqu'à ce qu'il soit croustillant. Laissez-le s'égoutter sur du papier absorbant.

Coupez les champignons en quatre et faites-les cuire à la poêle jusqu'à ce qu'ils se colorent. Coupez la tomate en fines rondelles. Poussez les champignons sur un côté de la poêle et faites cuire la tomate et l'œuf avec le beurre de l'autre côté. Salez et poivrez.

Pour le toast, faites chauffer les *baked beans* dans une petite casserole ou au four à micro-ondes. Faites griller le pain.

Pour le yaourt garni, versez le yaourt dans un verre ou dans un bol. Coupez les noisettes en deux et répartissez-les, ainsi que les framboises, sur le yaourt. Décorez avec les fleurs comestibles.

Disposez tous les éléments dans une assiette et servez.

CE QUE VOUS DEVEZ AVOIR DANS L'ASSIETTE

2 poignées de tomate et champignons, 1 tranche de lard, 1 œuf au plat, 1 toast aux *baked beans* et 1 portion de yaourt aux noisettes et aux framboises.

RÉPARTITION DANS LA BOÎTE-REPAS

POIGNÉE 1 (+ 2) : *Champignons, tomate*

POIGNÉE 3 : *Lard, œuf,* baked beans

POIGNÉE 4 : *Pain, framboises*

MATIÈRES GRASSES : *Beurre, noisettes*

PRODUIT LAITIER : *Yaourt*

ASSAISONNEMENTS : *Sel, poivre, œillets de poète (uniquement les pétales), pensées comestibles*

ASTUCE *Vous n'appréciez pas les* baked beans*? Prenez un œuf supplémentaire à la place.*

ASTUCE *Pour accentuer le goût des noisettes, faites-les griller. Une petite pincée de sel rehaussera encore le tout.*

ASTUCE *Vous pouvez ajouter 20 g d'olives à ce repas si vous le souhaitez.*

Si des hommes mangent avec vous

Les hommes peuvent prendre 1 œuf supplémentaire et un peu plus de lard et de champignons. *Voir page 209.*

Énergie 573 kcal · Protéines 31 g · Glucides 55 g · Fibres 21,8 g · Matières grasses 21 g

Wrap aux épinards, aux œufs et au poulet

PRÉPARATION : *environ 15 min*

POUR LES ŒUFS BROUILLÉS :

1 œuf
1 blanc d'œuf
1 cuil. à soupe de crème fleurette (38 % de MG)
Sel et poivre, selon votre goût

POUR LE WRAP :

1 tortilla, d'environ 40–50 g, complète de préférence
30 g de cream cheese, *min. 18 % de MG*
25 g d'épinards frais
100 g de tomates cerise coupées en deux
80 g de poulet cuit coupé en cubes
10 g de pignons de pin
Soucis comestibles, pour décorer (facultatif)

Pour les œufs brouillés, battez l'œuf entier, le blanc d'œuf et la crème au fouet dans un saladier. Salez et poivrez.

Versez le mélange dans une poêle chaude et faites-le cuire, en remuant de temps à autre, jusqu'à ce qu'il ait pris. Retirez la poêle du feu.

Pour le wrap, nappez la tortilla de *cream cheese* et répartissez les épinards par-dessus.

Ajoutez ensuite les œufs brouillés, les tomates cerise, le poulet et les pignons de pin (éventuellement grillés). Décorez avec les soucis comestibles, si vous le souhaitez.

CE QUE VOUS DEVEZ AVOIR DANS L'ASSIETTE

1 tortilla garnie de 2 cuil. à soupe de *cream cheese*, 1 poignée de légumes, 1 portion d'œufs brouillés, ½ poignée de poulet et 1 petite cuil. à soupe de pignons de pin.

RÉPARTITION DANS LA BOÎTE-REPAS

POIGNÉE 1 (+ 2) : *Épinards, tomates cerise*

POIGNÉE 3 : *Poulet, œuf, blanc d'œuf*

POIGNÉE 4 : *Tortilla*

MATIÈRES GRASSES : Cream cheese, *pignons de pin, crème fleurette*

ASSAISONNEMENTS : *Sel, poivre, soucis comestibles*

ASTUCE *Ajoutez une belle quantité d'herbes fraîches dans le wrap, comme de la ciboulette ou du basilic.*

Si des hommes mangent avec vous

Les hommes peuvent prendre 1 œuf supplémentaire, 1 tortilla plus grande et un peu plus de poulet et de pignons de pin. *Voir page 210.*

Énergie 525 kcal · Protéines 40 g · Glucides 30 g · Fibres 5,8 g · Matières grasses 26 g

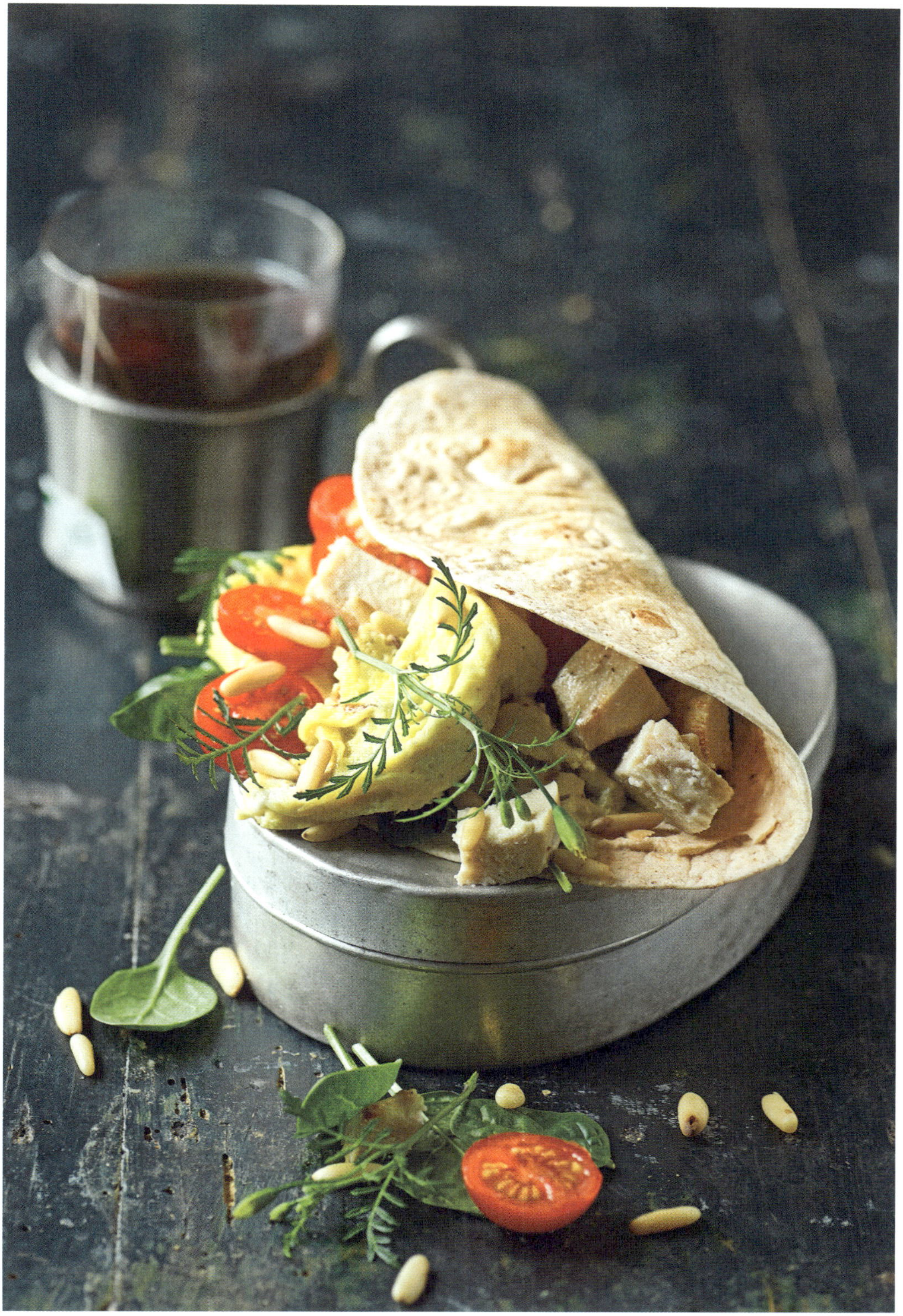

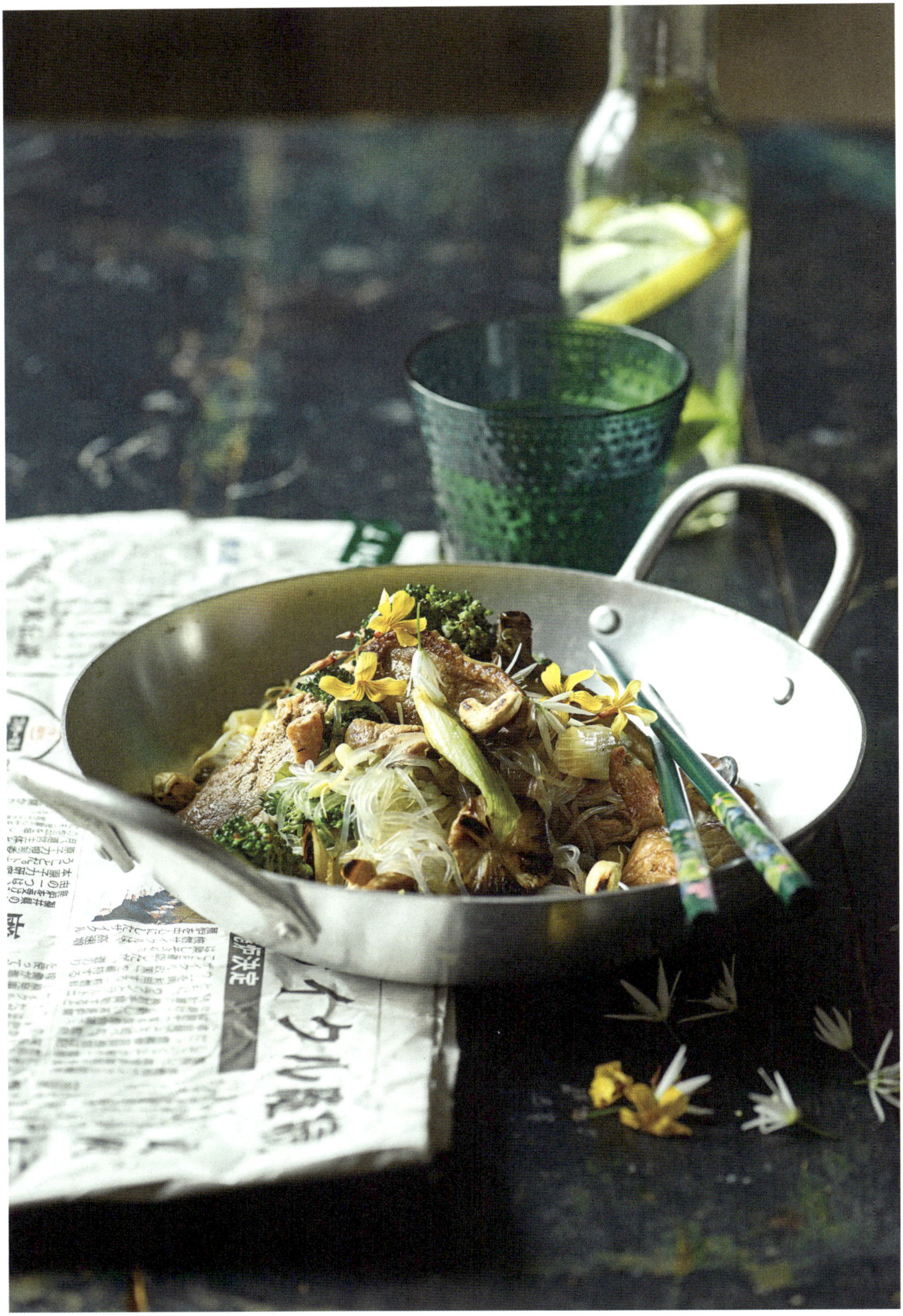

Sauté de canard

PRÉPARATION : *environ 25 min*

POUR LE SAUTÉ :

140 g de filet de canard finement émincé
½ cuil. à soupe d'huile d'olive
100 g de pleurotes
100 g de brocoli
2 oignons nouveaux
½ gousse d'ail
1 morceau de gingembre frais de 1 cm
¼ de piment
50 g de germes de soja
1 cuil. à soupe de sauce Teriyaki
1 cuil. à café de bouillon de volaille en poudre
20 cl d'eau
10 g de noix de cajou

POUR COMPLÉTER :

30 g de vermicelles de soja
Fleurs de petite oseille sauvage et ail des ours, pour décorer

Pour le sauté, saisissez le canard à l'huile d'olive dans un wok chaud. Retirez-le du wok et réservez-le.

Coupez les champignons, le brocoli et les oignons nouveaux en morceaux et faites-les dorer rapidement de toutes parts.

Émincez finement l'ail, le gingembre, le piment et les germes de soja. Jetez-les dans le wok et ajoutez la sauce Teriyaki, le bouillon en poudre et l'eau. Remettez le canard dans le wok pour bien le réchauffer.

Faites griller les noix de cajou à sec et répartissez-les sur le sauté.

Faites bouillir les vermicelles de soja dans de l'eau légèrement salée et servez-les avec le sauté. Ornez de fleurs de petite oseille sauvage et d'ail des ours.

CE QUE VOUS DEVEZ AVOIR DANS L'ASSIETTE

3 poignées de sauté et 1 poignée de vermicelles de soja.

RÉPARTITION DANS LA BOÎTE-REPAS

POIGNÉE 1 (+ 2) : *Pleurotes, brocoli, oignons nouveaux, germes de soja*

POIGNÉE 3 : *Filet de canard*

POIGNÉE 4 : *Vermicelles de soja*

MATIÈRES GRASSES : *Huile d'olive, noix de cajou*

ASSAISONNEMENTS : *Ail, piment, gingembre, sauce Teriyaki, bouillon en poudre, fleurs de petite oseille sauvage, ail des ours*

ASTUCE *Pour épaissir la sauce, ajoutez un peu de fécule de maïs délayée dans de l'eau froide.*

ASTUCE *Vous pouvez remplacer le canard par de la dinde ou du poulet.*

ASTUCE *Ajoutez les vermicelles de soja cuits au sauté directement dans le wok.*

Si des hommes mangent avec vous

Les hommes peuvent consommer un peu plus de filet de canard, d'huile d'olive, de noix de cajou et de vermicelles de soja. *Voir page 213.*

Énergie 545 kcal · Protéines 42 g · Glucides 48 g · Fibres 7,5 g · Matières grasses 19 g

IMPORTANT !
Deux fois par jour, votre assiette doit être composée selon les éléments clés du régime dans les bonnes proportions : légumes, protéines, féculents/ fruits et matières grasses.

Programme quotidien pour femme

Pour celles qui souhaitent planifier

Programme diététique complet sur neuf jours – voir page 87.

Poignée 1 (+2) :

Légumes

L'indication (+2) entre parenthèses signifie que vous avez la possibilité de prendre 2 poignées de légumes, mais 1 poignée est suffisante.

Poignée 3 :

Protéines sous forme de viande, de poisson, d'œufs, de volaille, de fromage allégé en matières grasses, de légumineuses, etc.

Poignée 4 :

Glucides/féculents sous forme de pain, de pâtes, de riz, de pommes de terre, etc. et également sous forme de fruits.

Matières grasses :

1 cuil. à soupe de matières grasses pèse de 10 à 30 g selon la nature de l'aliment. 1 cuil. à soupe de beurre pèse environ 10 g, et 1 cuil. à soupe d'avocat pèse environ 30 g.

Produit laitier :

Lait et produits laitiers fermentés contenant jusqu'à 3,5 % de matières grasses et 5 g de sucre pour 100 g de produit.

Accompagnement laitier :

Produits laitiers contenant jusqu'à 9 % de matières grasses.

Assaisonnements :

Épices, condiments et herbes et produits sucrés utilisés en petites quantités pour rehausser la saveur d'un plat.

Jour 1, femme – total 1 765 kcal

	BOÎTE-REPAS 1 : 571 KCAL Assiette du matin avec œuf à la coque	BOÎTE-REPAS 2 : 531 KCAL Lunchbox à la faisselle et à la mangue	BOÎTE-REPAS 3 : 663 KCAL Spaghetti et courgettes, boulettes de viande
ÉLÉMENTS CLÉS DU RÉGIME	**Poignée 1 (+ 2) :** · Poivron jaune	**Poignée 1 (+ 2) :** · Haricots verts · Tomate · Oignon rouge · Petits pois	**Poignée 1 (+ 2) :** · Oignon · Tomate · Courgette
	Poignée 3 : · 1 œuf · 2 tranches de jambon sec	**Poignée 3 :** · 150 g de faisselle, max. 4,5 % de MG	**Poignée 3 :** · 150 g de porc et de veau hachés · 1 petit œuf
	Poignée 4 : · 15 g de muesli de base · 1 biscotte scandinave · 25 g de fruits rouges	**Poignée 4 :** · ½ mangue	**Poignée 4 :** · 1 cuil. à soupe de chapelure · 25 g de spaghetti
	Matières grasses : · 1 tranche de fromage, min. 18 % de MG · 15 g d'amandes	**Matières grasses :** · 1 cuil. à soupe de pesto · 15 amandes · 10 g de chocolat noir	**Matières grasses :** · 2 cuil. à café d'huile d'olive · 20 g de parmesan
FACULTATIF	**Produit laitier :** · 20 cl de yaourt nature	**Produit laitier :** –	**Produit laitier :** –
	Accompagnement laitier : –	**Accompagnement laitier :** –	**Accompagnement laitier :** –
SANS RESTRICTION, EN PETITES QUANTITÉS	**Assaisonnements :** · Miel · Sel · Confiture ou marmelade d'oranges	**Assaisonnements :** · Sel · Poivre	**Assaisonnements :** · Ail · Piment · Paprika · Sel · Poivre · Persil · Origan · Capucines
Collation facultative entre les repas : Bouillon à boire			

Jour 2, femme – total 1 655 kcal

	BOÎTE-REPAS 1 : 456 KCAL Toast à la ricotta, au jambon et à la tomate	BOÎTE-REPAS 2 : 579 KCAL Salade de pâtes au poulet	BOÎTE-REPAS 3 : 620 KCAL Pita aux falafels, sauce au pesto
ÉLÉMENTS CLÉS DU RÉGIME	**Poignée 1 (+ 2) :** · Tomate	**Poignée 1 (+ 2) :** · Oignon rouge · Poivron rouge · Mesclun	**Poignée 1 (+ 2) :** · Oignon · Tomate · Petits pois · Salade
	Poignée 3 : · 60 g de ricotta · 1 œuf · 2 tranches de jambon	**Poignée 3 :** · 70 g de fèves edamame · 80 g de poulet	**Poignée 3 :** · 100 g de pois chiches · 1 petit œuf
	Poignée 4 : · 1 tranche de pain	**Poignée 4 :** · 75 g de pâtes cuites	**Poignée 4 :** · 1 à 2 cuil. à soupe de farine · 1 cuil. à soupe de chapelure · ½ pain pita
	Matières grasses : · 15 g de pignons de pin	**Matières grasses :** · ½ avocat · 10 g de noix de cajou	**Matières grasses :** · 1 cuil. à soupe d'huile d'olive · 1 cuil. à café de pesto
FACULTATIF	**Produit laitier :** · 5 cl de lait (facultatif)	**Produit laitier :** –	**Produit laitier :** –
	Accompagnement laitier : –	**Accompagnement laitier :** · 5 cl de yaourt nature	**Accompagnement laitier :** · 2 cuil. à soupe de yaourt nature
SANS RESTRICTION, EN PETITES QUANTITÉS	**Assaisonnements :** · Sel · Poivre · Ciboulette	**Assaisonnements :** · Jus de citron · Ciboulette · Ail · Sel · Poivre	**Assaisonnements :** · Jus de citron · Ail · Persil · Coriandre · Sel · Piment de Cayenne · Cumin
Collation facultative entre les repas : Bouillon à boire			

Jour 3, femme – total 1 596 kcal

	BOÎTE-REPAS 1 : 506 KCAL Smoothie vert	BOÎTE-REPAS 2 : 524 KCAL Salade de nouilles aux crevettes	BOÎTE-REPAS 3 : 566 KCAL Bœuf mariné aux champignons et à la crème
ÉLÉMENTS CLÉS DU RÉGIME	**Poignée 1 (+ 2) :** • Épinards • Carotte • Radis	**Poignée 1 (+ 2) :** • Brocoli • Carotte • Germes de soja	**Poignée 1 (+ 2) :** • Champignons • Poireau • Mesclun
	Poignée 3 : • 40 g de fromage, max. 17 % de MG • 2 tranches de rôti de porc fumé	**Poignée 3 :** • 125 g de crevettes	**Poignée 3 :** • 150 g de bavette
	Poignée 4 : • 150 g de fraises	**Poignée 4 :** • 40 g de vermicelles de soja	**Poignée 4 :** • 1 fruit de la Passion
	Matières grasses : • 6 cl crème fleurette (38 % de MG)	**Matières grasses :** • 15 g de beurre de cacahuètes • 15 g de noix de cajou	**Matières grasses :** • 1 cuil. à soupe d'huile d'olive • 6 cl de crème fleurette (38 % de MG) • 5 g de chocolat noir
FACULTATIF	**Produit laitier :** • 20 cl de lait écrémé	**Produit laitier :** –	**Produit laitier :** –
	Accompagnement laitier : –	**Accompagnement laitier :** –	**Accompagnement laitier :** • 1 cuil. à soupe de crème fraîche, max. 9 % de MG
SANS RESTRICTION, EN PETITES QUANTITÉS	**Assaisonnements :** • Extrait de vanille • Édulcorant	**Assaisonnements :** • Sauce soja • Miel • Flocons de piment • Jus de citron vert • Coriandre	**Assaisonnements :** • Cassonade • Sauce soja • Flocons de piment ou paprika • Poivre • Bouillon de légumes • Estragon • Sel • Extrait de vanille • Édulcorant
Collation facultative entre les repas : Bouillon à boire			

Jour 4, femme – total 1 503 kcal

	BOÎTE-REPAS 1 : 476 KCAL Toast au saumon et crème à l'avocat	BOÎTE-REPAS 2 : 514 KCAL Buddha bowl	BOÎTE-REPAS 3 : 513 KCAL Soupe de poulet au curry et riz
ÉLÉMENTS CLÉS DU RÉGIME	**Poignée 1 (+ 2) :** • Tomate • Concombre	**Poignée 1 (+ 2) :** • Brocoli • Chou rouge • Petits pois	**Poignée 1 (+ 2) :** • Oignon • Poireau • Tomate • Poivron rouge
	Poignée 3 : • 80 g de saumon fumé	**Poignée 3 :** • 65 g de haricots rouges • 65 g de pois chiches	**Poignée 3 :** • 120 g de poulet
	Poignée 4 : • ½ tranche de pain	**Poignée 4 :** • ½ mangue	**Poignée 4 :** • Fécule de maïs • 25 g de riz
	Matières grasses : • ½ avocat • 1 cuil. à soupe de crème fraîche, min. 18 % de MG	**Matières grasses :** • ½ cuil. à soupe de tahiné • ½ cuil. à soupe d'huile d'olive • 30 g d'olives noires • 1 cuil. à soupe de sésame	**Matières grasses :** • ½ cuil. à soupe d'huile d'olive • 2 cl de crème fleurette, 38 % de MG
FACULTATIF	**Produit laitier :** –	**Produit laitier :** –	**Produit laitier :** –
	Accompagnement laitier : –	**Accompagnement laitier :** –	**Accompagnement laitier :** –
SANS RESTRICTION, EN PETITES QUANTITÉS	**Assaisonnements :** • Jus de citron • Sel • Poivre • Menthe • Piment • Vinaigre de vin blanc • Cresson • Jeunes pousses de petits pois • Pâquerettes	**Assaisonnements :** • Ail • Jus de citron • Flocons de piment • Cumin • Germes de betterave • Piments jalapeño	**Assaisonnements :** • Curry en poudre • Cumin • Ail • Bouillon • Thym • Sel • Poivre • Persil • Soucis comestibles

Collation facultative entre les repas : Bouillon à boire

Jour 5, femme – total 1 734 kcal

	BOÎTE-REPAS 1 : 576 KCAL Porridge et poivron farci	BOÎTE-REPAS 2 : 533 KCAL Wrap au rosbif	BOÎTE-REPAS 3 : 625 KCAL Tarte de tortilla au fromage
ÉLÉMENTS CLÉS DU RÉGIME	**Poignée 1 (+ 2) :** • Poivron rouge • Cornichons	**Poignée 1 (+ 2) :** • Mesclun • Carotte • Haricots mangetout • Cornichons	**Poignée 1 (+ 2) :** • Oignon • Oignons nouveaux • Épinards
	Poignée 3 : • 80 g de ricotta • 1 œuf	**Poignée 3 :** • 120 g de rosbif	**Poignée 3 :** • 2 tranches de lard • 1 œuf • 125 g de ricotta
	Poignée 4 : • 30 g de flocons d'avoine	**Poignée 4 :** • 1 petite tortilla (40–50 g)	**Poignée 4 :** • 1 petite tortilla (40–50 g)
	Matières grasses : • 5 g de pignons de pin • 10 g de noix de pécan • 10 g de chocolat noir	**Matières grasses :** • 20 g de mayonnaise	**Matières grasses :** • ½ cuil. à café d'huile d'olive • 20 g de fromage, min. 18 % de MG
FACULTATIF	**Produit laitier :** –	**Produit laitier :** –	**Produit laitier :** • 2,5 cl de lait écrémé
	Accompagnement laitier : –	**Accompagnement laitier :** –	**Accompagnement laitier :** –
SANS RESTRICTION, EN PETITES QUANTITÉS	**Assaisonnements :** • Sel • Poivre • Cresson • Miel • Oseille	**Assaisonnements :** • Chutney de mangue • Curry en poudre • Sel • Poivre • Ail des ours	**Assaisonnements :** • Ail • Noix muscade • Sel • Poivre • Jeunes pousses de petits pois • Cresson de fontaine

Collation facultative entre les repas : Bouillon à boire

Jour 6, femme – total 1 775 kcal

	BOÎTE-REPAS 1 : 576 KCAL Pancakes	BOÎTE-REPAS 2 : 586 KCAL Beignets de thon et pain de seigle	BOÎTE-REPAS 3 : 613 KCAL Patate douce au four aux pois chiches
ÉLÉMENTS CLÉS DU RÉGIME	**Poignée 1 (+ 2) :** • Pois gourmands	**Poignée 1 (+ 2) :** • Patate douce • Jeunes pousses mélangées • Oignons nouveaux • Oignon rouge • Poivron jaune	**Poignée 1 (+ 2) :** • Patate douce • Oignon • Poivron jaune
	Poignée 3 : • 2 œufs • 2 blancs d'œufs	**Poignée 3 :** • 110 g de thon • 1 blanc d'œuf	**Poignée 3 :** • 65 g de pois chiches • 40 g de fromage, max. 17 % de MG
	Poignée 4 : • ½ banane • 15 g de flocons d'avoine • 4 à 6 fruits rouges	**Poignée 4 :** • 2 cuil. à soupe de chapelure • 1 tranche de pain de seigle	**Poignée 4 :** –
	Matières grasses : • 5 g d'amandes • 10 g de beurre • 10 g de chocolat noir	**Matières grasses :** • 1 cuil. à soupe d'huile d'olive • 10 g de mayonnaise	**Matières grasses :** • 1 cuil. à soupe d'huile d'olive • ½ avocat
FACULTATIF	**Produit laitier :** –	**Produit laitier :** –	**Produit laitier :** –
	Accompagnement laitier : –	**Accompagnement laitier :** • 2 cuil. à soupe de crème fraîche, max. 9 % de MG	**Accompagnement laitier :** • 2 cuil. à soupe de crème fraîche, max. 9 % de MG
SANS RESTRICTION, EN PETITES QUANTITÉS	**Assaisonnements :** • Sel • Extrait de vanille • Cannelle ou cardamome • Miel • Pensées comestibles	**Assaisonnements :** • Ail • Flocons de piment • Persil • Aneth • Sel • Coriandre ou cresson de fontaine	**Assaisonnements :** • Ail • Piment • Cumin • Paprika • Bouillon de légumes • Jus de citron • Miel • Aneth • Sel • Poivre • Ail des ours
Collation facultative entre les repas : Bouillon à boire			

Jour 7, femme – total 1 734 kcal

	BOÎTE-REPAS 1 : 557 KCAL Plateau du petit déjeuner, biscottes garnies	BOÎTE-REPAS 2 : 594 KCAL Salade Caesar et ses croûtons	BOÎTE-REPAS 3 : 598 KCAL Saumon au four, sauce au citron
ÉLÉMENTS CLÉS DU RÉGIME	**Poignée 1 (+ 2) :** · Radis · Rhubarbe	**Poignée 1 (+ 2) :** · Salade	**Poignée 1 (+ 2) :** · Courgette · Carotte · Poivron rouge
	Poignée 3 : · 40 g de jambon sec · 80 g de faisselle, max. 4,5 % de MG	**Poignée 3 :** · 140 g de filet de poulet rôti · 1 filet d'anchois, si vous l'utilisez	**Poignée 3 :** · 130 g de saumon
	Poignée 4 : · 50 g de pastèque · 2 biscottes scandinaves	**Poignée 4 :** · 1 tranche de pain	**Poignée 4 :** · 100 g de pommes de terre
	Matières grasses : · 10 g de graines de tournesol · ½ avocat	**Matières grasses :** · 1 jaune d'œuf · 1 cuil. à soupe d'huile d'olive · 20 g de parmesan	**Matières grasses :** · 20 g de mayonnaise · 1 cuil. à café d'huile d'olive
FACULTATIF	**Produit laitier :** · 10 cl de yaourt nature	**Produit laitier :** · 5 cl de yaourt nature	**Produit laitier :** · 5 cl de yaourt nature
	Accompagnement laitier : -	**Accompagnement laitier :** -	**Accompagnement laitier :** -
SANS RESTRICTION, EN PETITES QUANTITÉS	**Assaisonnements :** · Miel · Jus de citron · Petite oseille	**Assaisonnements :** · Ail · Sel · Vinaigre de vin blanc · Poivre · Germes de petits pois ou pensées comestibles	**Assaisonnements :** · Sel · Ail · Jus de citron · Jeunes pousses de petits pois
Collation facultative entre les repas : Bouillon à boire			

Jour 8, femme – total 1 694 kcal

		BOÎTE-REPAS 1 : 528 KCAL Croque au jambon	BOÎTE-REPAS 2 : 564 KCAL Wraps de sucrine	BOÎTE-REPAS 3 : 602 KCAL Burger maison
ÉLÉMENTS CLÉS DU RÉGIME	Poignée 1 (+ 2) :	• Tomate • Oignon	• Salade • Carotte • Poivron jaune • Cornichons • Petits pois	• Concombre • Tomate • Oignon rouge • Chou rouge
	Poignée 3 :	• 80 g de fèves edamame • 60 g de jambon blanc	• 3 tranches de rosbif • 60 g de crevettes • 50 g de poulet • 50 g de faisselle	• 120 g de bœuf haché • 1 tranche de lard
	Poignée 4 :	• 1 tranche de pain	• 100 g de pastèque	• 50–60 g de pain pour burger
	Matières grasses :	• 1 cuil. à café de beurre • 2 tranches de fromage, min. 18 % de MG • 1 cuil. à café d'huile d'olive	• 30 g de mayonnaise	• 10 g de mayonnaise • 1 tranche de fromage, min. 18 % de MG
FACULTATIF	Produit laitier :	–	–	–
	Accompagnement laitier :	–	–	• 2 cuil. à soupe de crème fraîche, max. 9 % de MG
SANS RESTRICTION, EN PETITES QUANTITÉS	Assaisonnements :	• Moutarde • Jus de citron • Sel • Poivre • Cresson	• Raifort ou ail • Sel • Poivre • Sauce pimentée • Chutney de mangue • Curry en poudre • Herbes	• Vinaigre de vin blanc • Sucre • Sel • Poivre • Ketchup • Paprika • Fleur de capucine
Collation facultative entre les repas : Bouillon à boire				

Jour 9, femme – total 1 643 kcal

	BOÎTE-REPAS 1 : 573 KCAL Petit déjeuner à l'anglaise	BOÎTE-REPAS 2 : 525 KCAL Wrap aux épinards, aux œufs et au poulet	BOÎTE-REPAS 3 : 545 KCAL Sauté de canard
ÉLÉMENTS CLÉS DU RÉGIME	**Poignée 1 (+ 2) :** • Champignons • Tomate	**Poignée 1 (+ 2) :** • Épinards • Tomates cerise	**Poignée 1 (+ 2) :** • Pleurotes • Brocoli • Oignons nouveaux • Germes de soja
	Poignée 3 : • 1 tranche de lard • 1 œuf • ½ boîte de *baked beans*	**Poignée 3 :** • 80 g de poulet • 1 œuf • 1 blanc d'œuf	**Poignée 3 :** • 140 g de filet de canard
	Poignée 4 : • ½ tranche de pain • 50 g de framboises	**Poignée 4 :** • 40–50 g de tortilla	**Poignée 4 :** • 30 g de vermicelles de soja
	Matières grasses : • 1 cuil. à café de beurre • 5 g de noisettes	**Matières grasses :** • 30 g de *cream cheese*, min. 18 % de MG • 10 g de pignons de pin • 1 cuil. à soupe de crème (38 % de MG)	**Matières grasses :** • ½ cuil. à soupe d'huile d'olive • 10 g de noix de cajou
FACULTATIF	**Produit laitier :** • 10 cl de yaourt nature	**Produit laitier :** –	**Produit laitier :** –
	Accompagnement laitier : –	**Accompagnement laitier :** –	**Accompagnement laitier :** –
SANS RESTRICTION, EN PETITES QUANTITÉS	**Assaisonnements :** • Sel • Poivre • Origan • Œillets de poète (uniquement les pétales) • Pensées comestibles	**Assaisonnements :** • Sel • Poivre • Soucis comestibles	**Assaisonnements :** • Ail • Piment • Gingembre • Sauce Teriyaki • Bouillon • Fleurs de petite oseille sauvage • Ail des ours

Collation facultative entre les repas : Bouillon à boire

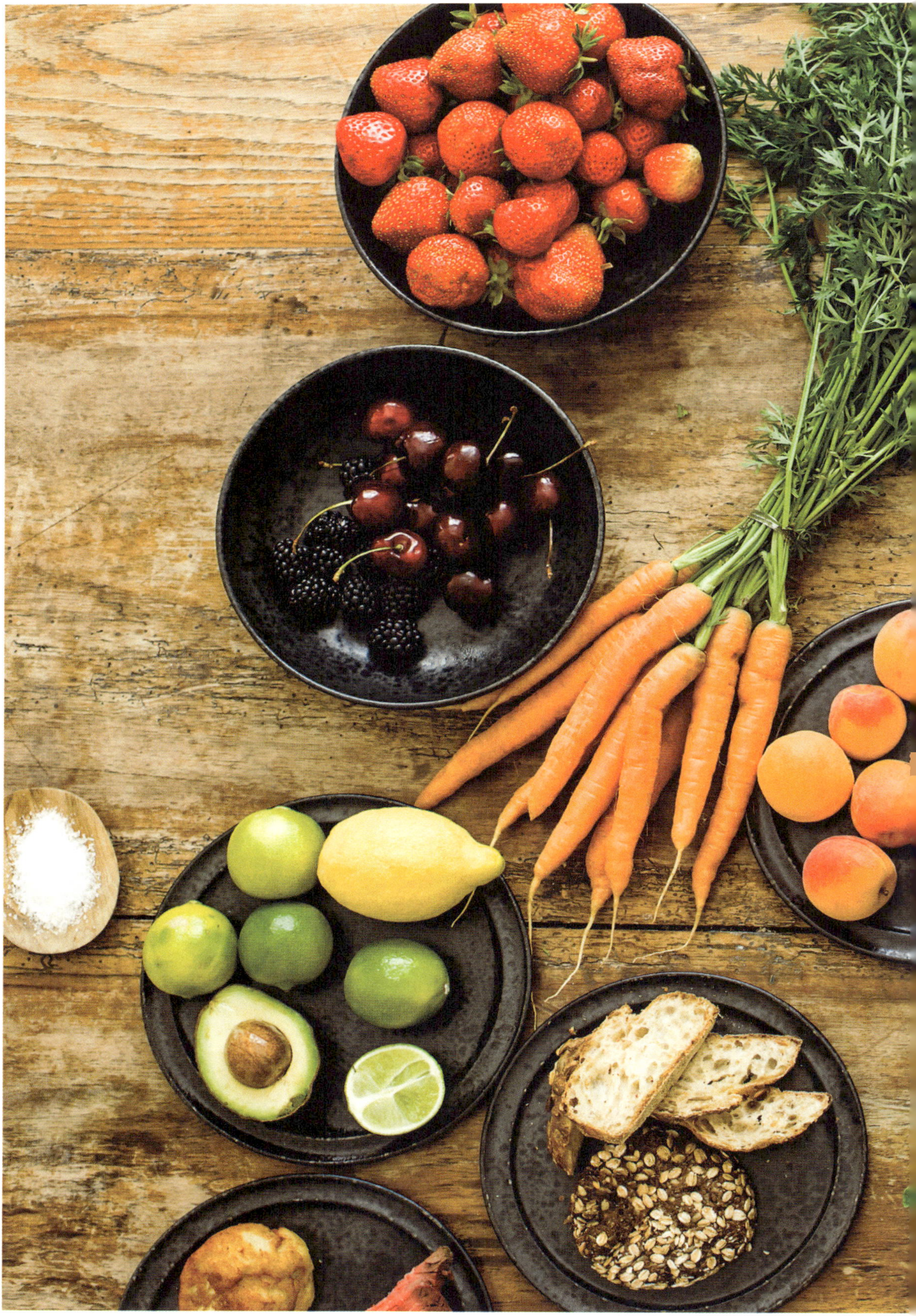

RECETTES POUR HOMME

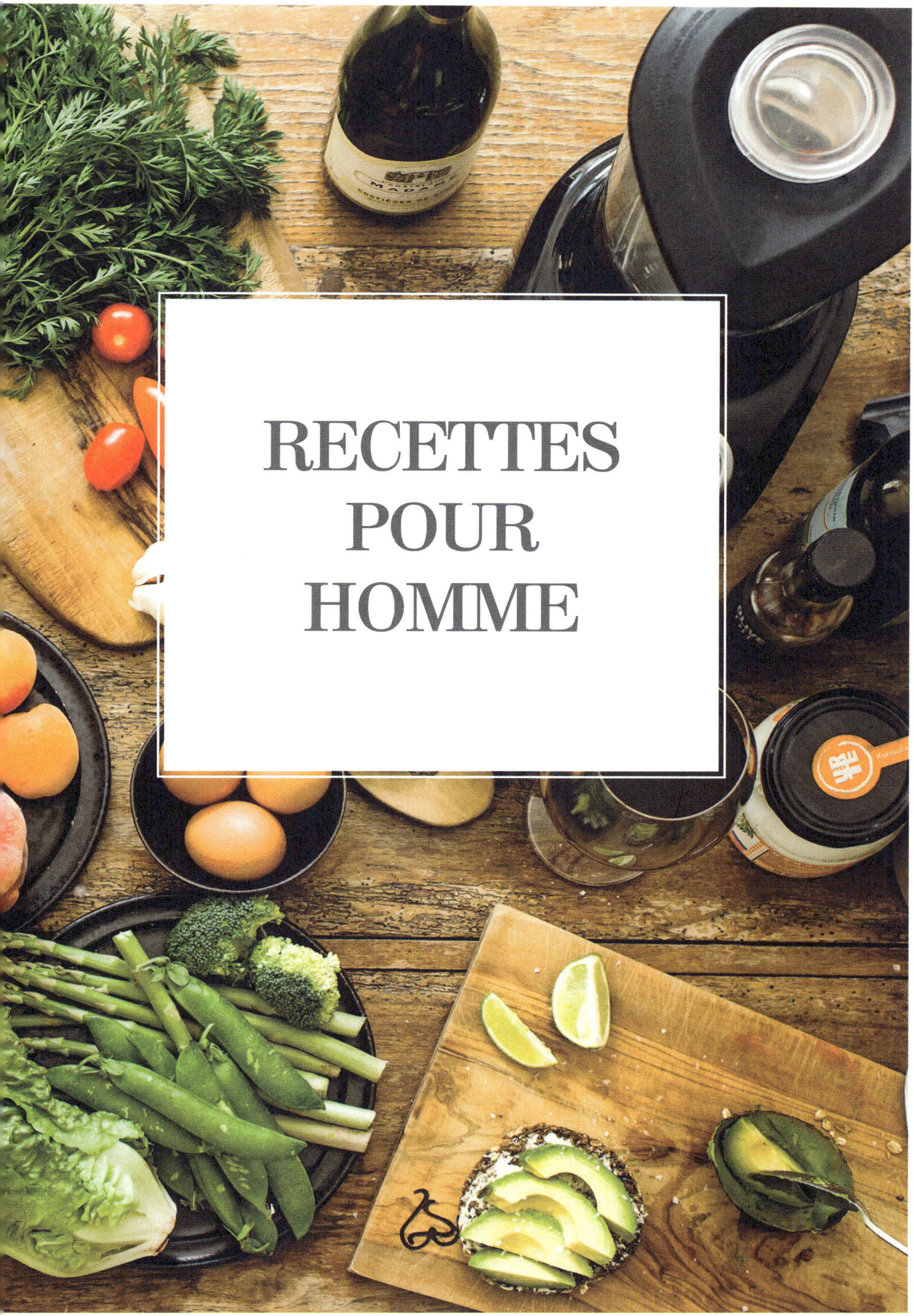

Recettes

TOUTES LES RECETTES SONT POUR UNE PERSONNE (HOMME).

Petit déjeuner

Déjeuner

Dîner

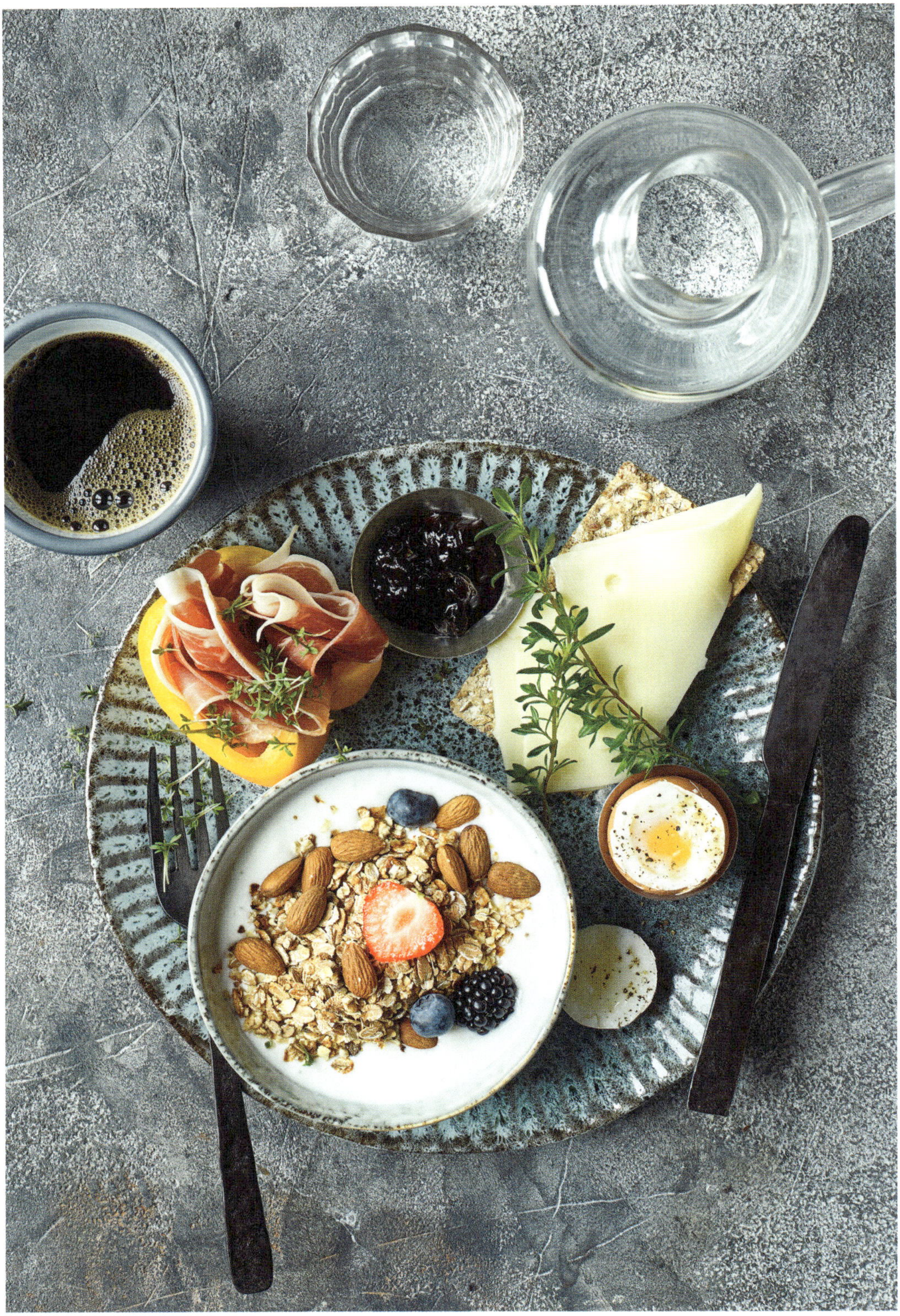

Assiette du matin avec œuf à la coque

PRÉPARATION : *environ 30 min*

POUR LE MUESLI DE BASE :

60 g de flocons de seigle
60 g de flocons d'épeautre
60 g de flocons d'avoine
2 cuil. à soupe de miel
1 pincée de sel

POUR COMPLÉTER :

1 œuf
½ poivron jaune
3 tranches de jambon sec
2 tranches de fromage, min. 18 % de MG
1 biscotte scandinave
Thym, pour décorer (facultatif)
1 cuil. à soupe de confiture ou de marmelade d'oranges
20 cl de yaourt nature
30 g de muesli de base
30 g de fruits rouges
20 g d'amandes

Pour réaliser le muesli de base, faites griller les flocons de seigle, d'épeautre et d'avoine à feu moyen dans une poêle. Lorsqu'ils commencent à se colorer, incorporez le miel et le sel. Laissez refroidir et conservez dans un récipient hermétique.

Faites bouillir l'œuf 5 à 6 min. Épépinez le poivron et placez le jambon à l'intérieur.

Posez le fromage sur la biscotte scandinave, décorez avec le thym, si vous le souhaitez, et servez avec la confiture ou marmelade d'oranges.

Versez le yaourt dans un bol. Ajoutez le muesli, les fruits rouges et les amandes.

CE QUE VOUS DEVEZ AVOIR DANS L'ASSIETTE

½ poivron avec du jambon. 1 biscotte scandinave surmontée de fromage et de confiture ou de marmelade. 1 bol de yaourt avec du muesli, des fruits rouges et des amandes. 1 œuf à la coque.

RÉPARTITION DANS LA BOÎTE-REPAS

POIGNÉE 1 (+ 2) : *Poivron*

POIGNÉE 3 : *Œuf, jambon*

POIGNÉE 4 : *Muesli, biscotte scandinave, fruits rouges*

MATIÈRES GRASSES : *Fromage, amandes*

PRODUIT LAITIER : *Yaourt*

ASSAISONNEMENTS : *Miel, sel, thym, confiture ou marmelade d'oranges*

ASTUCE *Vous pouvez conserver le muesli de base de 2 à 3 semaines dans un récipient hermétique.*

ASTUCE *Vous pouvez remplacer le muesli de base par du muesli du commerce, mais veillez à ce que la teneur en sucre ne dépasse pas 13 g de sucre pour 100 g de produit.*

ASTUCE *Vous pouvez utiliser du Skyr ou un autre produit à base de lait fermenté à la place du yaourt nature, du moment que sa teneur en sucre n'excède pas 5 g pour 100 g de produit.*

ASTUCE *Si vous ne vous sentez pas rassasié, vous pouvez manger un autre œuf.*

Énergie 731 kcal · Protéines 42 g · Glucides 57 g · Fibres 7,2 g · Matières grasses 36 g

Lunchbox à la faisselle et à la mangue

PRÉPARATION : *environ 10 min*

150 g de haricots verts, équeutés et effilés
1 tomate
½ oignon rouge
½ mangue
20 amandes
50 g de petits pois
1 cuil. à soupe de pesto
200 g de faisselle, max. 4,5 % de MG
Sel et poivre
15 g de chocolat noir, min. 70 % de cacao

Faites bouillir les haricots verts 2 à 3 min. Égouttez-les et réservez-les.

Coupez les haricots cuits en deux. Taillez la tomate en morceaux et hachez finement l'oignon rouge. Pelez la mangue et détaillez la chair en cubes. Hachez grossièrement les amandes.

Disposez tous les ingrédients préparés ainsi que les petits pois dans une lunchbox.

Mélangez le pesto et la faisselle dans un bol. Salez et poivre. Servez avec la lunchbox.

Servez avec le chocolat noir à part.

CE QUE VOUS DEVEZ AVOIR DANS L'ASSIETTE

Le contenu d'une lunchbox et un peu de chocolat noir.

RÉPARTITION DANS LA BOÎTE-REPAS

POIGNÉE 1 (+ 2) : *Haricots verts, tomate, oignon rouge, petits pois*

POIGNÉE 3 : *Faisselle*

POIGNÉE 4 : *Mangue*

MATIÈRES GRASSES : *Pesto, amandes, chocolat noir*

ASSAISONNEMENTS : *Sel, poivre*

ASTUCE *Si vous êtes vegan, vous pouvez très bien remplacer la faisselle par des légumineuses.*

ASTUCE *Les légumes frais sont idéaux, mais des légumes surgelés conviennent aussi très bien.*

ASTUCE *Vous pouvez préparer ce repas la veille et le conserver au réfrigérateur.*

ASTUCE *À la place des amandes, vous pouvez utiliser d'autres fruits à coque ou des graines.*

Énergie 633 kcal · Protéines 38 g · Glucides 44 g · Fibres 13,5 g · Matières grasses 32 g

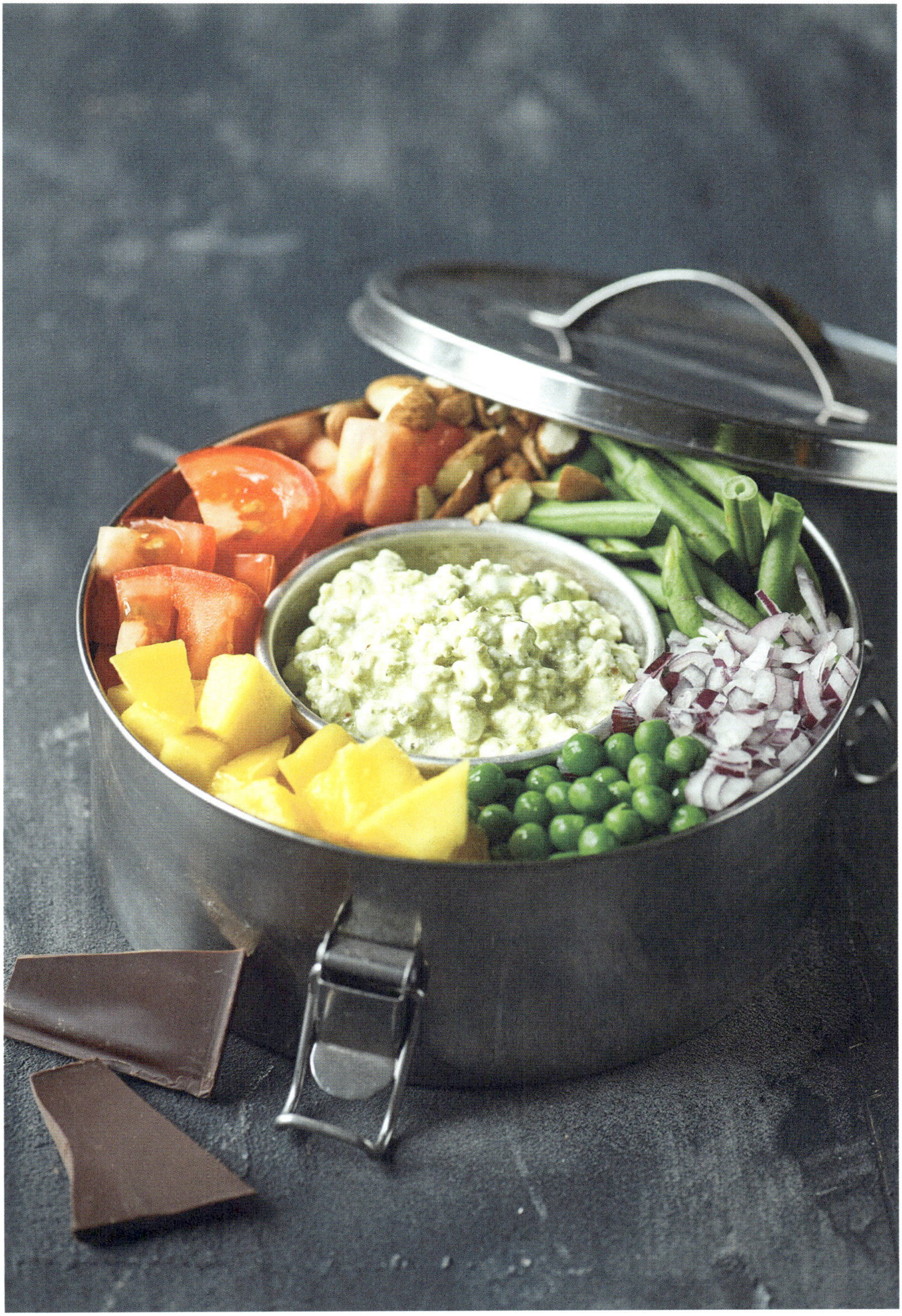

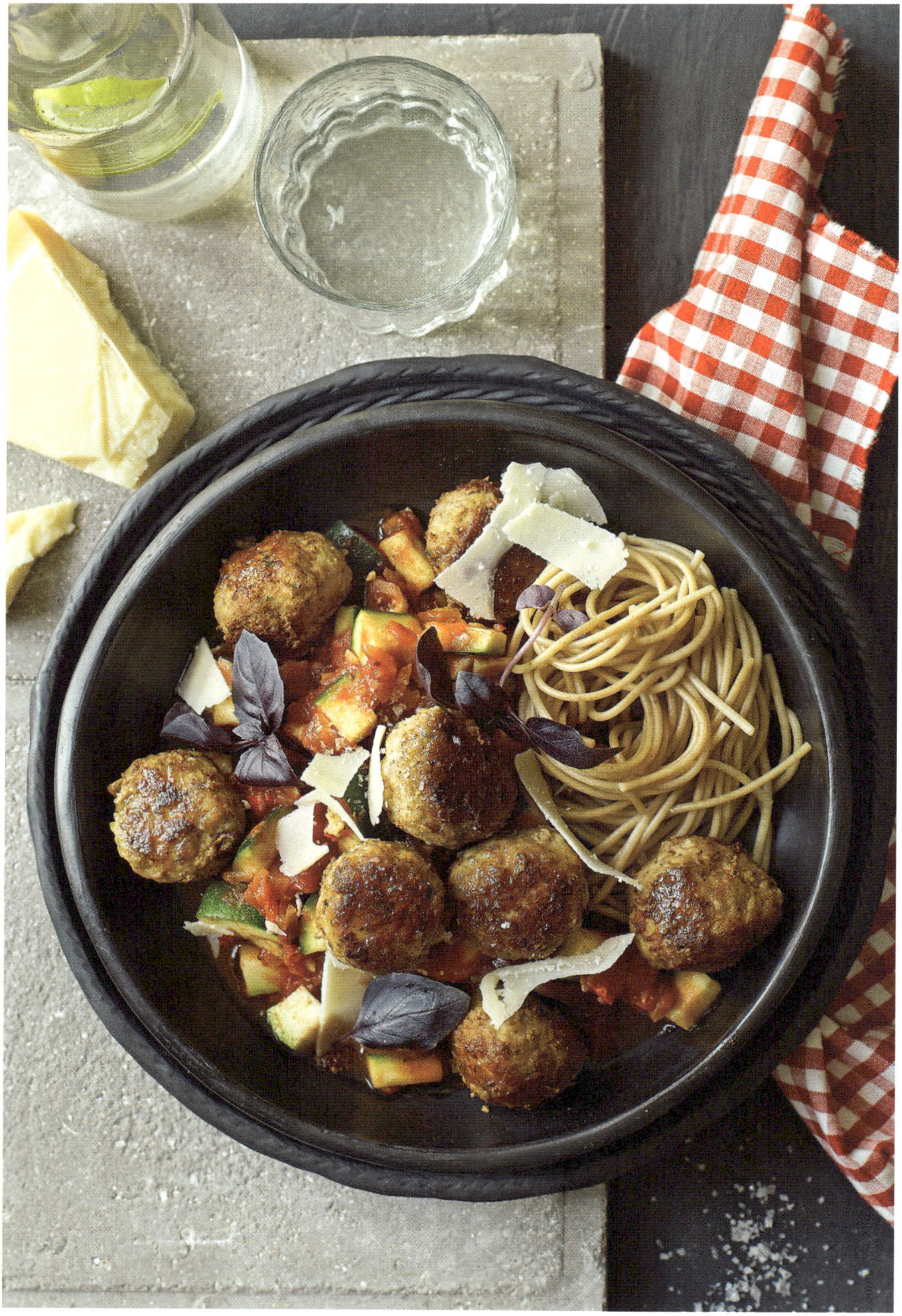

Spaghetti et courgettes, boulettes de viande

PRÉPARATION : *environ 40 min*

POUR LA SAUCE TOMATE :

2 gousses d'ail
½ oignon
¼ de piment frais (facultatif)
1 cuil. à café d'huile d'olive
½ cuil. à café de paprika
½ boîte de tomates concassées
Sel et poivre, selon votre goût

POUR LES BOULETTES :

200 g de porc et de veau hachés, max. 7 % de MG
1 cuil. à soupe de chapelure
1 petit œuf
½ poignée de persil, haché
1 cuil. à café d'origan séché
½ cuil. à café de sel
1 cuil. à café d'huile d'olive, pour la cuisson

POUR COMPLÉTER :

30 g de spaghetti
½ courgette
25 g de parmesan, râpé
Persil ou basilic pourpre, pour décorer

Pour la sauce, hachez finement l'ail, l'oignon et le piment (si vous l'utilisez). Faites-les revenir à l'huile d'olive dans une poêle de 2 à 3 min. Ajoutez le paprika et laissez cuire 1 min avant d'incorporer les tomates. Salez et poivrez. Laissez mijoter le temps de préparer les boulettes de viande.

Mélangez les ingrédients pour les boulettes, puis formez des boules de la taille d'une noix. Faites-les cuire à l'huile pendant 10 min, en secouant la poêle de temps à autre de façon qu'elles se colorent uniformément.

Faites cuire les spaghetti en suivant les instructions sur le paquet.

Détaillez la courgette en cubes ou râpez-la et ajoutez-la à la sauce tomate 3 min avant de servir.

Dans une assiette, disposez les spaghetti, puis la sauce tomate et posez les boulettes par-dessus. Parsemez de parmesan et décorez selon votre goût.

CE QUE VOUS DEVEZ AVOIR DANS L'ASSIETTE

Spaghetti, sauce tomate à la courgette et boulettes, parmesan.

RÉPARTITION DANS LA BOÎTE-REPAS

POIGNÉE 1 (+ 2) : *Oignons, tomate, courgette*

POIGNÉE 3 : *Porc et veau, œuf*

POIGNÉE 4 : *Chapelure, spaghetti*

MATIÈRES GRASSES : *Huile d'olive, Parmesan*

ASSAISONNEMENTS : *Ail, piment, paprika, sel, poivre, persil, origan, basilic pourpre*

ASTUCE *Vous pouvez utiliser du porc ou du veau seul au lieu d'un mélange des deux. Ou encore un mélange de votre choix.*

ASTUCE *Pour éviter les pâtes, remplacez les spaghetti par des courgettes.*

Énergie 769 kcal · Protéines 68 g · Glucides 46 g · Fibres 11,3 g · Matières grasses 33 g

Toast à la ricotta, au jambon et à la tomate

PRÉPARATION : *environ 15 min*

POUR LE MÉLANGE À LA RICOTTA :

20 g de pignons de pin
90 g de ricotta
Sel et poivre, selon votre goût

POUR COMPLÉTER :

2 œufs
1,5 tranche de pain, complet de préférence
1 tomate
3 tranches de jambon blanc
Ciboulette, pour décorer
Café, thé ou eau
5 cl de lait, si vous le souhaitez

Faites griller les pignons de pin à sec dans une poêle, à feu moyen. Lorsqu'ils sont brun doré, hachez-les finement et laissez-les refroidir avant de les mélanger à la ricotta. Salez et poivrez.

Faites bouillir les œufs de 5 à 6 min.

Faites griller le pain et coupez la tranche entière en deux. Découpez la tomate en rondelles.

Nappez les demi-tranches de pain du mélange à la ricotta, puis déposez 1 tranche de jambon et quelques rondelles de tomate sur chacune d'elles. Salez et poivrez, puis ornez de ciboulette.

Accompagnez ce repas d'une tasse de café ou de thé, avec du lait si vous le souhaitez.

CE QUE VOUS DEVEZ AVOIR DANS L'ASSIETTE

2 demi-tranches de pain avec leur garniture, 2 œufs à la coque et 1 tasse de café ou de thé.

RÉPARTITION DANS LA BOÎTE-REPAS

POIGNÉE 1 (+ 2) : *Tomate*

POIGNÉE 3 : *Ricotta, œuf, jambon blanc*

POIGNÉE 4 : *Pain*

MATIÈRES GRASSES : *Pignons de pin*

PRODUIT LAITIER : *Lait, if used*

ASSAISONNEMENTS : *Sel, poivre, ciboulette*

ASTUCE *Vous pouvez éventuellement compléter ce repas par 15 à 20 amandes, 1 morceau de chocolat noir ou 10 à 15 olives.*

ASTUCE *Vous pouvez vous contenter d'un seul œuf, si vous le souhaitez.*

Énergie 686 kcal · Protéines 38 g · Glucides 41 g · Fibres 7,9 g · Matières grasses 40 g

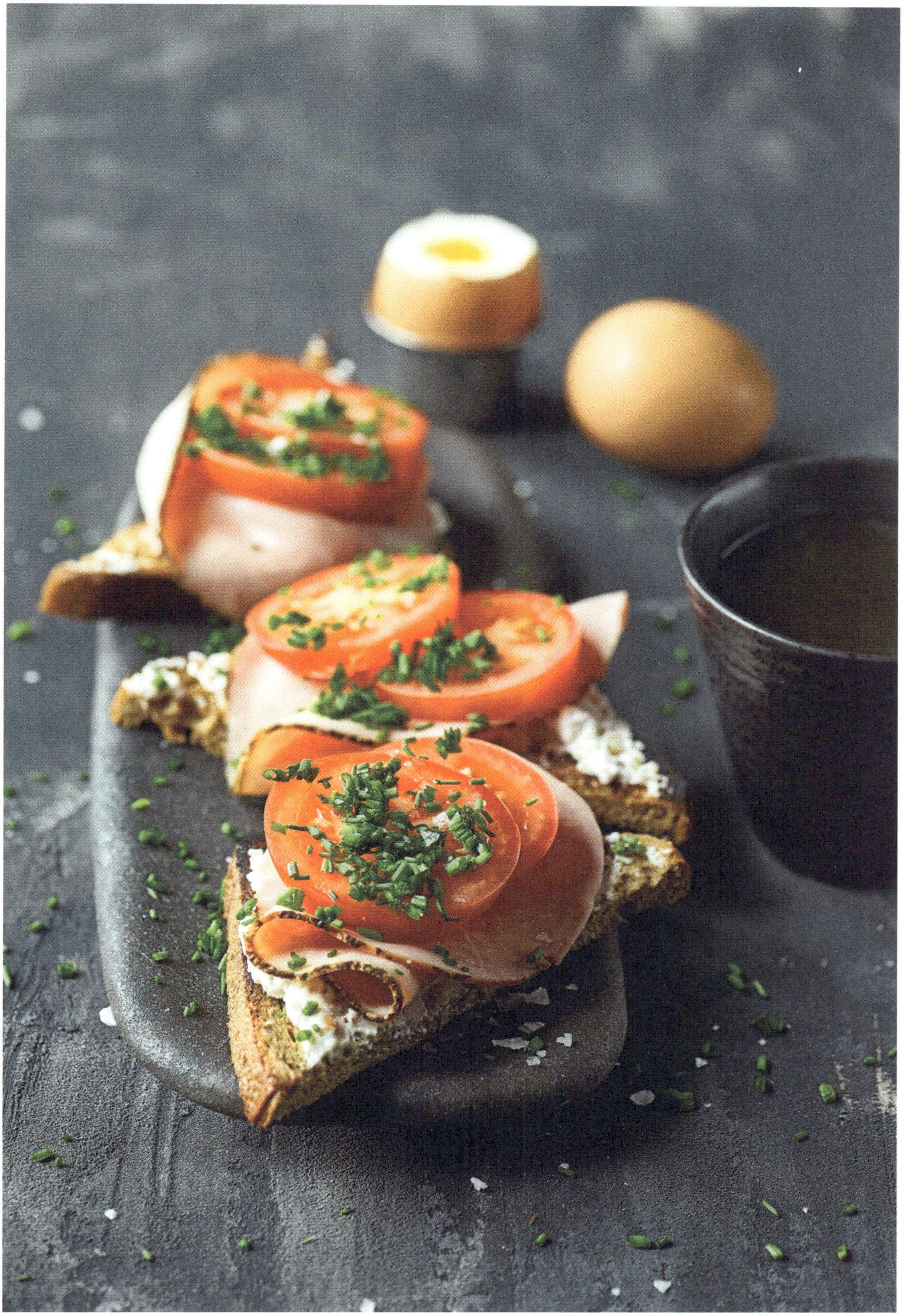

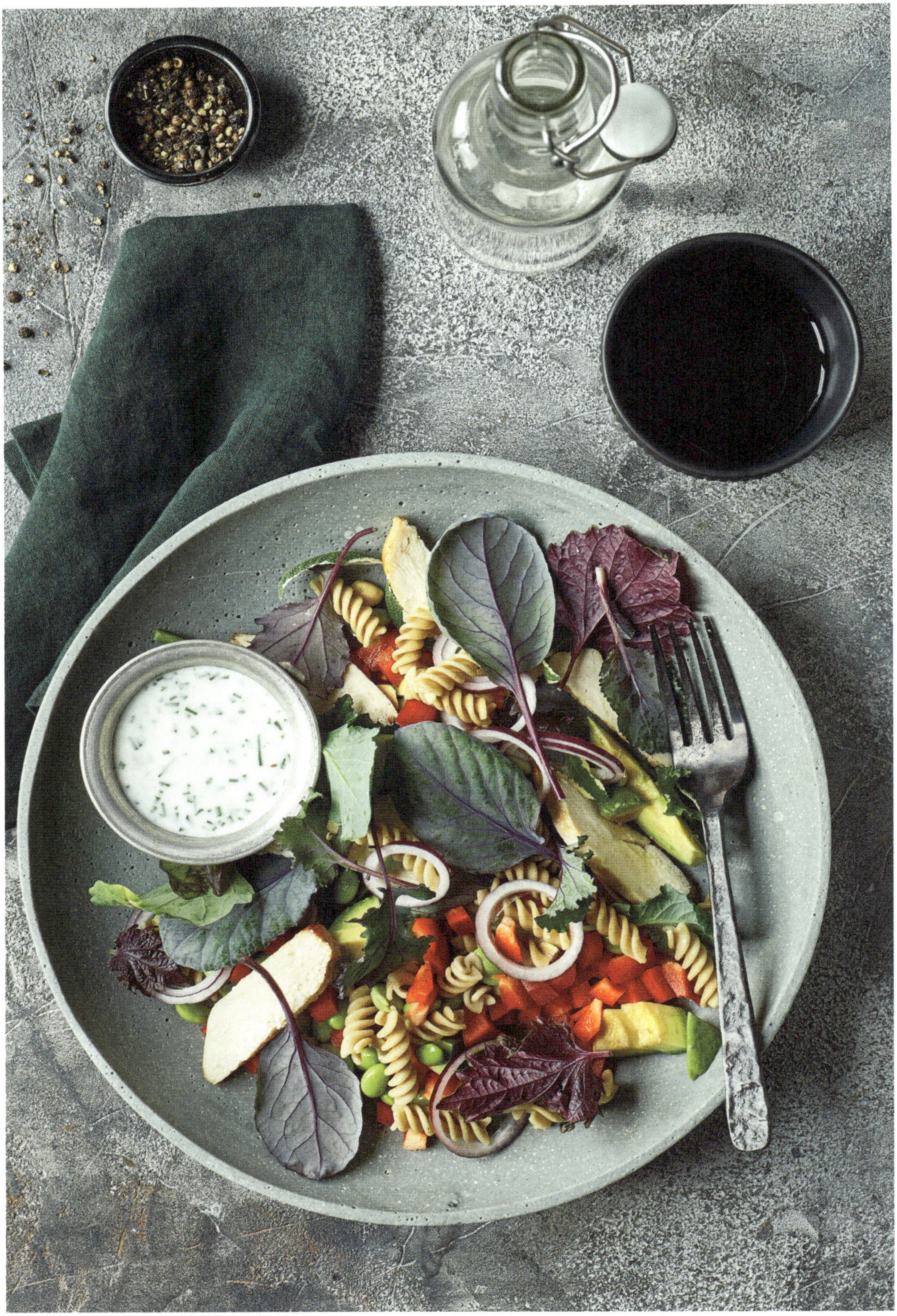

Salade de pâtes au poulet

PRÉPARATION : *environ 10 min*

100 g de fèves edamame surgelées
2 cuil. à soupe de jus de citron
½ petit oignon rouge
½ poivron rouge
½ avocat
15 g de noix de cajou
25 g de mesclun
125 g de poulet cuit, coupé en dés ou en lanières
80 g de pâtes cuites, complètes de préférence

POUR LA SAUCE AU YAOURT :

1 gousse d'ail
1 cuil. à soupe de ciboulette
5 cl de yaourt nature
½ cuil. à café de sel
1 pincée de poivre
1 cuil. à soupe de jus de citron

Mettez les fèves edamame surgelées dans un saladier et recouvrez-les d'eau bouillante. Laissez-les tremper pendant 1 min, puis égouttez-les. Ajoutez-y 1 cuil. à soupe de jus de citron et mélangez.

Découpez l'oignon et le poivron en tout petits dés.

Pelez l'avocat, détaillez-le en cubes et ajoutez-y le reste de jus de citron.

Hachez grossièrement les noix de cajou.

Hachez finement l'ail et mélangez-le avec les ingrédients restants de la sauce au yaourt.

Placez tous les éléments, y compris le poulet et les pâtes, sur un lit de salade. Servez la sauce au yaourt à part.

CE QUE VOUS DEVEZ AVOIR DANS L'ASSIETTE

1 salade de pâtes et sa sauce.

RÉPARTITION DANS LA BOÎTE-REPAS

POIGNÉE 1 (+ 2) : *Oignon rouge, poivron, salade*

POIGNÉE 3 : *Fèves edamame, poulet*

POIGNÉE 4 : *Pâtes*

MATIÈRES GRASSES : *Avocat, noix de cajou*

PRODUIT LAITIER : *Yaourt*

ASSAISONNEMENTS : *Jus de citron, ciboulette, ail, sel, poivre*

ASTUCE *Vous pouvez choisir d'autres sources de protéines à la place du poulet et des fèves edamame, comme une autre viande, du poisson, des fruits de mer, du fromage allégé en matières grasses ou des légumineuses. Cela peut être l'occasion d'utiliser des restes du repas de la veille.*

ASTUCE *Vous pouvez remplacer les pâtes par du riz, du maïs, du boulgour, de la semoule, du blé précuit (de type Ebly) ou même un morceau de baguette : n'importe quel autre glucide.*

Énergie 735 kcal · Protéines 50 g · Glucides 60 g · Fibres 12 g · Matières grasses 30 g

Pita aux falafels, sauce au pesto

PRÉPARATION, TEMPS DE CUISSON INCLUS : *environ 45 min*

REMARQUE : *si possible, laissez reposer la pâte à base de pois chiches au réfrigérateur pendant 2 h avant de former les boulettes.*

POUR LES FALAFELS :

140 g de pois chiches en boîte (poids égoutté)
1 cuil. à soupe de jus de citron
½ oignon
1 gousse d'ail
2 cuil. à soupe de persil
½ cuil. à café de coriandre en poudre
½ cuil. à café de sel
½ cuil. à café de piment de Cayenne
½ cuil. à café de cumin en poudre
1 petit œuf
1 ou 2 cuil. à soupe de farine
1 cuil. à soupe d'huile d'olive
1 cuil. à soupe de chapelure

POUR LA SALADE :

40 g de tomates cerise coupées en deux
40 g de petits pois
30 g de mâche ou d'autre salade

POUR LA SAUCE :

2 grosses cuil. à soupe de yaourt nature
1 cuil. à café de pesto rouge ou vert

POUR COMPLÉTER :

1 pain pita, complet de préférence
Quartiers de citron

Pour les falafels, mélangez les pois chiches et le jus de citron. Hachez grossièrement l'oignon, l'ail et le persil. Mixez le tout au robot, puis ajoutez la coriandre, le sel, le piment de Cayenne, le cumin et l'œuf. Mixez de nouveau jusqu'à l'obtention d'une consistance grossière.

Ajoutez de la farine, une cuillerée à la fois, pour raffermir la pâte de façon à pouvoir prélever des boules de la taille d'une noix.

Posez les boules sur une plaque recouverte de papier sulfurisé. Badigeonnez-les d'huile d'olive, saupoudrez-les de chapelure et retournez-les délicatement. Aplatissez-les légèrement, puis retournez-les et couvrez l'autre côté de chapelure. Faites-les cuire au milieu du four préchauffé à 200 °C (th. 6-7) pendant 30 min, en les retournant à mi-cuisson.

Disposez tous les ingrédients de la salade, et les falafels sur le pain pita. Mélangez les ingrédients de la sauce et ajoutez-la sur le pain pita. Ornez de quartiers de citron.

CE QUE VOUS DEVEZ AVOIR DANS L'ASSIETTE

2 poignées de salade, 1 poignée de falafels, 1 pain pita et 2 ou 3 cuil. à soupe de sauce.

RÉPARTITION DANS LA BOÎTE-REPAS

POIGNÉE 1 (+ 2) : *Oignon, tomate, petits pois, salade*

POIGNÉE 3 : *Pois chiches, œuf*

POIGNÉE 4 : *Farine, chapelure, pain pita*

MATIÈRES GRASSES : *Huile d'olive, pesto*

ACCOMPAGNEMENT LAITIER : *Yaourt*

ASSAISONNEMENTS : *Jus de citron, ail, persil, coriandre, sel, piment de Cayenne, cumin*

Énergie 754 kcal · Protéines 31 g · Glucides 86 g · Fibres 19,4 g · Matières grasses 27 g

ASTUCE
Remplacez le pain pita par 1 tortilla ou 1 autre pain plat.

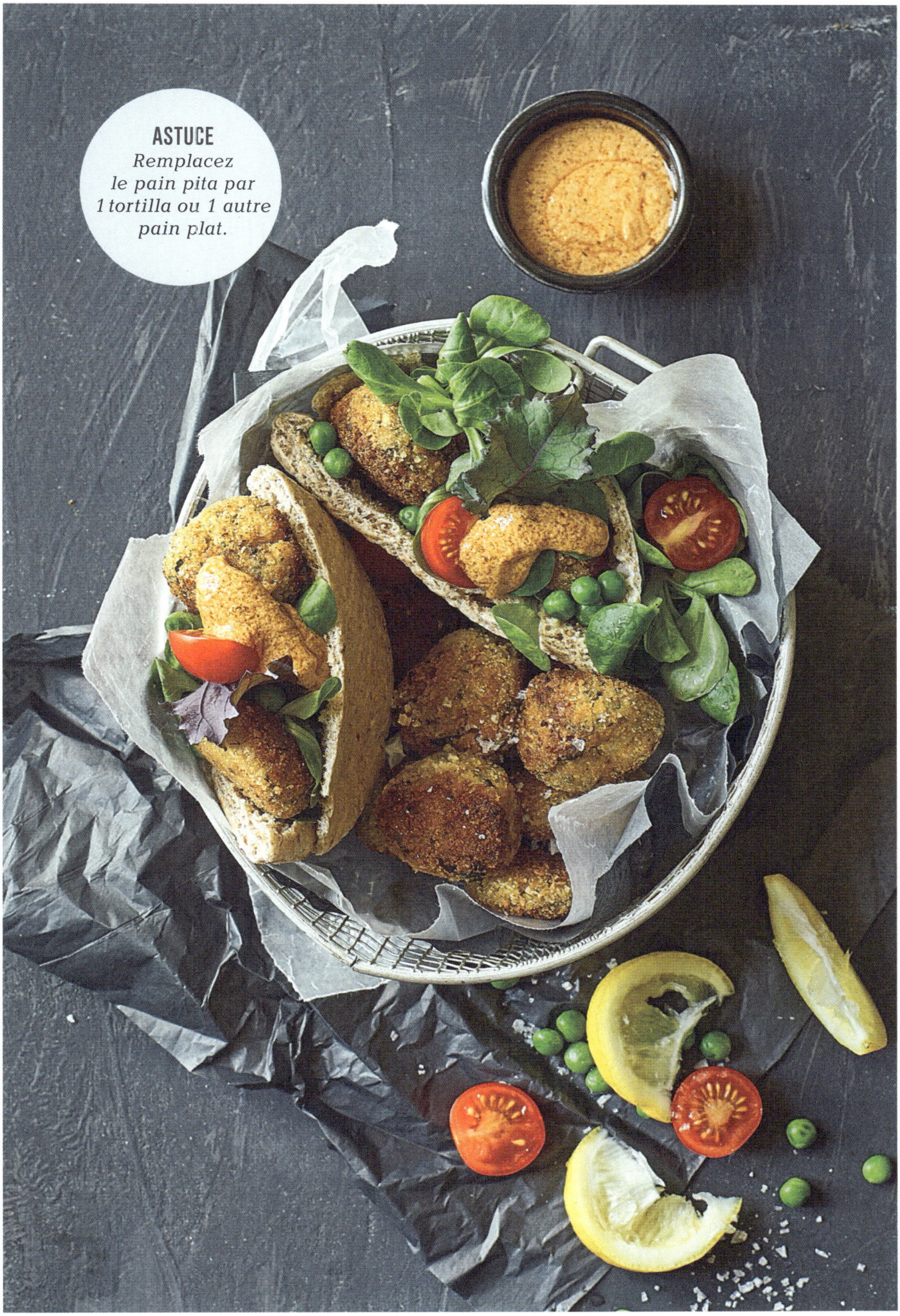

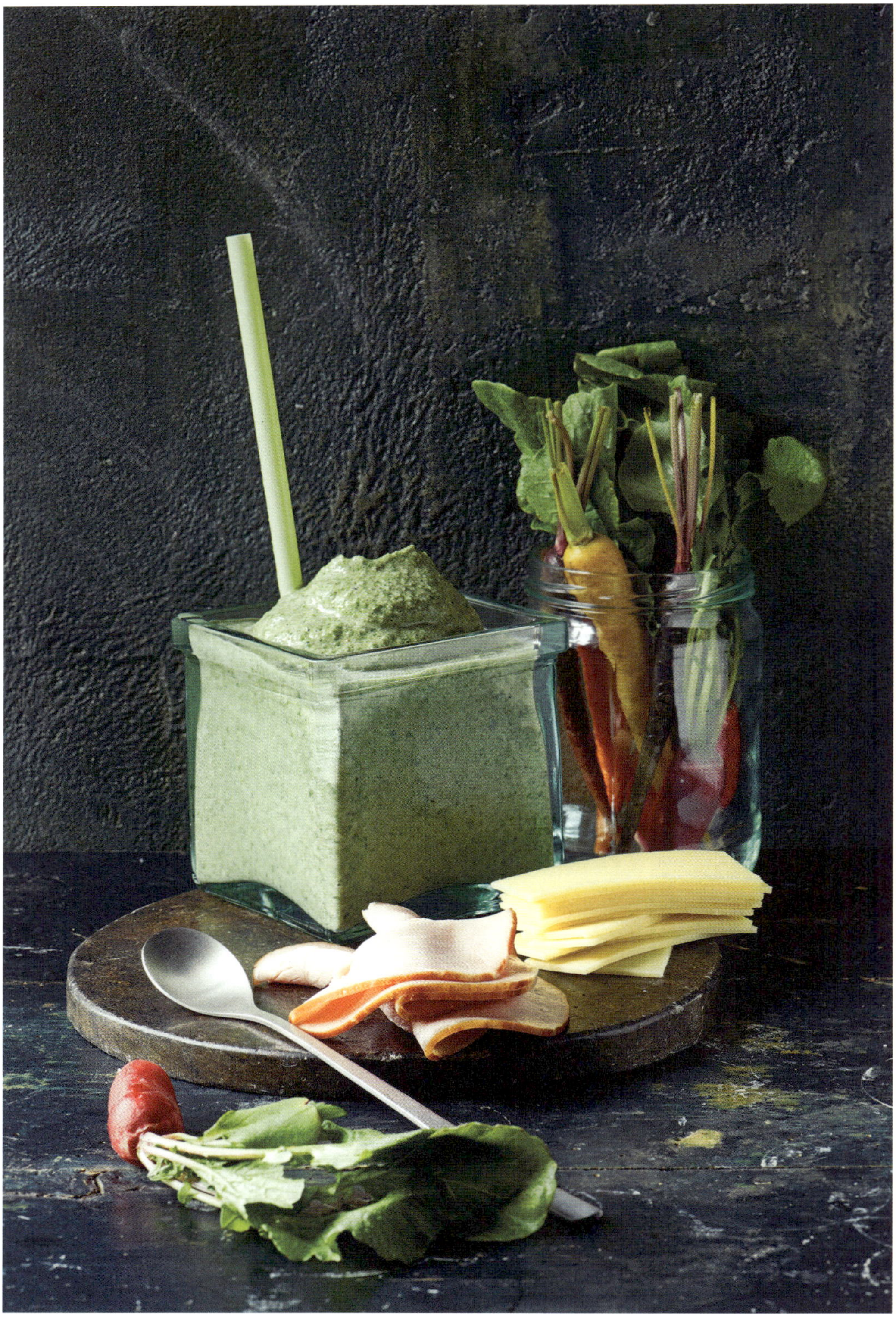

Smoothie vert

PRÉPARATION : *environ 10 min*

100 g d'épinards hachés surgelés
150 g de fraises surgelées
20 cl de lait écrémé
7,5 cl de crème fleurette (38 % de MG)
½ cuil. à café d'extrait de vanille
1 cuil. à café d'édulcorant liquide
60 g de fromage, max. 17 % de MG
4 tranches de rôti de porc fumé
2 ou 3 petites carottes
3 ou 4 radis

Mettez les épinards, les fraises, le lait écrémé, la crème fleurette, l'extrait de vanille et l'édulcorant dans un blender. Mixez jusqu'à l'obtention d'une consistance épaisse et homogène. Vous devrez peut-être arrêter le blender à plusieurs reprises et mélanger les ingrédients avant de mixer de nouveau.

Coupez le fromage en bâtonnets ou en petites tranches. Servez le fromage, le porc fumé et les carottes en même temps que le smoothie.

CE QUE VOUS DEVEZ AVOIR DANS L'ASSIETTE

1 smoothie, ½ poignée de fromage, de radis, de porc et de carottes.

RÉPARTITION DANS LA BOÎTE-REPAS

POIGNÉE 1 (+ 2) : *Épinards, carottes, radis*

POIGNÉE 3 : *Fromage, porc fumé*

POIGNÉE 4 : *Fraises*

MATIÈRES GRASSES : *Crème*

PRODUIT LAITIER : *Lait écrémé*

ASSAISONNEMENTS : *Extrait de vanille, édulcorant*

ASTUCE *Ajoutez un peu de lait si vous préférez un smoothie plus liquide.*

ASTUCE *Remplacez le fromage par un œuf, ou deux, si vous le souhaitez.*

ASTUCE *Pour réaliser un smoothie vegan, utilisez du lait de coco, du lait de soja, du lait d'amande ou toute autre boisson végétale à la place du lait de vache et de la crème.*

Énergie 629 kcal · Protéines 38 g · Glucides 28 g · Fibres 5,9 g · Matières grasses 40 g

Salade de nouilles aux crevettes

PRÉPARATION : *environ 15 min*

POUR LA SAUCE :

1 cuil. à soupe de sauce soja
15 g de beurre de cacahuètes
2 cuil. à café de miel
1 pincée de flocons de piment
1 cuil. à soupe de jus de citron vert

POUR LA SALADE :

50 g de vermicelles de soja
50 g de brocoli
1 petite carotte
50 g de germes de soja
175 g de crevettes
1 cuil. à soupe de coriandre hachée
30 g de noix de cajou grillées

POUR COMPLÉTER :

Coriandre, pour décorer

Pour la sauce, mélangez la sauce soja, le beurre de cacahuètes, le miel, les flocons de piment et le jus de citron vert au fouet.

Pour la salade, couvrez les vermicelles de soja d'eau bouillante et laissez-les reposer pendant 10 min. Égouttez-les, puis rincez-les à l'eau chaude.

Détaillez le brocoli en petites fleurettes et coupez la carotte en bâtonnets.

Mélangez les fleurettes de brocoli, les bâtonnets de carotte et les germes de soja dans un saladier. Versez la sauce par-dessus et mélangez.

Ajoutez les crevettes et la coriandre hachée.

Disposez les légumes sur les vermicelles de soja, et parsemez le tout de noix de cajou grossièrement hachées. Ornez d'un brin de coriandre.

CE QUE VOUS DEVEZ AVOIR DANS L'ASSIETTE

2 ou 3 poignées de salade de nouilles aux crevettes, 1 poignée de vermicelles de soja.

RÉPARTITION DANS LA BOÎTE-REPAS

POIGNÉE 1 (+ 2) : *Brocoli, carotte, germes de soja*

POIGNÉE 3 : *Crevettes*

POIGNÉE 4 : *Vermicelles de soja*

MATIÈRES GRASSES : *Beurre de cacahuètes, noix de cajou*

ASSAISONNEMENTS : *Sauce soja, miel, flocons de piment, jus de citron vert, coriandre*

Énergie 682 kcal · Protéines 43 g · Glucides 75 g · Fibres 5,9 g · Matières grasses 23 g

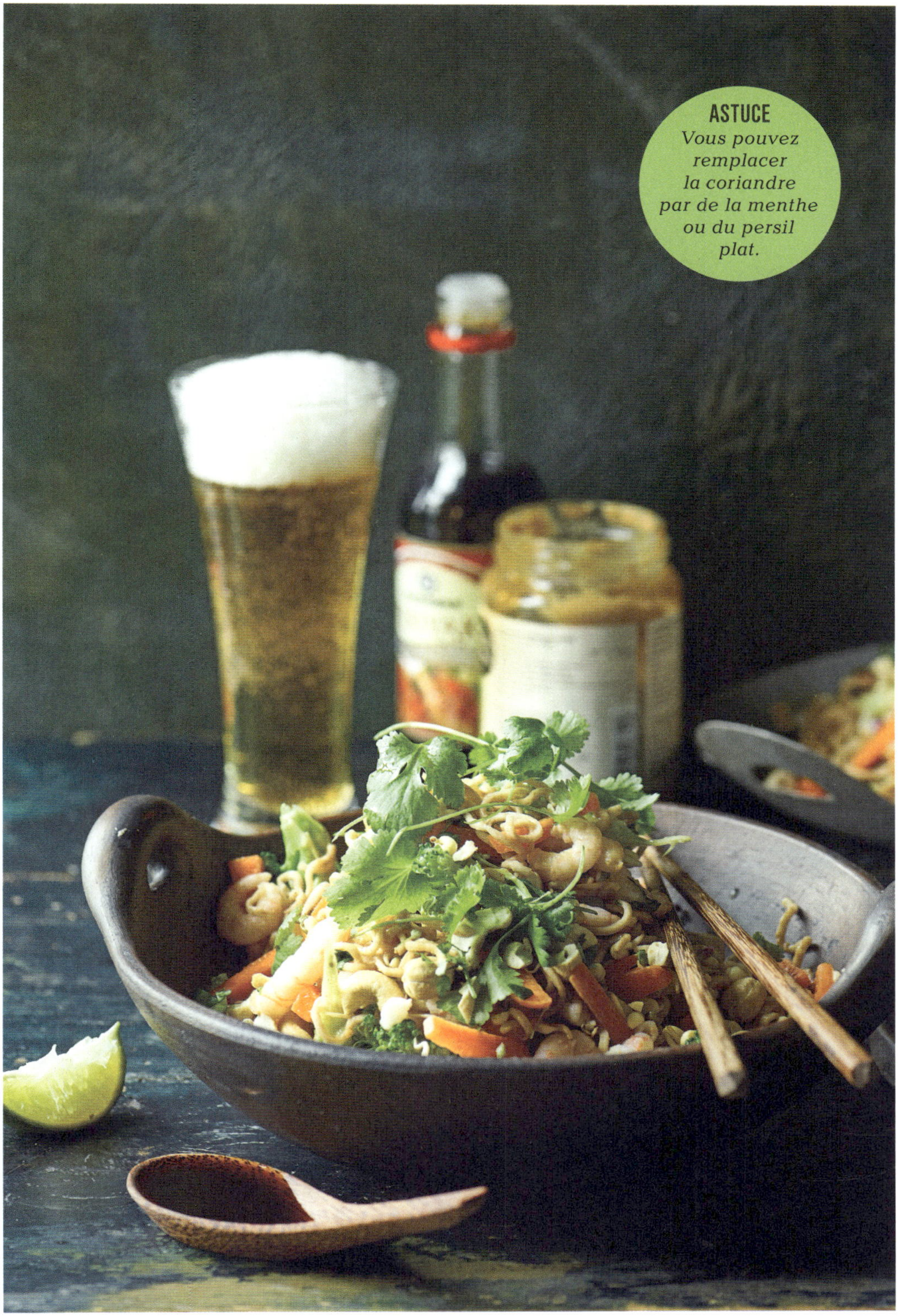

ASTUCE

Vous pouvez remplacer la coriandre par de la menthe ou du persil plat.

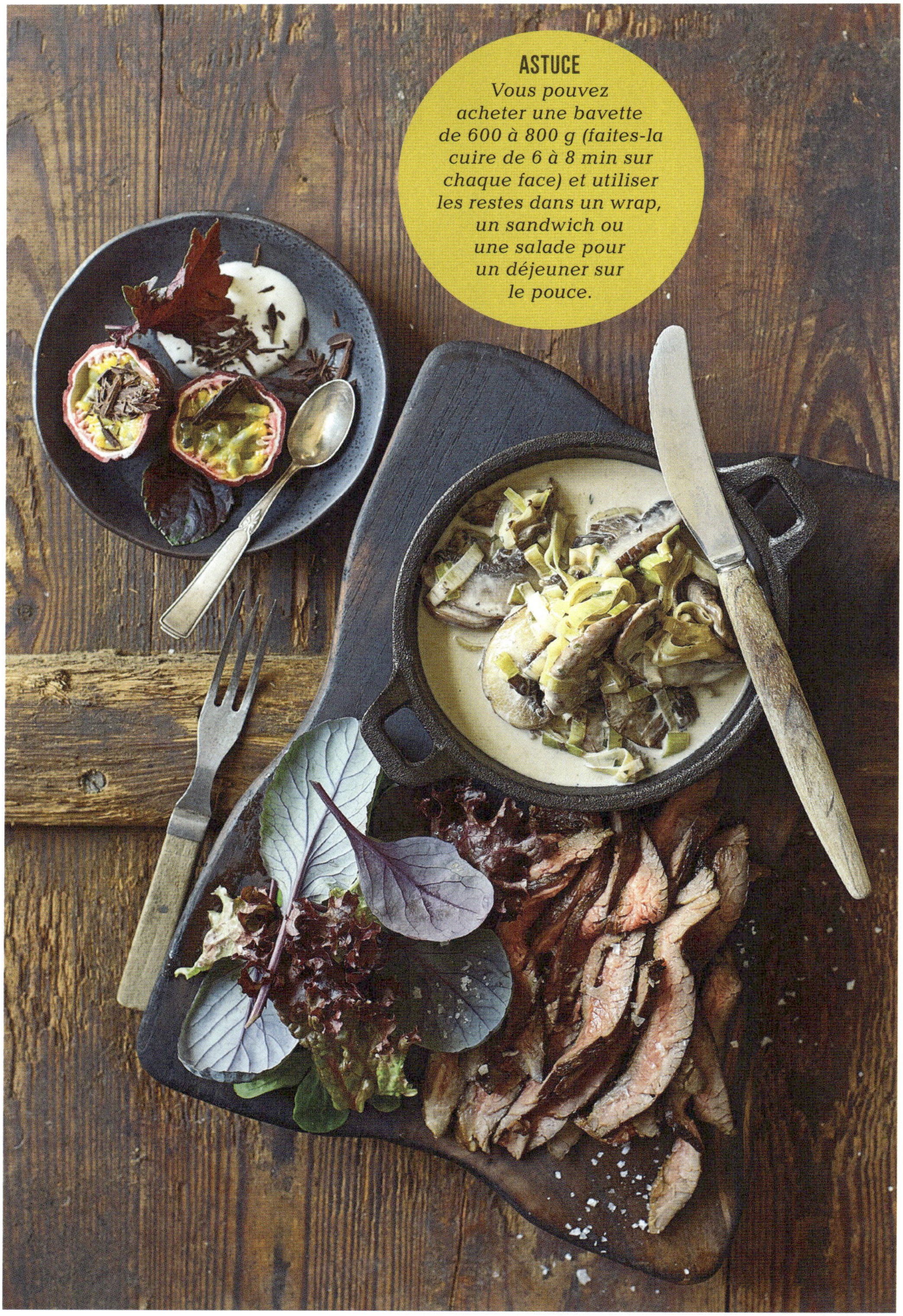

ASTUCE

Vous pouvez acheter une bavette de 600 à 800 g (faites-la cuire de 6 à 8 min sur chaque face) et utiliser les restes dans un wrap, un sandwich ou une salade pour un déjeuner sur le pouce.

Bœuf mariné aux champignons et à la crème

PRÉPARATION : *environ 25 min*

POUR LA MARINADE ET LA VIANDE :

1 cuil. à soupe de cassonade
2 cuil. à soupe de sauce soja
½ cuil. à soupe de flocons de piment
1 pincée de poivre
1 cuil. à soupe d'huile d'olive
1 bavette (environ 200 g)

POUR LES CHAMPIGNONS :

2 gros champignons de Paris
½ poireau
1 cuil. à café d'huile d'olive
8 cl de crème fleurette (38 % de MG)
½ cube de bouillon de légumes délayé dans 10 cl eau bouillante
½ cuil. à soupe d'estragon séché
Sel et poivre, selon votre goût

POUR COMPLÉTER :

40 g de mesclun
Estragon frais, pour décorer

POUR LE DESSERT :

1 fruit de la Passion
1 cuil. à soupe de crème fraîche, max. 9 % de MG
1 goutte d'extrait de vanille
2 ou 3 gouttes d'édulcorant liquide (facultatif)
5 g de chocolat noir, min. 70 % de cacao

Mélangez les ingrédients de la marinade. Placez le bœuf et la marinade dans un sac à congélation, zippez et laissez mariner au réfrigérateur pendant au moins 2 h, voire toute une nuit si possible.

Taillez les champignons et le poireau en lamelles. Faites revenir les champignons à la poêle avec l'huile pendant 10 min avant d'ajouter le poireau. Versez la crème et le bouillon, et laissez mijoter de 10 à 15 min. Parsemez d'estragon, salez et poivrez.

Dans une autre poêle, faites cuire le bœuf de 2 à 3 min sur chaque face. Laissez-le reposer quelques instants, puis mettez-le dans une assiette avec les champignons et le mesclun.

Pour le dessert, coupez le fruit de la Passion en deux. Dans un bol, mélangez la crème fraîche, la vanille et l'édulcorant (le cas échéant). Servez le fruit de la Passion surmonté d'une cuillerée de sauce à la vanille et râpez le chocolat par-dessus.

CE QUE VOUS DEVEZ AVOIR DANS L'ASSIETTE

1 grosse poignée de champignons,
1 poignée de salade et 1 poignée de bœuf.
1 fruit de la Passion à la crème à la vanille.

RÉPARTITION DANS LA BOÎTE-REPAS

POIGNÉE 1 (+ 2) : *Champignons, poireau, salade*

POIGNÉE 3 : *Bavette*

POIGNÉE 4 : *Fruit de la Passion*

MATIÈRES GRASSES : *Huile d'olive, crème, chocolat noir*

ACCOMPAGNEMENT LAITIER : *Crème fraîche*

ASSAISONNEMENTS : *Sucre, sauce soja, flocons de piment, poivre, bouillon de légumes, estragon, sel, vanille, édulcorant, si vous en utilisez*

Énergie 678 kcal · Protéines 54 g · Glucides 26 g · Fibres 6,7 g · Matières grasses 39 g

Toast au saumon et crème à l'avocat

PRÉPARATION : *environ 15 min*

POUR LA CRÈME À L'AVOCAT :

½ avocat
1 grosse cuil. à soupe de crème fraîche, min. 18 % de MG
1 cuil. à café de jus de citron
Sel et poivre, selon votre goût

POUR LA SAUCE :

¼ de piment
1 cuil. à soupe de feuilles de menthe
1 tomate
1 cuil. à soupe de jus de citron
1 cuil. à café de vinaigre de vin blanc
Sel, selon votre goût

POUR COMPLÉTER :

1,5 tranche de pain, complet de préférence
60 g de concombre
120 g de saumon fumé
Poivre, selon votre goût
Cresson, pour décorer

Pour la crème à l'avocat, écrasez l'avocat avec la crème fraîche, le jus de citron, du sel et du poivre dans un bol.

Pour la sauce, épépinez le piment. Hachez-le finement et ciselez la menthe. Détaillez la tomate en petits cubes. Mélangez le tout dans un bol avec le jus de citron et le vinaigre de vin blanc. Salez.

Faites griller le pain et coupez-le en mouillettes. Taillez le concombre en longues et fines bandes.

Nappez le toast de crème à l'avocat, puis déposez le concombre et le saumon par-dessus. Arrosez de sauce, décorez avec le cresson et poivrez au moulin.

CE QUE VOUS DEVEZ AVOIR DANS L'ASSIETTE

Des mouillettes de pain, de la crème à l'avocat, du concombre et du saumon avec de la sauce.

RÉPARTITION DANS LA BOÎTE-REPAS

POIGNÉE 1 (+ 2) : *Tomate, concombre*

POIGNÉE 3 : *Saumon fumé*

POIGNÉE 4 : *Pain*

MATIÈRES GRASSES : *Avocat, crème fraîche*

ASSAISONNEMENTS : *Jus de citron, sel, poivre, menthe, piment, vinaigre de vin blanc, cresson*

ASTUCE *Si vous manquez de temps, contentez-vous de couper l'avocat en lamelles. Posez-les sur le toast et ajoutez le saumon et le concombre par-dessus. Utilisez de la crème fraîche à la place de la sauce.*

Énergie 620 kcal · Protéines 32 g · Glucides 45 g · Fibres 8,6 g · Matières grasses 31 g

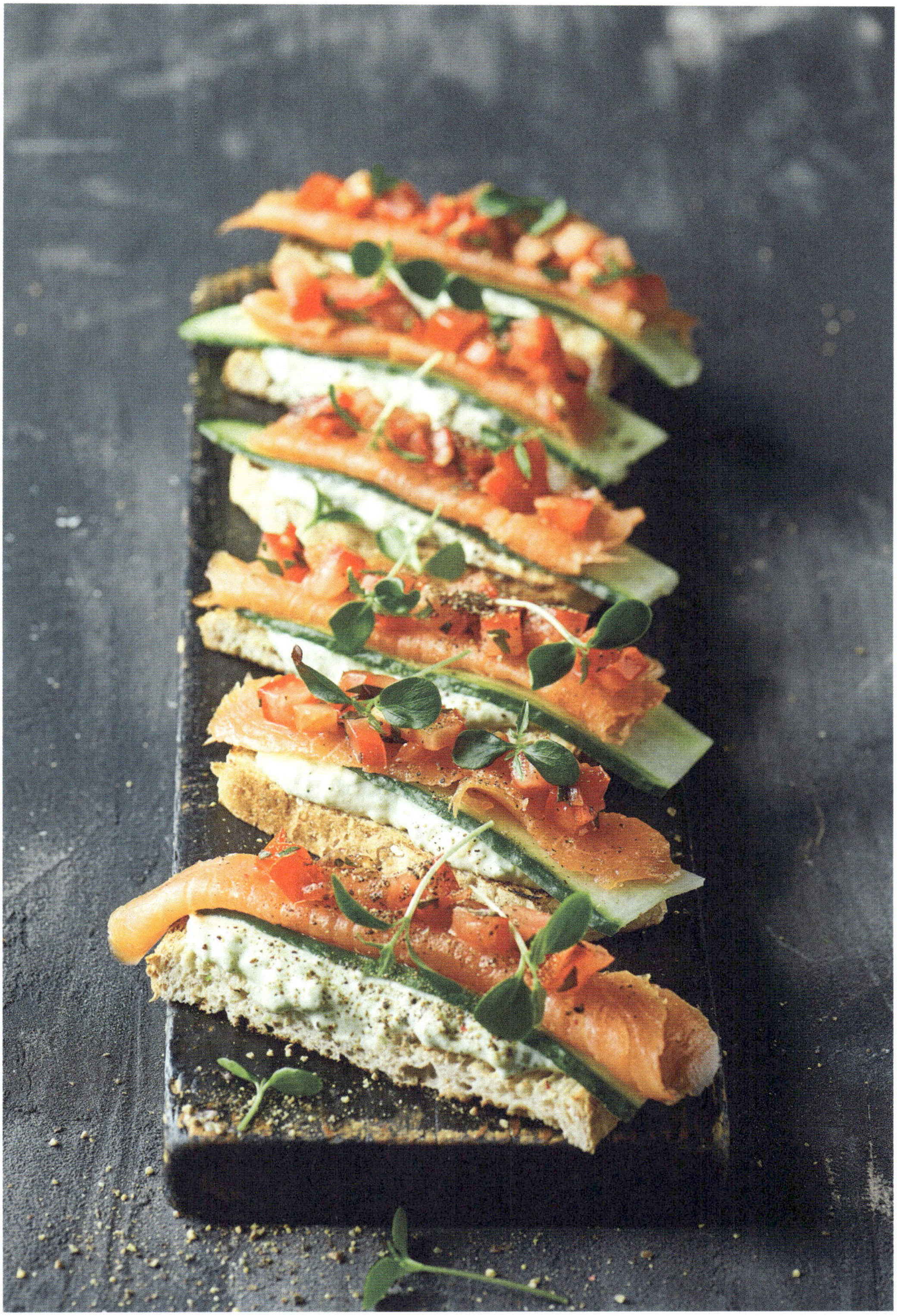

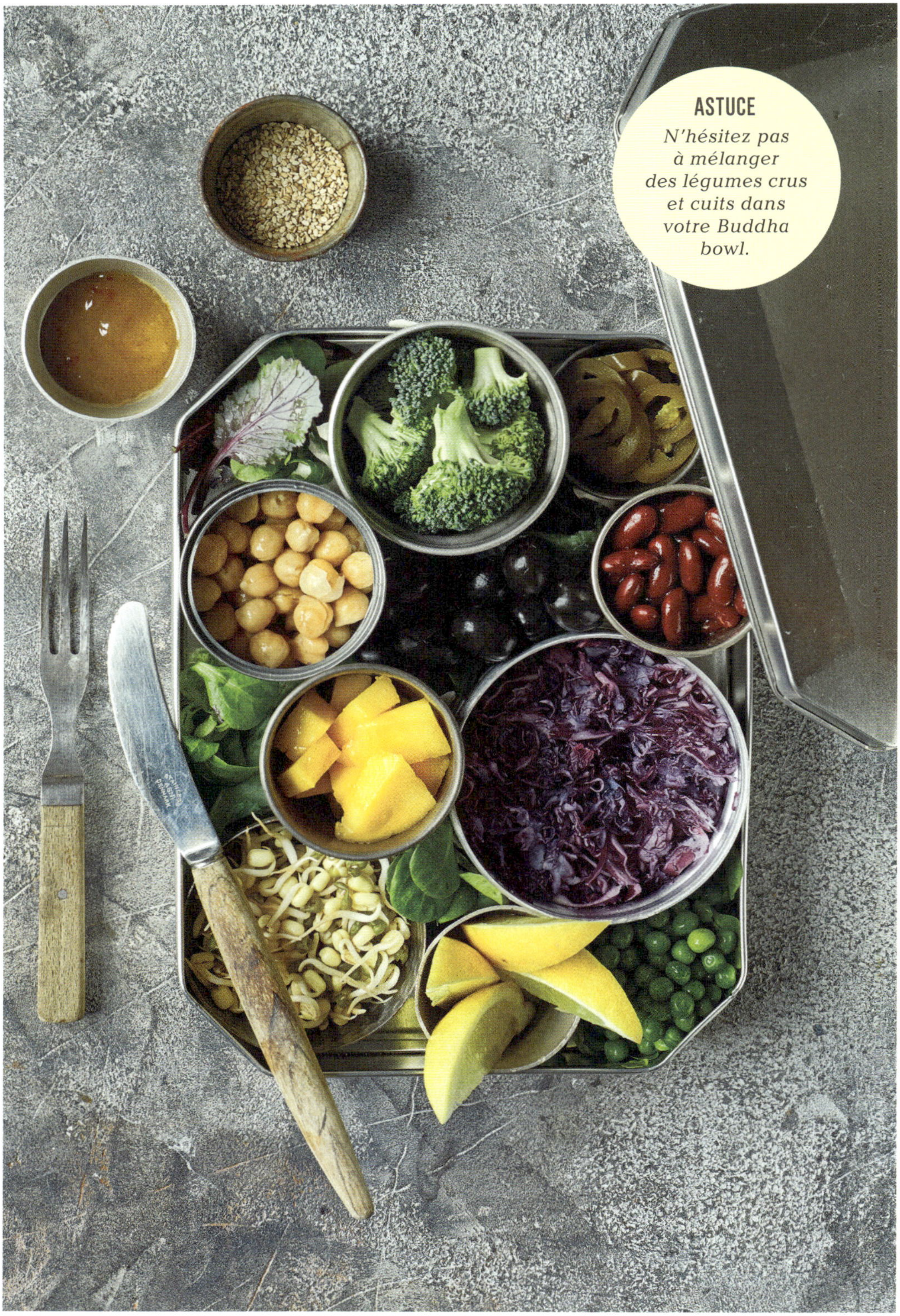

ASTUCE

N'hésitez pas à mélanger des légumes crus et cuits dans votre Buddha bowl.

Buddha bowl

PRÉPARATION : *environ 15 min*

POUR LA SAUCE :

1 cuil. à soupe de tahiné
1 cuil. à soupe d'huile d'olive
½ gousse d'ail, écrasée
1 cuil. à soupe de jus de citron
1 pincée de flocons de piment
1 pincée de cumin en poudre

POUR LE BUDDHA BOWL :

50 g de brocoli
½ mangue
50 g de chou rouge
90 g de haricots rouges en boîte (poids égoutté)
90 g de pois chiches en boîte (poids égoutté)
50 g de petits pois
50 g d'olives noires
30 g de germes de soja
10 g de piments jalapeño
½ citron
1 cuil. à soupe de graines de sésame

Pour la sauce, mélangez le tahiné, l'huile d'olive, l'ail, le jus de citron, les flocons de piment et le cumin au fouet dans un bol.

Pour le Buddha bowl, coupez le brocoli et la mangue en morceaux. Taillez le chou rouge en fines lanières.

Disposez tous les ingrédients les uns à côté des autres dans un grand bol ou un petit saladier.

Servez avec la sauce à part.

CE QUE VOUS DEVEZ AVOIR DANS L'ASSIETTE

3 à 4 poignées de salade composée avec 3 cuil. à soupe de sauce.

RÉPARTITION DANS LA BOÎTE-REPAS

POIGNÉE 1 (+ 2) : *Brocoli, chou rouge, petits pois, germes de soja*

POIGNÉE 3 : *Haricots rouges, pois chiches*

POIGNÉE 4 : *Mangue*

MATIÈRES GRASSES : *Tahiné, huile d'olive, olives, graines de sésame*

ASSAISONNEMENTS : *Ail, jus de citron, flocons de piment, cumin, piments jalapeño*

Énergie 759 kcal · Protéines 27 g · Glucides 63 g · Fibres 23,8 g · Matières grasses 38 g

Soupe de poulet au curry et riz

PRÉPARATION : *environ 30 min*

½ petit oignon
1 petit poireau
½ gousse d'ail
2 cuil. à café de curry en poudre
½ cuil. à café de cumin en poudre
1 cuil. à soupe d'huile d'olive
150 g de filet de poulet
30 cl de bouillon de volaille
½ cuil. à café de thym séché
1 petite tomate
½ poivron rouge
½ cuil. à café de sel
1 pincée de poivre
2 cuil. à café de fécule de maïs délayée dans 5 cl d'eau froide
40 g de riz
3 cl de crème fleurette (38 % de MG)
Persil plat, pour décorer

Faites chauffer le curry en poudre ainsi que le cumin dans une casserole à fond épais jusqu'à ce que leur parfum s'exhale.

Ajoutez l'huile d'olive, l'oignon, le poireau et l'ail, et faites-les revenir jusqu'à ce que l'oignon soit tendre.

Coupez le poulet en dés et mettez-les dans la poêle. Faites-les dorer de toutes parts, puis ajoutez le bouillon et le thym. Couvrez et laissez mijoter pendant environ 20 min.

Détaillez la tomate et le poivron en cubes, puis ajoutez-les à la soupe. Salez, poivrez, puis ajoutez la fécule de maïs délayée pour épaissir le liquide.

Dans une autre casserole, faites cuire le riz en suivant les instructions sur le paquet.

Faites chauffer la soupe et ajoutez la crème.

Faites réchauffer la soupe, puis ajoutez-y la crème.

Déposez le riz sur la soupe à l'aide d'une cuillère, puis ornez le plat avec du persil avant de servir.

CE QUE VOUS DEVEZ AVOIR DANS L'ASSIETTE

1 portion de soupe avec du riz, le tout orné de persil.

RÉPARTITION DANS LA BOÎTE-REPAS

POIGNÉE 1 (+ 2) : *Oignon, poireau, tomate, poivron rouge*

POIGNÉE 3 : *Poulet*

POIGNÉE 4 : *Fécule de maïs, riz*

MATIÈRES GRASSES : *Huile d'olive, crème*

ASSAISONNEMENTS : *Curry en poudre, cumin, ail, bouillon, thym, sel, poivre, persil*

Énergie 720 kcal · Protéines 41 g · Glucides 54 g, Fibres 7,5 g · Matières grasses 36 g

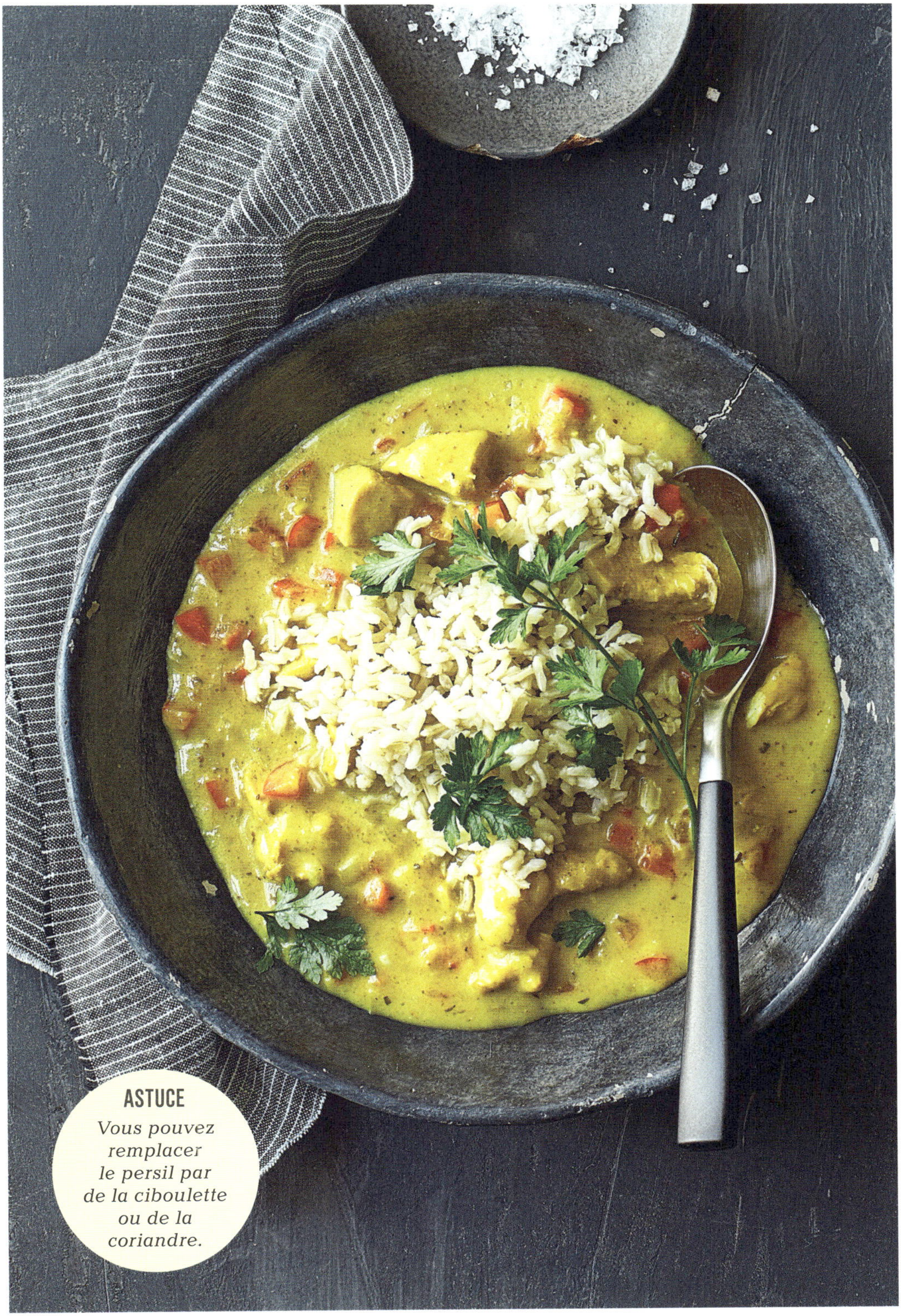

ASTUCE

Vous pouvez remplacer le persil par de la ciboulette ou de la coriandre.

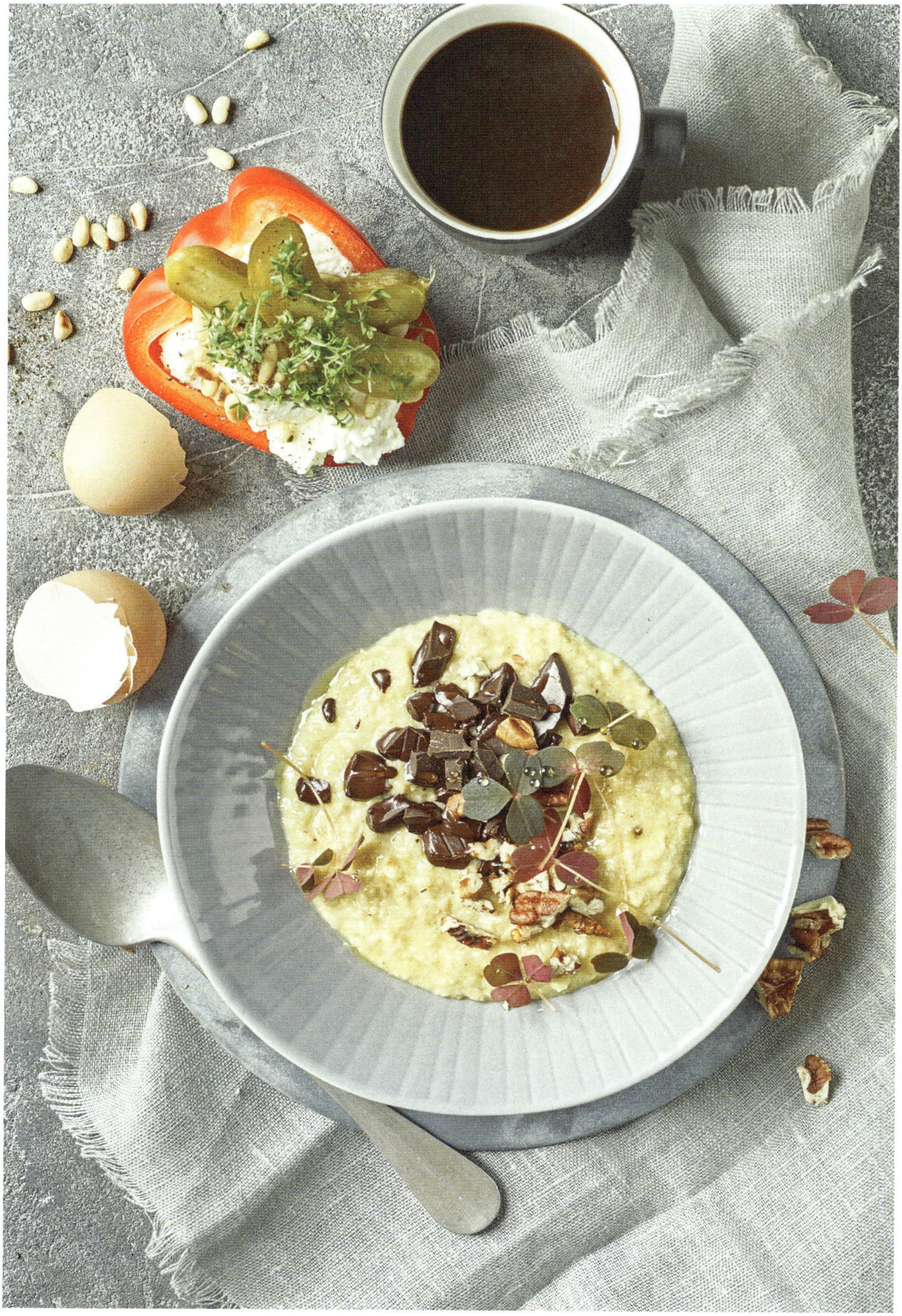

Porridge et poivron farci

PRÉPARATION : *environ 15 min*

POUR LE POIVRON FARCI :

10 g de pignons de pin
½ poivron rouge
120 g de ricotta
Sel et poivre, selon votre goût
Cresson, pour décorer

POUR LE PORRIDGE :

30 g de flocons d'avoine
20 cl d'eau
1 pincée de sel
1 œuf
15 g de noix de pécan
15 g de chocolat noir, min. 70 % de cacao
1 cuil. à café de miel
Petite oseille, pour décorer

POUR COMPLÉTER :

2 cornichons

Pour le poivron farci, faites griller à sec les pignons de pin dans une poêle, à feu moyen. Retirez les graines et la membrane blanche du poivron. Garnissez celui-ci de ricotta et répartissez les pignons de pin par-dessus. Salez et poivrez, puis décorez avec le cresson.

Pour le porridge, mettez les flocons d'avoine, l'eau et le sel dans une casserole à fond épais. Portez à ébullition et laissez cuire à frémissements, en remuant sans cesse, pendant quelques minutes, jusqu'à l'obtention d'une consistance épaisse et onctueuse. Cassez l'œuf et ajoutez-le au porridge, puis remuez pour le répartir uniformément. Hachez grossièrement les noix de pécan et le chocolat.

Servez le porridge avec les noix de cajou, le chocolat, le miel, le tout parsemé de petite oseille. Présentez le poivron farci et les cornichons à part.

CE QUE VOUS DEVEZ AVOIR DANS L'ASSIETTE

½ poivron farci, 2 cornichons et 1 bol de porridge.

RÉPARTITION DANS LA BOÎTE-REPAS

POIGNÉE 1 (+ 2) : *Poivron, cornichons*

POIGNÉE 3 : *Ricotta, œuf*

POIGNÉE 4 : *Flocons d'avoine*

MATIÈRES GRASSES : *Pignons de pin, noix de pécan, chocolat noir*

ASSAISONNEMENTS : *Sel, poivre, cresson, miel, petite oseille*

ASTUCE *Vous pouvez remplacer la ricotta par du quark ou de la faisselle, si vous le souhaitez.*

ASTUCE *Vous pouvez remplacer les noix de pécan par n'importe quel autre fruit à coque ou graine.*

Énergie 739 kcal · Protéines 26 g · Glucides 53 g · Fibres 7,5 g · Matières grasses 46 g

Wrap au rosbif

PRÉPARATION : *environ 10 min*

POUR LA SAUCE À LA MANGUE :

20 g de chutney de mangue
30 g de mayonnaise
½ cuil. à café de curry en poudre
Sel et poivre, selon votre goût

POUR LE WRAP :

1 carotte
1 grosse tortilla, complet de préférence, environ 70 g
25 g de mesclun
50 g de haricots mangetout
30 g de cornichons
150 g de rosbif, taillé en lanières

Pour la sauce, mélangez le chutney de mangue, la mayonnaise et le curry en poudre dans un bol. Salez et poivrez.

Pour le wrap, détaillez la carotte en fins bâtonnets.

Posez la tortilla à plat sur une planche à découper et nappez-la de la moitié de la sauce.

Disposez le mesclun et les légumes par-dessus, puis ajoutez le reste de sauce.

Rabattez une extrémité sur la garniture pour former une base, puis rabattez les deux côtés adjacents de façon que le wrap forme une enveloppe.

CE QUE VOUS DEVEZ AVOIR DANS L'ASSIETTE

1 wrap garni de 1 poignée de légumes, 1 poignée de viande et un peu de sauce à la mangue.

RÉPARTITION DANS LA BOÎTE-REPAS

POIGNÉE 1 (+ 2) : *Salade, carotte, haricots mangetout, cornichon*

POIGNÉE 3 : *Rosbif*

POIGNÉE 4 : *Tortilla*

MATIÈRES GRASSES : *Mayonnaise*

ASSAISONNEMENTS : *Chutney de mangue, curry en poudre, sel, poivre*

ASTUCE *Remplacez la tortilla par du pain de seigle.*

Énergie 716 kcal · Protéines 41 g · Glucides 56 g · Fibres 8,4 g · Matières grasses 34 g

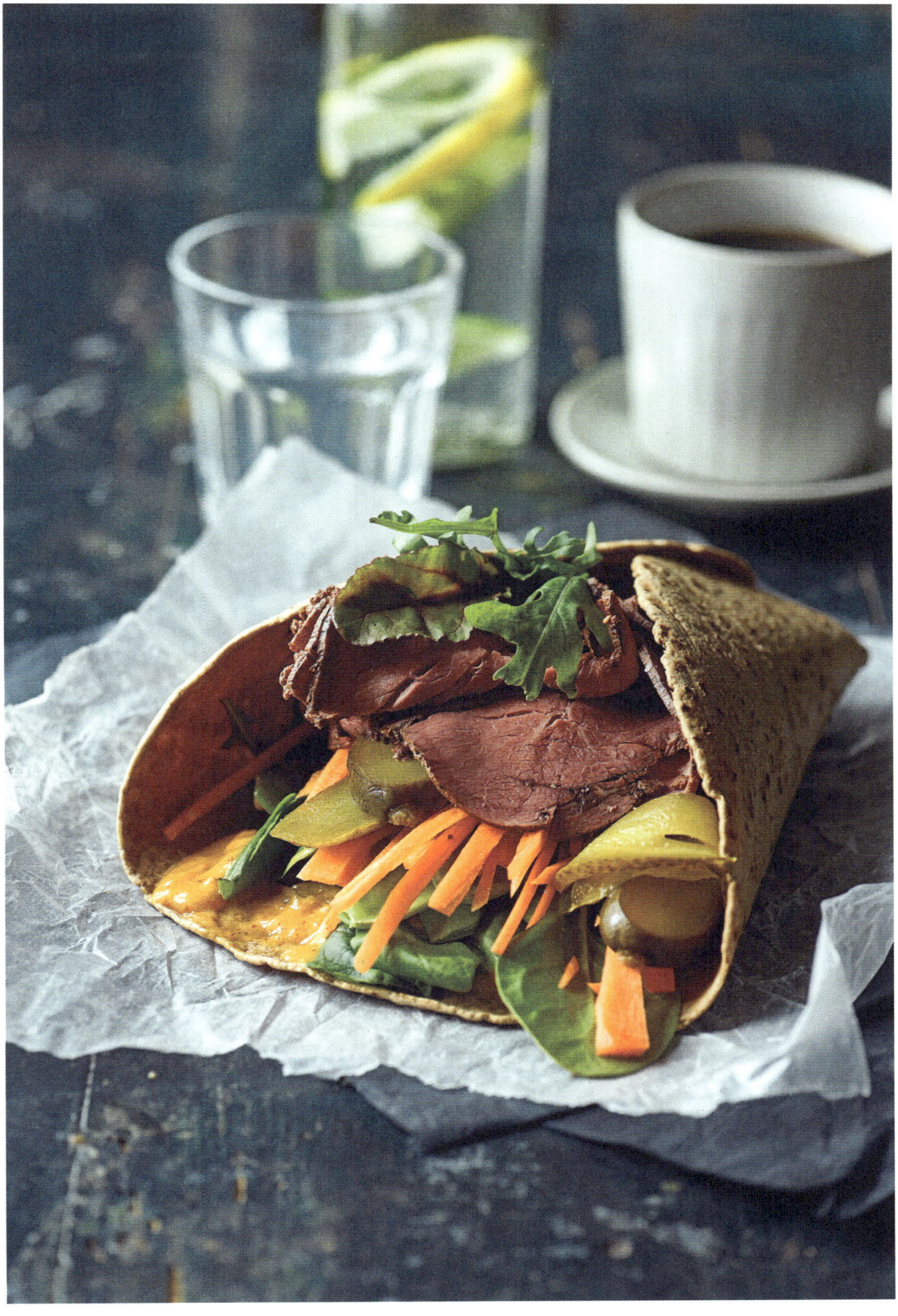

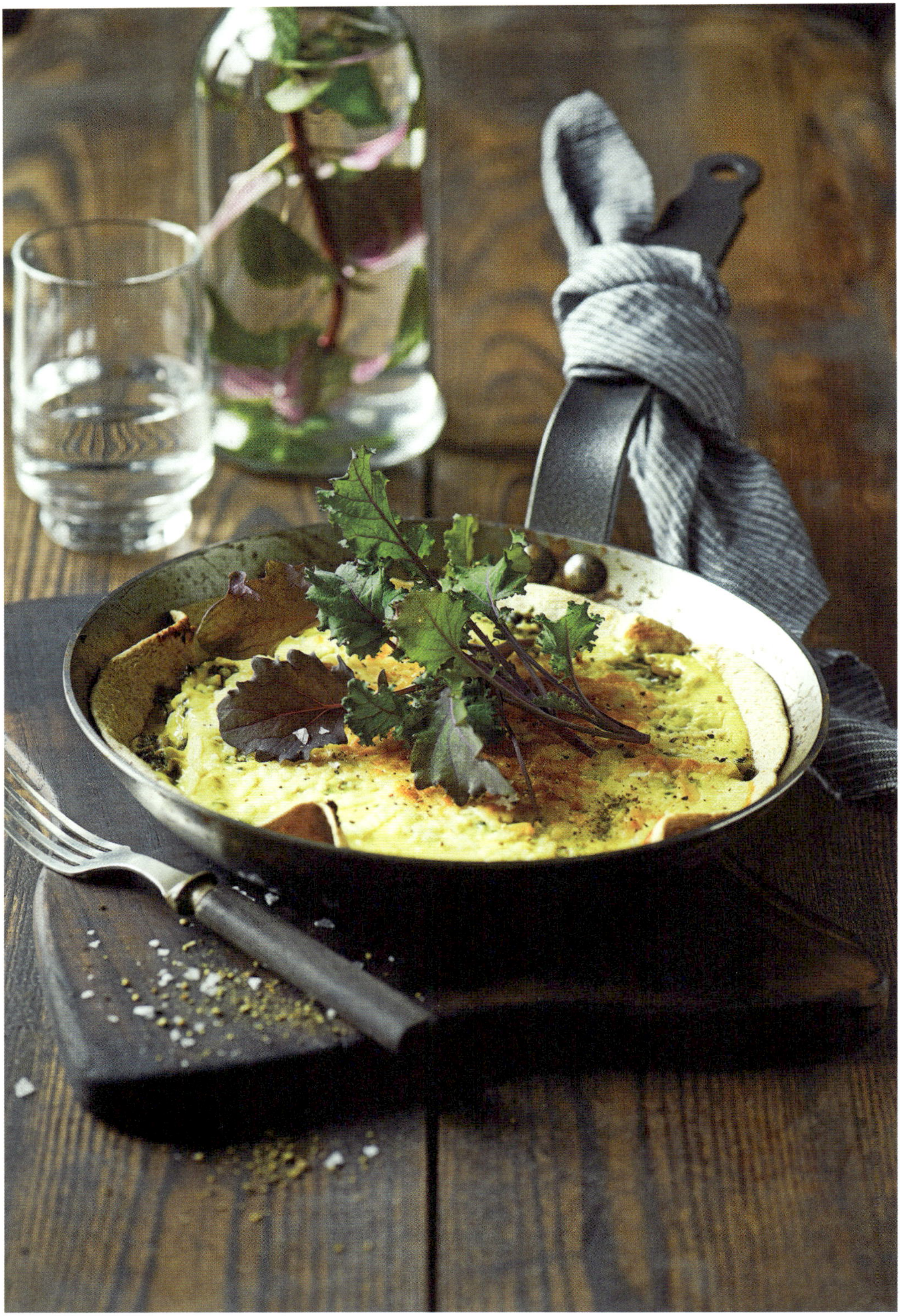

Tarte de tortilla au fromage

PRÉPARATION, DONT TEMPS DE CUISSON : *environ 40 min*

POUR LE MÉLANGE AUX ÉPINARDS :

½ oignon
1 gousse d'ail
3 oignons nouveaux
2 tranches de lard
100 g d'épinards hachés surgelés

POUR L'APPAREIL AU FROMAGE :

1 œuf
125 g de ricotta
½ cuil. à café de noix muscade râpée
½ cuil. à café de sel
1 pincée de poivre
2,5 cl de lait écrémé
½ cuil. à café d'huile d'olive

POUR LA TARTE :

1 grosse tortilla, complète de préférence, (environ 70 g)
25 g de fromage, min. 18 % de MG, râpé
Salade, pour décorer

Pour le mélange aux épinards, hachez finement l'oignon, l'ail et les oignons nouveaux. Coupez le lard en petits morceaux, puis faites-les revenir à la poêle pendant quelques minutes avant d'ajouter l'oignon et ail. Ajoutez les oignons nouveaux et les épinards et poursuivez la cuisson jusqu'à ce que les épinards soient totalement décongelés.

Pour l'appareil au fromage, battez l'œuf, la ricotta, la noix muscade, le sel, le poivre et le lait au fouet dans un saladier.

Pour réaliser la tarte, badigeonnez un plat allant au four d'huile d'olive. Foncez-le avec la tortilla en appuyant bien sur les côtés.

Garnissez la tortilla dans cet ordre : la moitié du mélange aux épinards, la moitié de l'appareil au fromage, le reste du mélange aux épinards, puis le reste de l'appareil au fromage. Parsemez de fromage râpé.

Faites cuire au four préchauffé à 200 °C (th. 6-7) pendant 30 min. Ornez la tarte de salade et servez.

CE QUE VOUS DEVEZ AVOIR DANS L'ASSIETTE

1 tarte de tortilla surmontée de salade.

RÉPARTITION DANS LA BOÎTE-REPAS

POIGNÉE 1 (+ 2) : *Oignon, oignons nouveaux, épinards, salade*

POIGNÉE 3 : *Lard, œuf, ricotta*

POIGNÉE 4 : *Tortilla complète*

MATIÈRES GRASSES : *Huile d'olive, fromage*

PRODUIT LAITIER : *Lait écrémé*

ASSAISONNEMENTS : *Ail, noix muscade, sel, poivre*

ASTUCE *Assaisonnez la tarte avec l'herbe de votre choix, par exemple 1 cuil. à soupe de thym séché à la place de la noix muscade.*

ASTUCE *Préparez une deuxième tarte ; elle fera un déjeuner rapider parfait pour le lendemain.*

Énergie 718 kcal · Protéines 38 g · Glucides 46 g · Fibres 9,4 g · Matières grasses 40 g

Pancakes

PRÉPARATION, TEMPS DE REPOS INCLUS : *environ 30 min*

REMARQUE : *Cette recette permet de réaliser 5 à 7 petits pancakes, soit l'équivalent d'une portion.*

POUR LA PÂTE À PANCAKE :

¾ de petite banane
22 g de flocons d'avoine
3 œufs
2 blancs d'œufs
1 pincée de sel
½ cuil. à café d'extrait de vanille liquide
½ cuil. à café de cannelle ou de cardamome moulue
1 cuil. à soupe de miel

POUR COMPLÉTER :

10 g d'amandes
15 g de chocolat noir, min. 70 % de cacao
15 g de beurre
5 à 7 fruits rouges de votre choix

POUR COMPLÉTER :

100 g de pois gourmands

Placez tous les ingrédients pour la pâte à pancake dans un blender et mixez jusqu'à l'obtention d'une pâte homogène. Laissez-la reposer de 10 à 15 min.

Pour la garniture, hachez finement les amandes et le chocolat.

Faites fondre le beurre dans une poêle, puis formez des petits tas de pâte dans la poêle. Lorsque les pancakes commencent à prendre, placez 1 fruit rouge au centre de chacun. Laissez cuire encore quelques instants, puis faites-les cuire sur l'autre face.

Empilez les pancakes et parsemez-les d'éclats de chocolat et d'amandes.

Servez les pois groumands dans un verre à part.

CE QUE VOUS DEVEZ AVOIR DANS L'ASSIETTE

Tous les pancakes surmontés d'éclats de chocolat et d'amandes. 1 poignée de pois gourmands à part.

RÉPARTITION DANS LA BOÎTE-REPAS

POIGNÉE 1 (+ 2) : *Pois gourmands*

POIGNÉE 3 : *Œufs, blancs d'œufs*

POIGNÉE 4 : *Banane, flocons d'avoine, fruits rouges*

MATIÈRES GRASSES : *Amandes, beurre, chocolat noir*

ASSAISONNEMENTS : *Sel, extrait de vanille, cannelle ou cardamome, miel*

Énergie 799 kcal · Protéines 40 g · Glucides 67 g · Fibres 9,1 g · Matières grasses 40 g

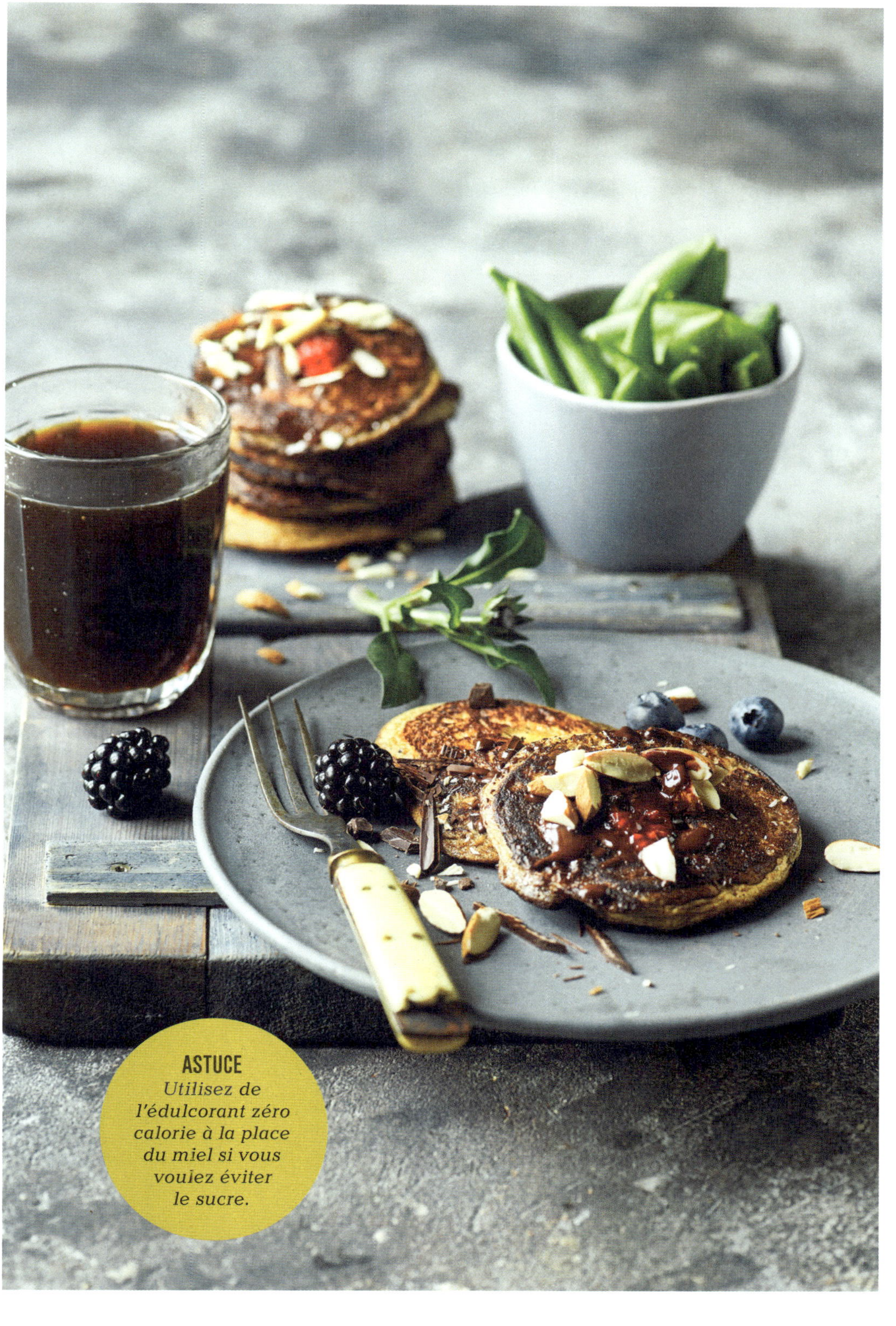

ASTUCE

Utilisez de l'édulcorant zéro calorie à la place du miel si vous voulez éviter le sucre.

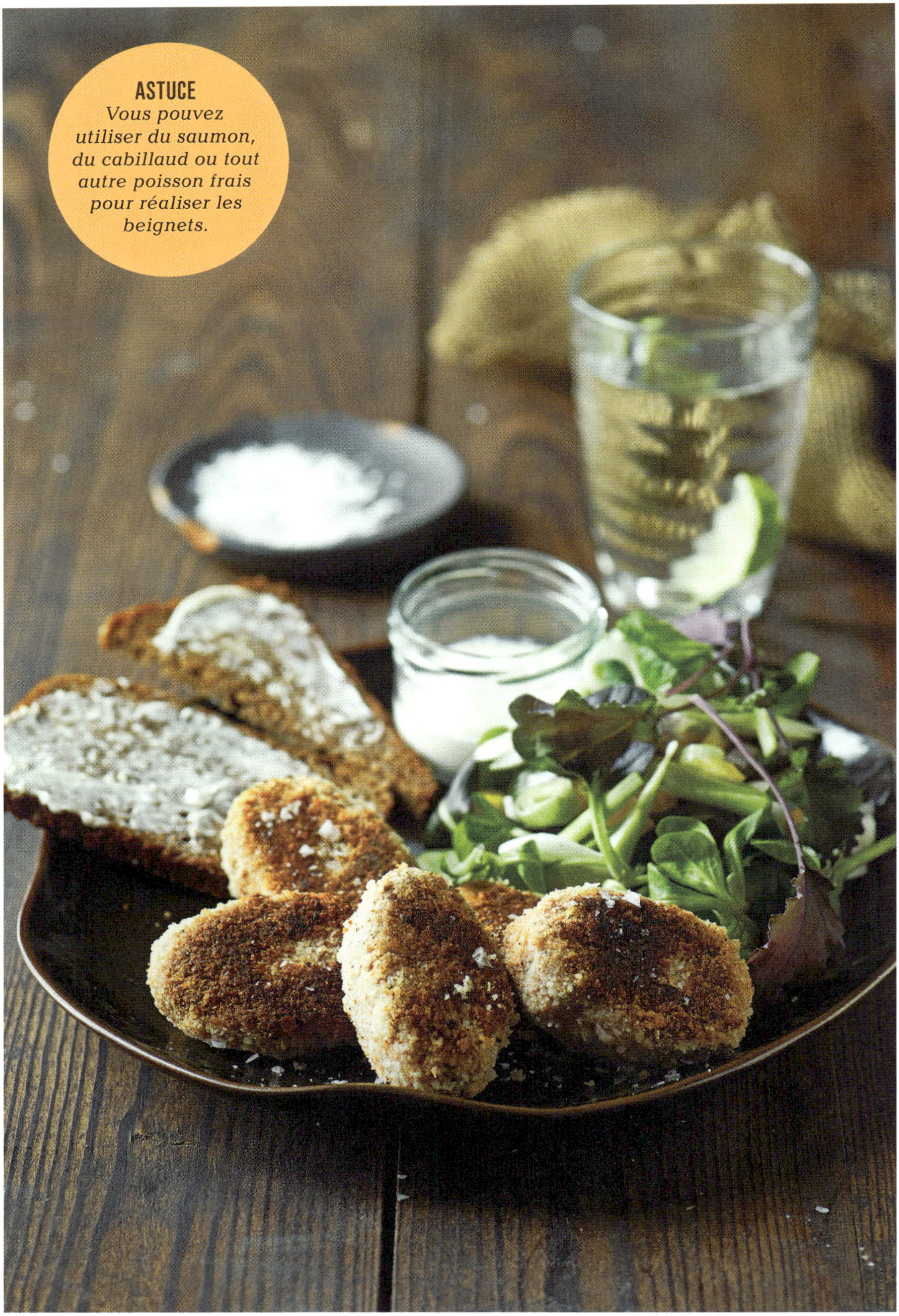

ASTUCE

Vous pouvez utiliser du saumon, du cabillaud ou tout autre poisson frais pour réaliser les beignets.

Beignets de thon et pain de seigle

PRÉPARATION : *environ 30 min*

POUR LES BEIGNETS DE THON :

60 g de patate douce, coupée en dés
1 boîte de thon au naturel (poids égoutté : environ 120 g)
1 blanc d'œuf
1 petite gousse d'ail écrasée
1 pincée de flocons de piment
1 cuil. à soupe de persil haché
1 cuil. à soupe d'aneth haché
½ cuil. à café de sel
2 cuil. à soupe de chapelure
1 cuil. à soupe d'huile d'olive

POUR LA SALADE :

1 oignon nouveau émincé
¼ d'oignon rouge taillé en dés
¼ de poivron jaune taillé en dés
25 g de jeunes pousses mélangées
2 cuil. à soupe de crème fraîche, max. 9 % de MG

POUR COMPLÉTER :

1,5 tranche de pain de seigle
15 g de mayonnaise

Pour les beignets, faites bouillir la patate douce dans de l'eau légèrement salée pendant environ 20 min.

Égouttez-la, puis écrasez-la. Mélangez-la avec le thon, le blanc d'œuf, l'ail, le piment, le persil, l'aneth et le sel. Façonnez des boules de pâte, aplatissez-les, puis passez-les délicatement dans la chapelure. chapelure.

Faites chauffer l'huile d'olive dans une poêle et faites-y cuire les beignets.

Pour la salade, mélangez les oignons nouveaux, l'oignon rouge, le poivron et les jeunes pousses dans un saladier, puis mettez la salade dans une assiette.

Placez la crème fraîche dans un ramequin.

Nappez le pain de seigle de mayonnaise et servez-le avec les beignets de thon et la salade.

CE QUE VOUS DEVEZ AVOIR DANS L'ASSIETTE

1 grosse poignée de beignets de thon, 1 poignée de salade composée et 2 cuil. à soupe de crème fraîche. 1 poignée de pain de seigle nappé de mayonnaise.

RÉPARTITION DANS LA BOÎTE-REPAS

POIGNÉE 1 (+ 2) : *Patate douce, salade, oignons nouveaux, oignon rouge, poivron*

POIGNÉE 3 : *Thon, blanc d'œuf*

POIGNÉE 4 : *Chapelure, pain de seigle*

MATIÈRES GRASSES : *Huile d'olive, mayonnaise*

ACCOMPAGNEMENT LAITIER : *Crème fraîche*

ASSAISONNEMENTS : *Ail, flocons de piment, persil, aneth, sel*

Énergie 668 kcal · Protéines 40 g · Glucides 53 g · Fibres 9,9 g · Matières grasses 31 g

Patate douce au four aux pois chiches

PRÉPARATION, TEMPS DE CUISSON INCLUS : *environ 1 h 20*

1 grosse patate douce
¼ d'oignon
1 gousse d'ail
¼ de piment rouge
½ poivron jaune
1 cuil. à soupe d'huile d'olive
½ cuil. à café de cumin en poudre
½ cuil. à café de paprika
90 g de pois chiches en boîte (poids égoutté)
½ cube de bouillon de légumes délayé dans 5 cl d'eau bouillante
1 cuil. à soupe de jus de citron
1 cuil. à café de miel
½ avocat
60 g de feta, max. 17 % de MG, coupée en cubes

POUR LA SAUCE À L'ANETH :

2 cuil. à soupe d'aneth haché
2 cuil. à soupe de crème fraîche, max. 9 % de MG
Sel et poivre, selon votre goût

POUR COMPLÉTER :

Aneth, pour décorer

Enveloppez la patate douce dans du papier d'aluminium et faites-la cuire pendant 1 h au four préchauffé à 200 °C (th. 6-7).

Hachez finement l'oignon, l'ail et le piment. Taillez le poivron en dés.

Faites chauffer l'huile d'olive dans une poêle chaude et faites-y revenir le cumin, le paprika et le piment pendant 30 s avant d'ajouter l'oignon, l'ail et le poivron. Ajoutez les pois chiches au bout de 3 min environ, laissez cuire pendant 1 min, puis versez le bouillon. Laissez cuire à frémissements pendant quelques minutes, puis éteignez le feu.

Mélangez le jus de citron et le miel dans un saladier. Coupez l'avocat en lamelles et ajoutez-les dans le saladier. Remuez bien.

Pour la sauce, mélangez l'aneth et la crème fraîche dans un bol. Salez et poivrez.

Déballez la patate douce et incisez-la sur toute la longueur. Prélevez sa chair et mélangez-la avec la préparation à base de pois chiches. Ajoutez la feta et remuez bien. Garnissez la patate douce de cette préparation, puis placez-la sous le gril du four pour 3 à 5 min.

Déposez l'avocat et la sauce sur la patate douce. Parsemez d'aneth, puis servez.

CE QUE VOUS DEVEZ AVOIR DANS L'ASSIETTE

1 patate douce garnie, avec de l'avocat et de la sauce à l'aneth.

RÉPARTITION DANS LA BOÎTE-REPAS

POIGNÉE 1 (+ 2) : *Patate douce, oignon, poivron*

POIGNÉE 3 : *Pois chiches, fromage*

MATIÈRES GRASSES : *Huile d'olive, avocat*

ACCOMPAGNEMENT LAITIER : *Crème fraîche*

ASSAISONNEMENTS : *Ail, piment, cumin, paprika, bouillon de légumes, jus de citron, miel, aneth, sel, poivre*

Énergie 677 kcal · Protéines 19 g · Glucides 57 g · Fibres 14,6 g · Matières grasses 39 g

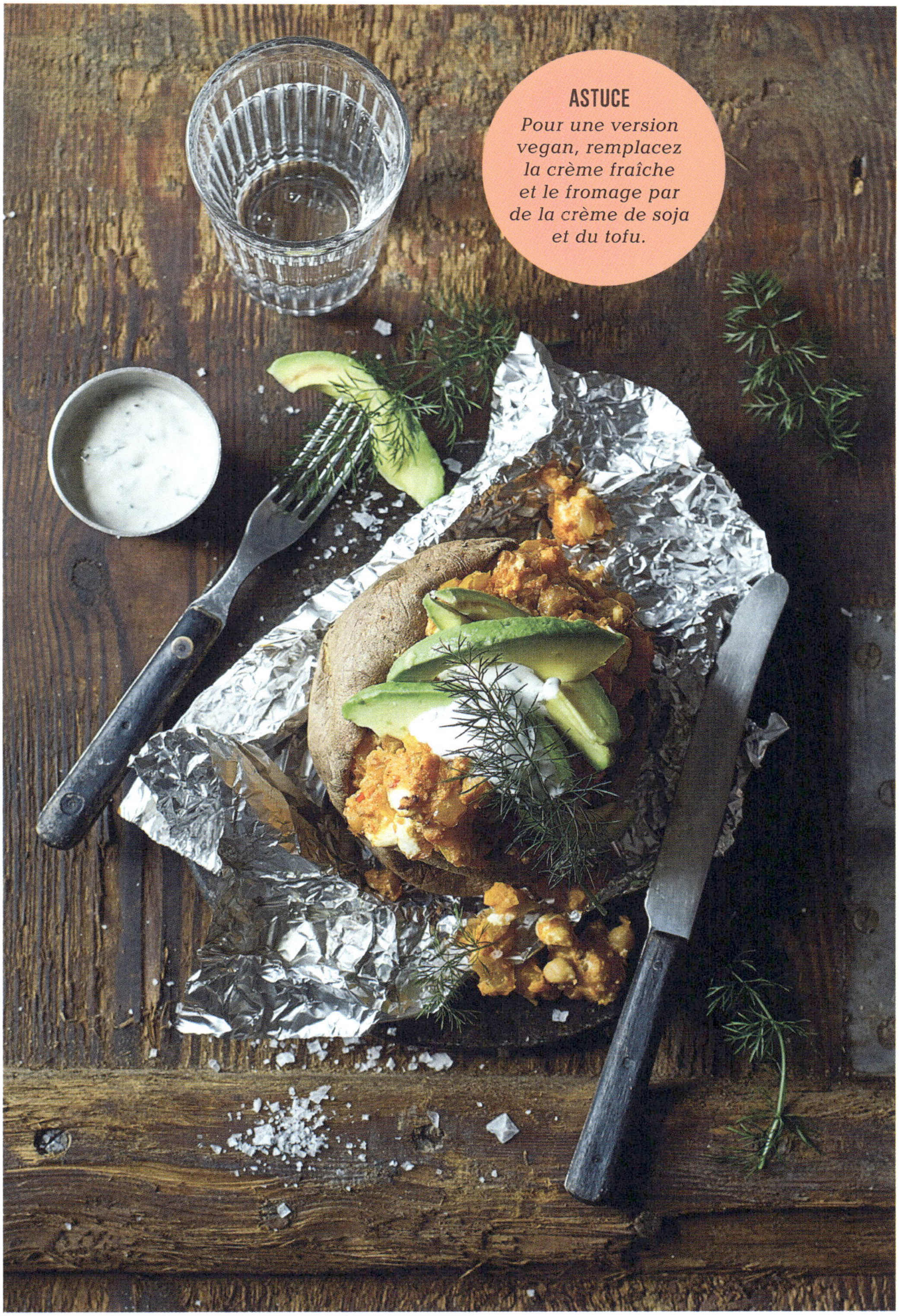

ASTUCE

Pour une version vegan, remplacez la crème fraîche et le fromage par de la crème de soja et du tofu.

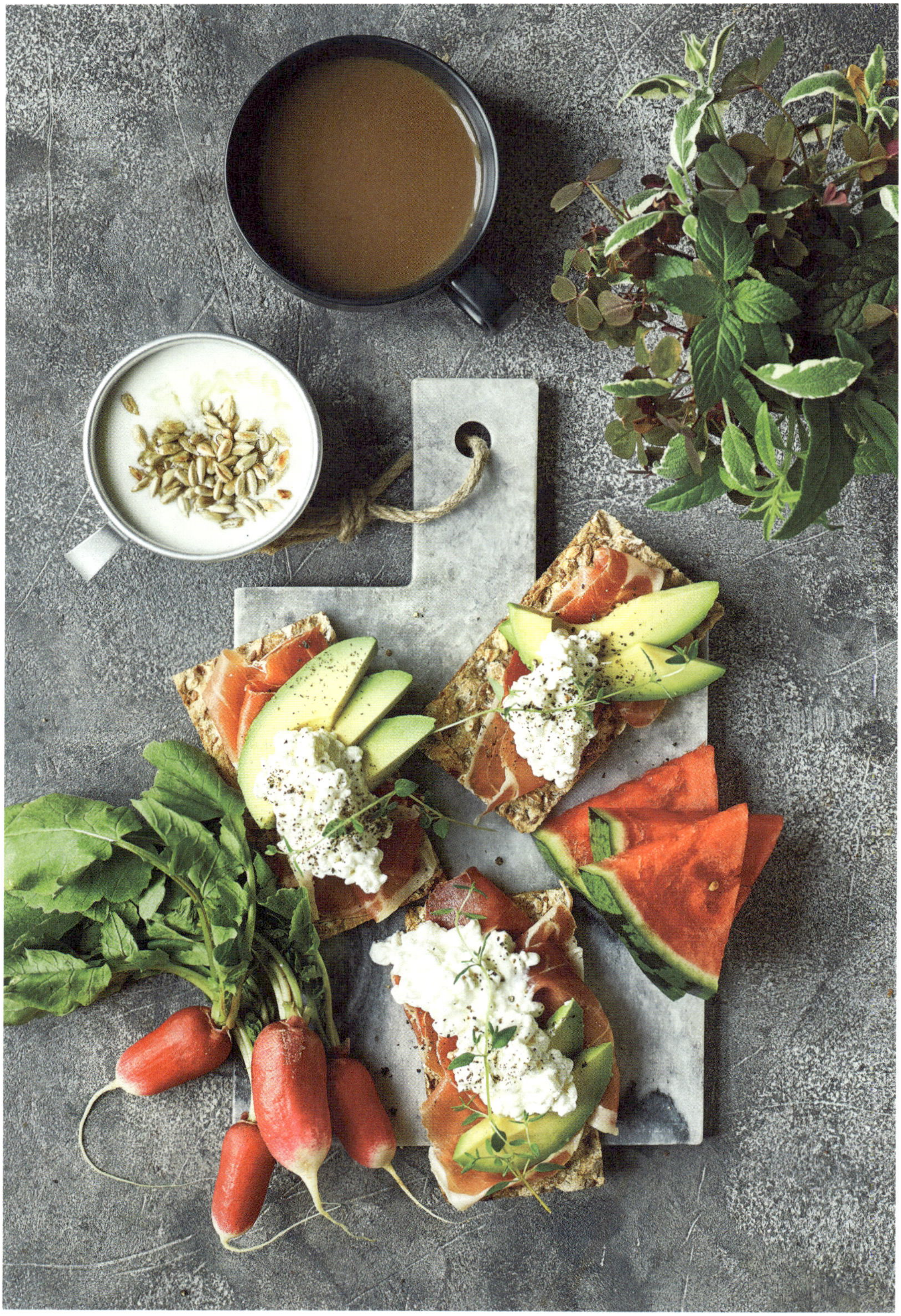

Plateau du petit déjeuner, biscottes garnies

PRÉPARATION : *environ 15 min*

70 g de radis
70 g de pastèque

POUR LE YAOURT GARNI :

10 cl de yaourt nature
15 g de graines de tournesol
1 cuil. à café de miel

POUR LES BISCOTTES SCANDINAVES GARNIES :

½ avocat
1 cuil. à soupe de jus de citron
60 g de jambon sec
100 g de faisselle, max. 4,5 % de MG
3 biscottes scandinaves
Thym frais et poivre noir, pour décorer

Nettoyez les radis mais laissez les feuilles.

Découpez la pastèque en tranches.

Versez le yaourt dans un verre ou dans un bol et ajoutez les graines de tournesol et le miel ou les raisins secs par-dessus. Décorez avec la petite oseille.

Pour les biscottes garnies, taillez l'avocat en lamelles et arrosez-les de jus de citron.

Répartissez le jambon sec, les lamelles d'avocat et la faisselle sur les biscottes scandinaves. Parsemez-les de thym frais et de poivre noir.

Disposez tous les éléments sur une assiette ou un plateau, puis servez.

CE QUE VOUS DEVEZ AVOIR DANS L'ASSIETTE

½ poignée de radis et un peu moins de ½ poignée de pastèque. 1 portion de yaourt avec sa garniture, et 3 biscottes scandinaves garnies de jambon sec, d'avocat et de faisselle.

RÉPARTITION DANS LA BOÎTE-REPAS

POIGNÉE 1 (+ 2) : *Radis*

POIGNÉE 3 : *Jambon sec, faisselle*

POIGNÉE 4 : *Pastèque, biscottes scandinaves*

MATIÈRES GRASSES : *Graines de tournesol, avocat*

PRODUIT LAITIER : *Yaourt*

ASSAISONNEMENTS : *Miel, jus de citron, thym, poivre noir*

ASTUCE *Vous pouvez remplacer le miel par 1 cuil. à soupe de raisins secs.*

ASTUCE *Pour rehausser le goût des graines de tournesol, vous pouvez les faire griller à sec dans une poêle chaude.*

Énergie 703 kcal · Protéines 41 g · Glucides 47 g · Fibres 8,9 g · Matières grasses 37 g

Salade Caesar et ses croûtons

PRÉPARATION : *environ 20 min*

POUR LA SAUCE CAESAR :

5 cl de yaourt nature
1 jaune d'œuf
½ gousse d'ail écrasée
½ cuil. à café de sel
2 cuil. à soupe de vinaigre de vin blanc
1 filet d'anchois (facultatif)

POUR LA SALADE :

2 petites sucrines
1 cuil. à soupe d'huile d'olive
1,5 tranche de pain, complet de préférence
1 pincée de sel
1 filet de poulet rôti (170 g) taillé en lamelles
25 g de parmesan, râpé
Poivre, selon votre goût

Pour la sauce, mélangez le yaourt, le jaune d'œuf, l'ail, le sel et le vinaigre de vin blanc au fouet dans un bol. Écrasez le filet d'anchois, si vous l'utilisez, et incorporez-le au mélange.

Retirez les feuilles extérieures des sucrines et jetez-les. Lavez les sucrines.

Coupez 1 sucrine en deux. Badigeonnez les côtés coupés d'un peu d'huile d'olive. Faites cuire les 2 demi-sucrines, côté coupé vers le bas, dans une poêle chaude de 1 à 2 min.

Badigeonnez le pain sur les deux faces avec le reste d'huile d'olive, salez-le, puis faites-le griller dans une poêle chaude jusqu'à ce qu'il soit croustillant des deux côtés.

Déchirez grossièrement les feuilles de la seconde sucrine et répartissez-les dans une assiette.

Coupez le pain en cubes et déposez-les sur la salade. Ajoutez les demi-sucrines cuites par-dessus, puis les lamelles de poulet. Arrosez de sauce Caesar et parsemez de parmesan. Poivrez.

CE QUE VOUS DEVEZ AVOIR DANS L'ASSIETTE

3 ou 4 poignées de salade Caesar et ses croûtons, de la sauce et du parmesan.

RÉPARTITION DANS LA BOÎTE-REPAS

POIGNÉE 1 (+ 2) : *Sucrine*

POIGNÉE 3 : *Filet de poulet, anchois*

POIGNÉE 4 : *Pain*

MATIÈRES GRASSES : *Jaune d'œuf, huile d'olive, parmesan*

PRODUIT LAITIER : *Yaourt*

ASSAISONNEMENTS : *Ail, sel, vinaigre de vin blanc, poivre*

Énergie 699 kcal · Protéines 57 g · Glucides 38 g · Fibres 6,8 g · Matières grasses 33 g

ASTUCE
Vous pouvez aussi acheter de la sauce Caesar prête à l'emploi.

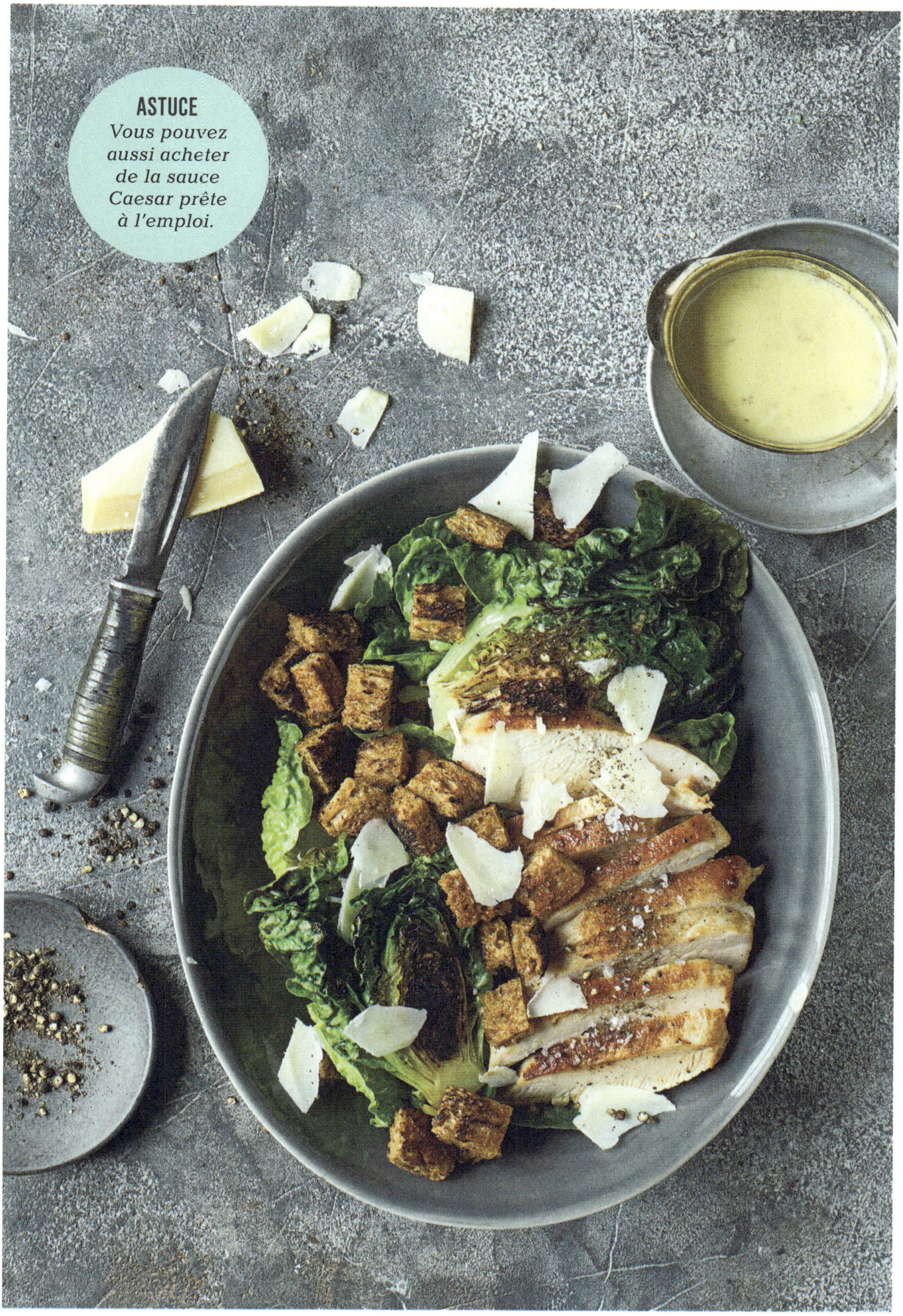

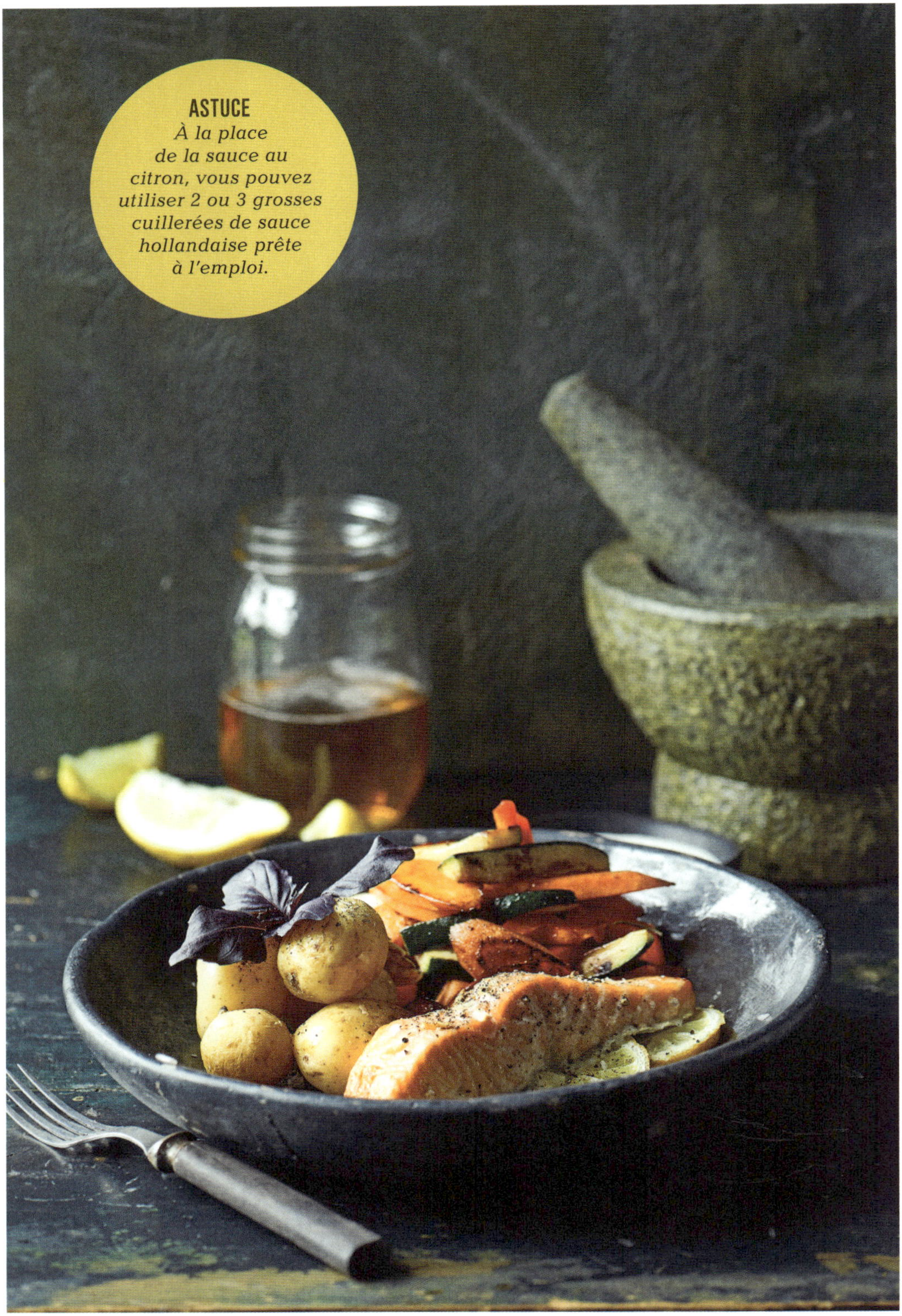

ASTUCE

À la place de la sauce au citron, vous pouvez utiliser 2 ou 3 grosses cuillerées de sauce hollandaise prête à l'emploi.

Saumon au four, sauce au citron

PRÉPARATION : *environ 20 min*

POUR LE SAUMON AU FOUR :

170 g de saumon
1 pincée de gros sel
½ gousse d'ail écrasée
1 citron, taillé en rondelles

POUR LA SAUCE AU CITRON :

30 g de mayonnaise
6 cl de yaourt nature
2 cuil. à café de jus de citron
1 pincée de sel

POUR COMPLÉTER :

150 g de pommes de terre nouvelles
50 g de courgette
75 g de carotte
50 g de poivron rouge
1 cuil. à café d'huile d'olive
Basilic pourpre, pour décorer

Pour le saumon, assaisonnez le poisson avec le sel et l'ail. Placez les rondelles de citron au fond d'un plat allant au four. Posez le saumon par-dessus.

Faites cuire le saumon au four préchauffé à 200 °C (th. 6-7) pendant environ 20 min, jusqu'à ce qu'il soit tendre.

Faites bouillir les pommes de terre.

Pour la sauce, mélangez la mayonnaise, le yaourt, le jus de citron et le sel dans un bol.

Coupez la courgette, la carotte et le poivron en bâtonnets. Faites-les sauter à la poêle avec l'huile d'olive.

Servez le saumon avec les pommes de terre, la sauce au citron et les légumes sautés. Décorez avec le basilic pourpre.

CE QUE VOUS DEVEZ AVOIR DANS L'ASSIETTE

1 poignée de saumon, 1 à 2 poignées de légumes, 1 poignée de pommes de terre et environ 10 cl de sauce au citron.

RÉPARTITION DANS LA BOÎTE-REPAS

POIGNÉE 1 (+ 2) : *Courgette, carotte, poivron*

POIGNÉE 3 : *Saumon*

POIGNÉE 4 : *Pommes de terre*

MATIÈRES GRASSES : *Mayonnaise, huile d'olive*

PRODUIT LAITIER : *Yaourt*

ASSAISONNEMENTS : *Sel, ail, jus de citron, basilic pourpre*

Énergie 779 kcal · Protéines 41 g · Glucides 37 g · Fibres 6,2 g · Matières grasses 51 g

Croque au jambon

PRÉPARATION : *environ 15 min*

80 g de fèves edamame surgelées
1 tomate
½ oignon
80 g de jambon blanc
1–2 cuil. à café de beurre
1 tranche de pain, complet de préférence
1 cuil. à café de moutarde
2 tranches de fromage, min. 18 % de MG
1 œuf
1 cuil. à soupe de jus de citron
1 cuil. à café d'huile d'olive
Sel et poivre, selon votre goût
Quelques feuilles de salade, pour décorer

Faites tremper les fèves edamame dans de l'eau bouillante pendant 30 s, puis égouttez-les. Coupez la tomate et l'oignon en rondelles. Faites revenir le jambon, l'oignon et les fèves edamame avec la moitié du beurre dans une grande poêle antiadhésive.

Faites griller le pain, puis tartinez-le de moutarde. Placez l'oignon et le jambon par-dessus, puis surmontez-les du fromage. Placez le croque dans la poêle et laissez-le jusqu'à ce que le fromage commence à fondre.

Faites cuire l'œuf au plat à côté du croque.

Mettez les fèves edamame dans un petit bol et versez par-dessus le jus de citron et l'huile d'olive. Salez et poivrez. Mélangez bien.

Posez les rondelles de tomate ainsi que l'œuf au plat sur le croque. Décorez avec les feuilles de salade.

CE QUE VOUS DEVEZ AVOIR DANS L'ASSIETTE

Du jambon, du fromage et de la tomate sur 1 toast avec 1 œuf au plat par-dessus et des fèves edamame à part.

RÉPARTITION DANS LA BOÎTE-REPAS

POIGNÉE 1 (+ 2) : *Tomate, oignon, salade*

POIGNÉE 3 : *Fèves edamame, jambon blanc, œuf*

POIGNÉE 4 : *Pain*

MATIÈRES GRASSES : *Beurre, fromage, huile d'olive*

ASSAISONNEMENTS : *Moutarde, jus de citron, sel, poivre*

Énergie 672 kcal · Protéines 47 g · Glucides 33 g · Fibres 9,3 g · Matières grasses 38 g

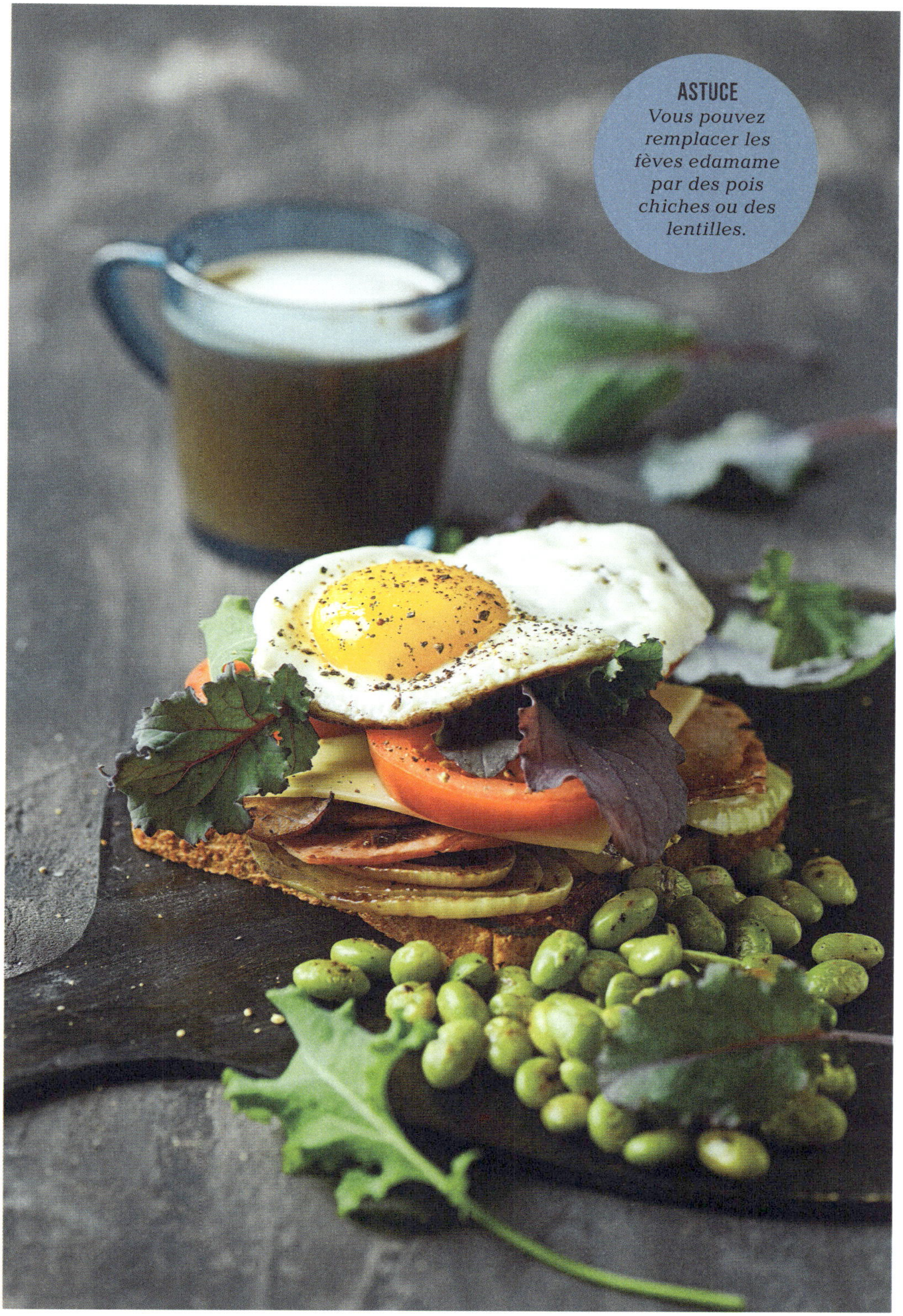
ASTUCE
Vous pouvez remplacer les fèves edamame par des pois chiches ou des lentilles.

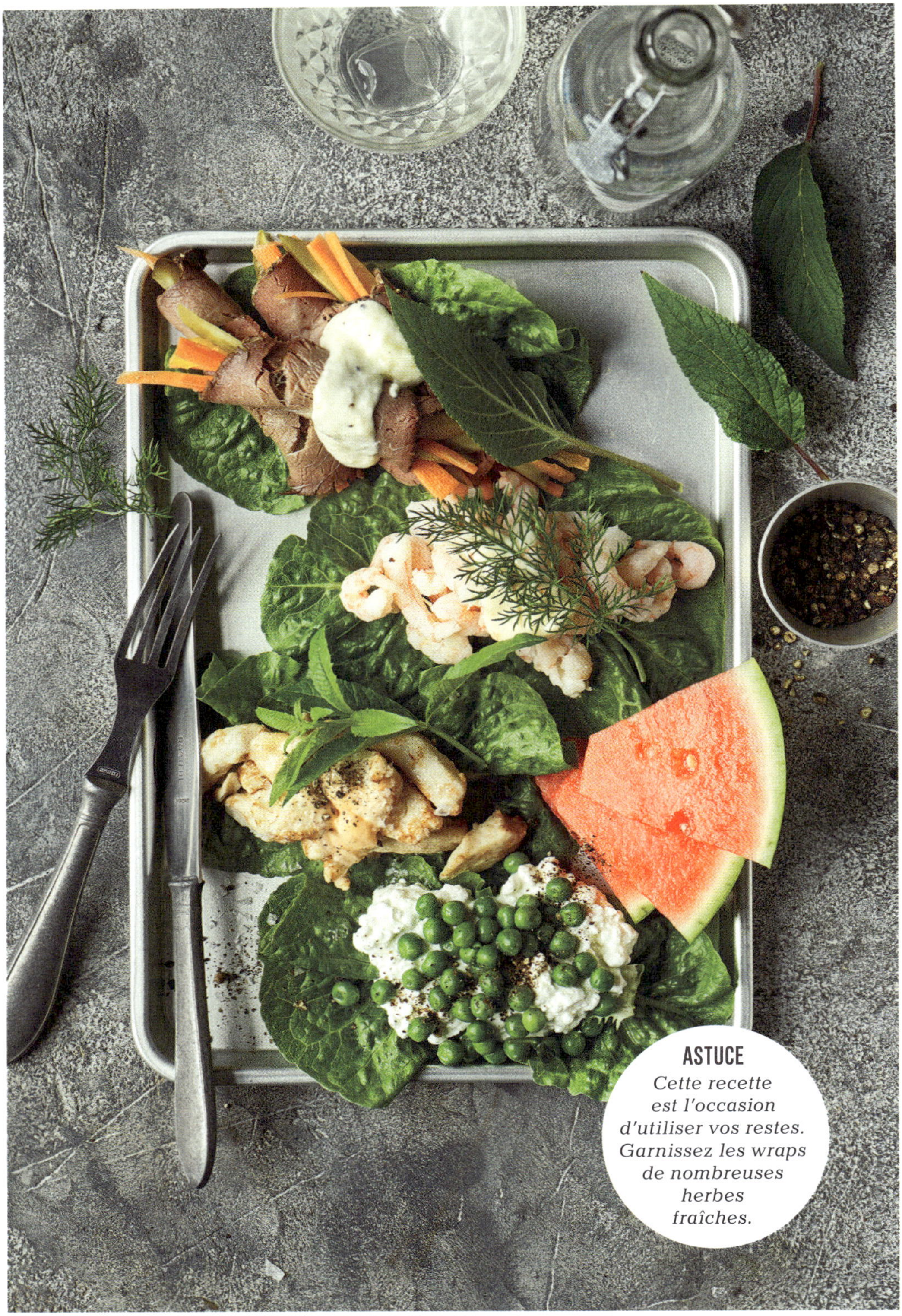

ASTUCE

Cette recette est l'occasion d'utiliser vos restes. Garnissez les wraps de nombreuses herbes fraîches.

Wraps de sucrine

PRÉPARATION : *environ 15 min*

1 sucrine

POUR LA GARNITURE AU ROSBIF :

25 g de carotte
25 g de poivron jaune
25 g de cornichons
15 g de mayonnaise
1 cuil. à café de raifort râpé ou d'ail haché
Sel et poivre, selon votre goût
4 tranches de rosbif

POUR LA GARNITURE AUX CREVETTES :

1 cuil. à café de sauce pimentée douce (à défaut, utilisez du paprika)
15 g de mayonnaise
Sel et poivre, selon votre goût
70 g de crevettes

POUR LA GARNITURE AU POULET :

15 g de mayonnaise
1 cuil. à café de chutney de mangue (à défaut, utilisez du curry en poudre)
Sel et poivre, selon votre goût
60 g de poulet cuit, coupé en lanières

POUR LA GARNITURE À LA FAISSELLE :

60 g de faisselle, max. 4,5 % de MG
25 g de petits pois
Sel et poivre, selon votre goût

POUR COMPLÉTER :

Herbes fraîches, pour décorer
100 g de pastèque

Détachez les feuilles de salade et posez-les dans une assiette pour former 4 coupelles.

Pour la garniture au rosbif, coupez la carotte, le poivron et les cornichons en bâtonnets. Mélangez la mayonnaise avec le raifort ou l'ail et salez et poivrez. Formez 4 tas de bâtonnets de légumes, nappez-les de sauce au raifort ou à l'ail, puis enveloppez chacun de 1 tranche de rosbif. Placez les wraps dans l'une des coupelles de sucrine.

Pour la garniture aux crevettes, mélangez la sauce pimentée avec la mayonnaise. Salez et poivrez. Mettez les crevettes et la sauce dans une autre coupelle.

Pour la garniture au poulet, mélangez la mayonnaise avec le chutney de mangue. Salez et poivrez. Disposez le poulet avec sa sauce dans la troisième coupelle.

Garnissez la dernière coupelle de faisselle et de petits pois. Salez, poivrez et garnissez d'herbes fraîches. Servez la pastèque à part.

CE QUE VOUS DEVEZ AVOIR DANS L'ASSIETTE

4 coupelles de sucrine garnies. 1 morceau de pastèque à part.

RÉPARTITION DANS LA BOÎTE-REPAS

POIGNÉE 1 (+ 2) : *Salade, carotte, poivron, cornichon, petits pois*

POIGNÉE 3 : *Rosbif, crevettes, poulet, faisselle*

POIGNÉE 4 : *Pastèque*

MATIÈRES GRASSES : *Mayonnaise*

ASSAISONNEMENTS : *Raifort ou ail, sel, poivre, sauce pimentée, chutney de mangue ou curry en poudre, herbes fraîches*

Énergie 716 kcal · Protéines 43 g · Glucides 31 g · Fibres 6,1 g · Matières grasses 46 g

Burger maison

PRÉPARATION : *environ 25 min*

POUR LA SALADE DE CONCOMBRE :

¼ de concombre
2 cuil. à soupe de vinaigre de vin blanc
½ cuil. à café de sucre
Sel et poivre, selon votre goût

POUR LE BURGER :

50 g de chou rouge ou d'un autre chou
150 g de bœuf haché, max. 7 % de MG
1 tranche de lard
1 tranche de fromage, min. 18 % de MG
1 petit pain pour burger, environ 80–90 g, complet de préférence
15 g de mayonnaise
2 rondelles de tomate
2 rondelles d'oignon rouge

POUR LA SAUCE À LA CRÈME FRAÎCHE :

1 cuil. à soupe de crème fraîche, max. 9 % de MG
1 cuil. à soupe de ketchup
½ cuil. à café de paprika

Pour la salade, coupez le concombre en longues et fines bandes, puis faites-les tremper dans un bol d'eau bouillante pendant environ 10 min.

Pour la garniture du burger, taillez le chou en très fines lanières avec une mandoline.

Avec les mains, façonnez la viande en un gros steak haché plat. Faites cuire le lard dans une poêle à revêtement antiadhésif, puis retirez-le de la poêle et faites cuire l'œuf à la place, à feu vif, pendant 2 min sur chaque face. Égouttez le lard sur du papier absorbant.

Placez le fromage sur le steak haché, puis posez le lard par-dessus.

Pour la salade, égouttez soigneusement le concombre. Mélangez le vinaigre, le sucre, du sel et du poivre. Versez ce mélange sur le concombre et remuez.

Mélangez tous les ingrédients pour la sauce à la crème fraîche.

Faites griller le pain pour burger. Nappez la partie inférieure de sauce à la crème, et la partie supérieure de mayonnaise. Placez le chou sur la partie inférieure, puis ajoutez le steak haché, les rondelles de tomate et d'oignon, puis la salade de concombre. Fermez le burge, puis servez.

CE QUE VOUS DEVEZ AVOIR DANS L'ASSIETTE

1 burger.

RÉPARTITION DANS LA BOÎTE-REPAS

POIGNÉE 1 (+ 2) : *Concombre, tomate, oignon rouge, chou rouge*

POIGNÉE 3 : *Bœuf, lard*

POIGNÉE 4 : *Pain pour burger*

MATIÈRES GRASSES : *Mayonnaise, fromage*

ACCOMPAGNEMENT LAITIER : *Crème fraîche*

ASSAISONNEMENTS : *Vinaigre de vin blanc, sucre, sel, poivre, ketchup, paprika*

ASTUCE *Voici un plat parfait pour une soirée entre amis, car vous pouvez tout préparer à l'avance. Vos invités composeront leur burger eux-mêmes.*

ASTUCE *Fan de barbecue ? Ajoutez un peu d'épices pour barbecue à la viande hachée, puis faites griller les steaks au barbecue.*

Énergie 764 kcal · Protéines 50 g · Glucides 60 g · Fibres 7,6 g · Matières grasses 33 g

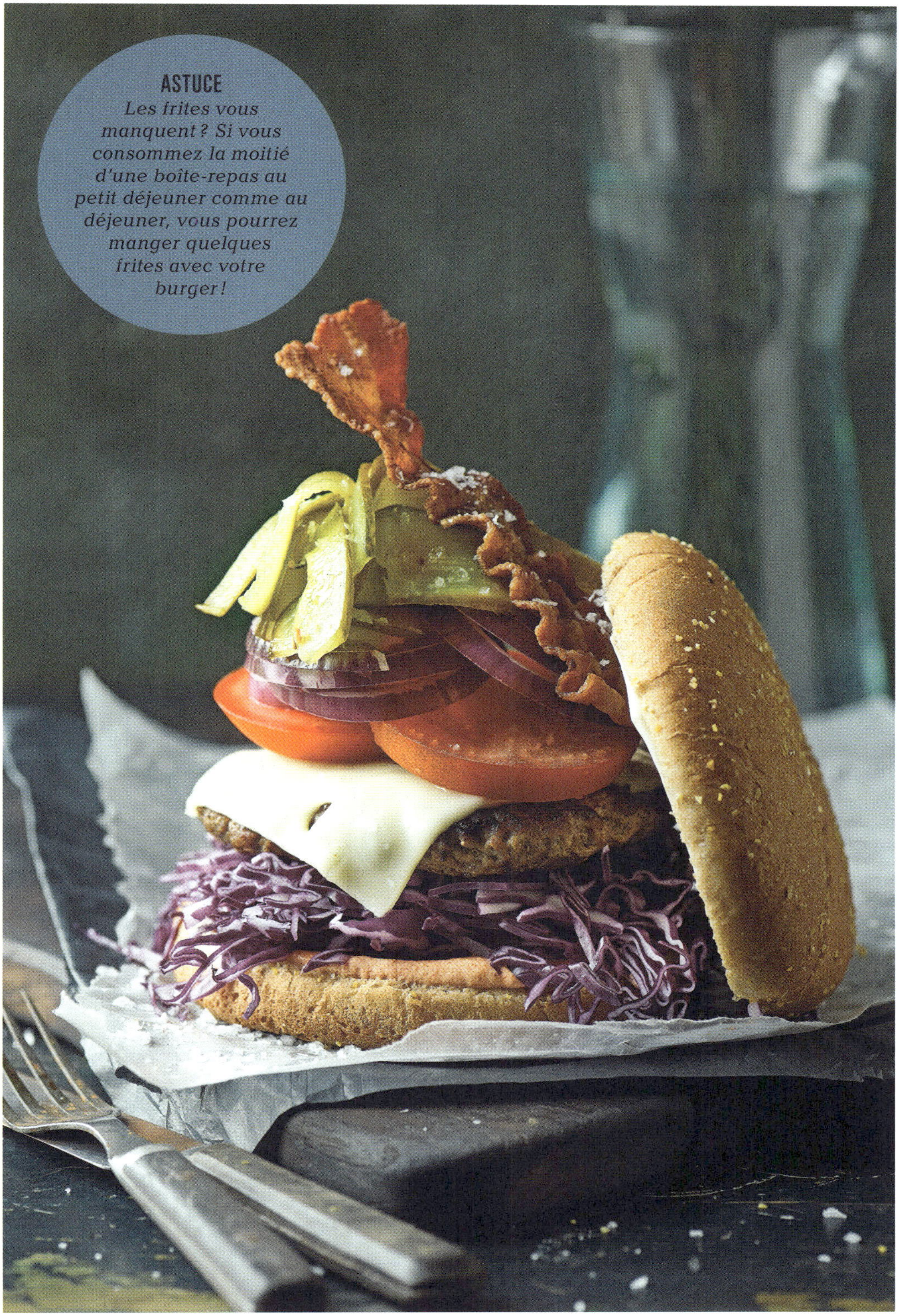

ASTUCE

Les frites vous manquent ? Si vous consommez la moitié d'une boîte-repas au petit déjeuner comme au déjeuner, vous pourrez manger quelques frites avec votre burger !

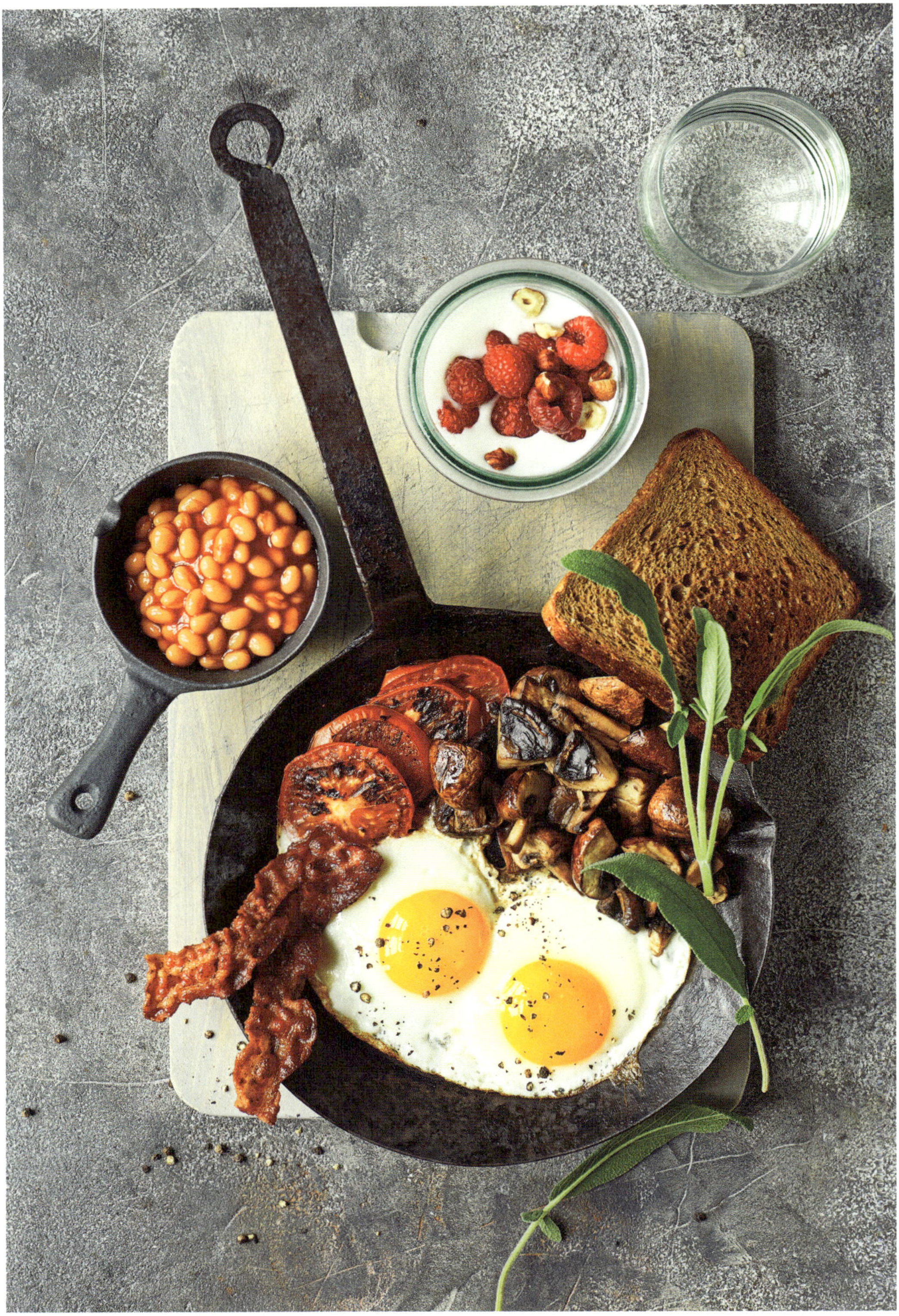

Petit déjeuner à l'anglaise

PRÉPARATION : *environ 15 min*

2 tranches de lard
200 g de champignons
1 tomate
2 œufs
1 cuil. à café de beurre
Sel et poivre, selon votre goût

POUR LE TOAST AUX HARICOTS :

½ boîte de baked beans *(210 g)*
1 tranche de pain, complet de préférence

POUR LE YAOURT GARNI :

10 cl de yaourt nature
5 g de noisettes
50 g de framboises
Sauge ou autres herbes, pour décorer

Faites cuire le lard dans une poêle à revêtement antiadhésif jusqu'à ce qu'il soit croustillant. Laissez-le s'égoutter sur du papier absorbant.

Coupez les champignons en quatre et faites-les cuire à la poêle jusqu'à ce qu'ils se colorent. Coupez la tomate en fines rondelles. Poussez les champignons sur un côté de la poêle et faites cuire la tomate et les œufs avec le beurre de l'autre côté. Salez et poivrez.

Pour le toast, faites chauffer les *baked beans* dans une petite casserole ou au four à micro-ondes. Faites griller le pain.

Pour le yaourt garni, versez le yaourt dans un verre ou dans un bol. Coupez les noisettes en deux et répartissez-les, ainsi que les framboises, sur le yaourt.

Disposez tous les éléments dans une assiette et décorez avec la sauge.

CE QUE VOUS DEVEZ AVOIR DANS L'ASSIETTE

2 poignées de tomate et champignons, 1 tranche de lard, 2 œufs au plat, 1 toast aux *baked beans* et 1 portion de yaourt aux noisettes et aux framboises.

RÉPARTITION DANS LA BOÎTE-REPAS

POIGNÉE 1 (+ 2) : *Champignons, tomate*
POIGNÉE 3 : *Lard, œufs,* baked beans
POIGNÉE 4 : *Pain, framboises*
MATIÈRES GRASSES : *Beurre, noisettes*
PRODUIT LAITIER : *Yaourt*
ASSAISONNEMENTS : *Sel, poivre, sauge ou autres herbes*

ASTUCE *Vous n'appréciez pas les* baked beans*? Prenez un œuf supplémentaire ou deux à la place.*

ASTUCE *Pour accentuer le goût des noisettes, faites-les griller. Une petite pincée de sel rehaussera encore le tout.*

ASTUCE *Vous pouvez ajouter 20 g d'olives à ce repas si vous le souhaitez.*

Énergie 748 kcal · Protéines 43 g · Glucides 67 g · Fibres 23,5 g · Fat29 g

Wrap aux épinards, aux œufs et au poulet

PRÉPARATION : *environ 15 min*

POUR LES ŒUFS BROUILLÉS :

2 œufs
1 blanc d'œuf
1 cuil. à soupe de crème fleurette (38 % de MG)
Sel et poivre, selon votre goût

POUR LE WRAP :

1 grosse tortilla, d'environ 70 g, complète de préférence
40 g de cream cheese, *min. 18 % de MG*
25 g d'épinards frais
100 g de tomates cerise coupées en deux
100 g de poulet cuit coupé en cubes
15 g de pignons de pin

Pour les œufs brouillés, battez les œufs entiers, le blanc d'œuf et la crème au fouet dans un saladier. Salez et poivrez.

Versez le mélange dans une poêle chaude et faites-le cuire, en remuant de temps à autre, jusqu'à ce qu'il ait pris. Retirez la poêle du feu.

Pour le wrap, nappez la tortilla de *cream cheese* et répartissez les épinards par-dessus.

Ajoutez ensuite les œufs brouillés, les tomates cerise, le poulet et les pignons de pin (éventuellement grillés).

CE QUE VOUS DEVEZ AVOIR DANS L'ASSIETTE

1 tortilla garnie de 2 cuil. à soupe de *cream cheese*, 1 poignée de légumes, 1 portion d'œufs brouillés, ½ poignée de poulet et 1 petite cuil. à soupe de pignons de pin.

RÉPARTITION DANS LA BOÎTE-REPAS

POIGNÉE 1 (+ 2) : *Épinards, tomates cerise*
POIGNÉE 3 : *Poulet, œufs, blanc d'œuf*
POIGNÉE 4 : *Tortilla*
MATIÈRES GRASSES : Cream cheese, *pignons de pin, crème fleurette*
ASSAISONNEMENTS : *Sel, poivre*

Énergie 738 kcal · Protéines 55 g · Glucides 40 g · Fibres 7,4 g · Matières grasses 38 g

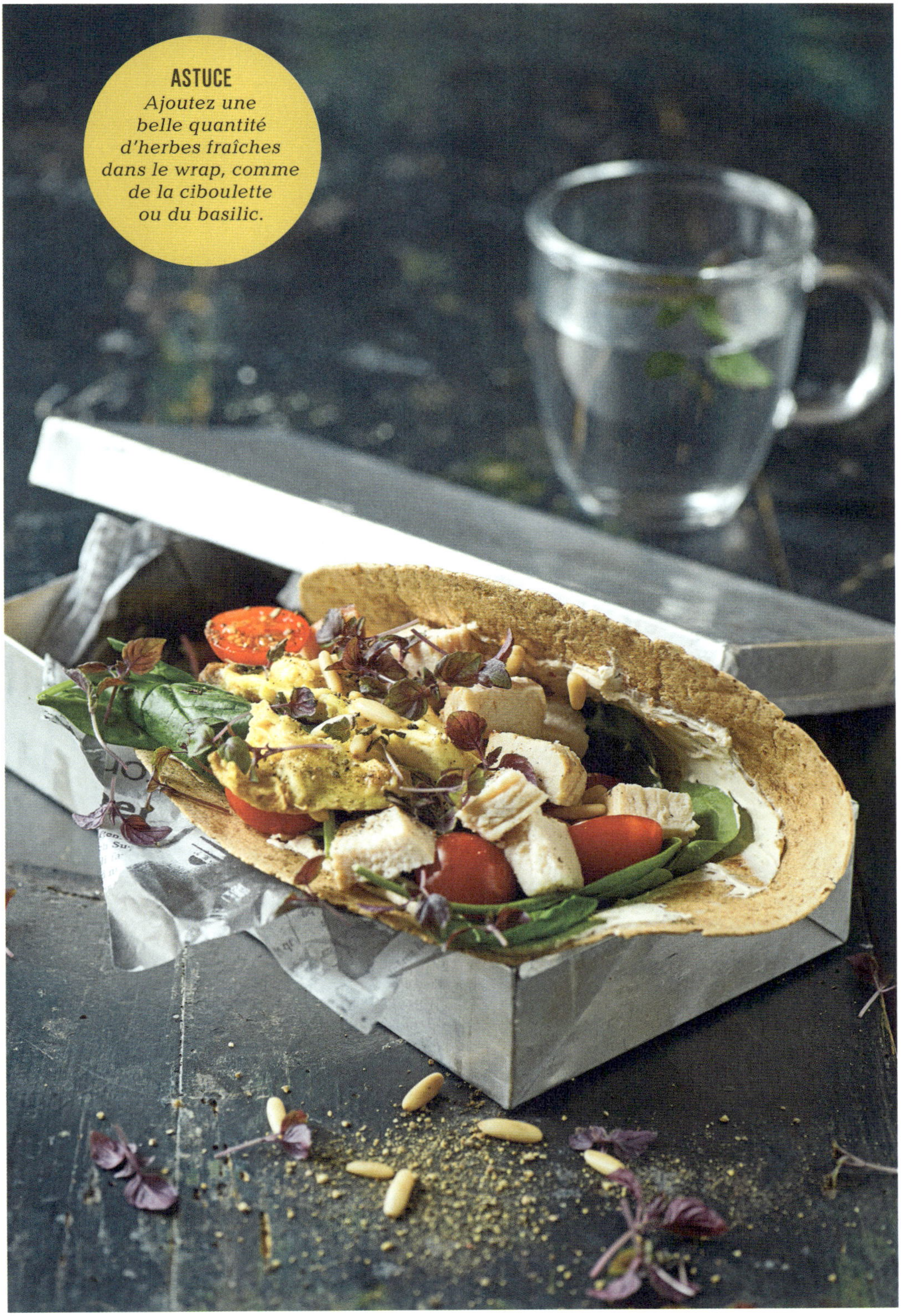

ASTUCE

Ajoutez une belle quantité d'herbes fraîches dans le wrap, comme de la ciboulette ou du basilic.

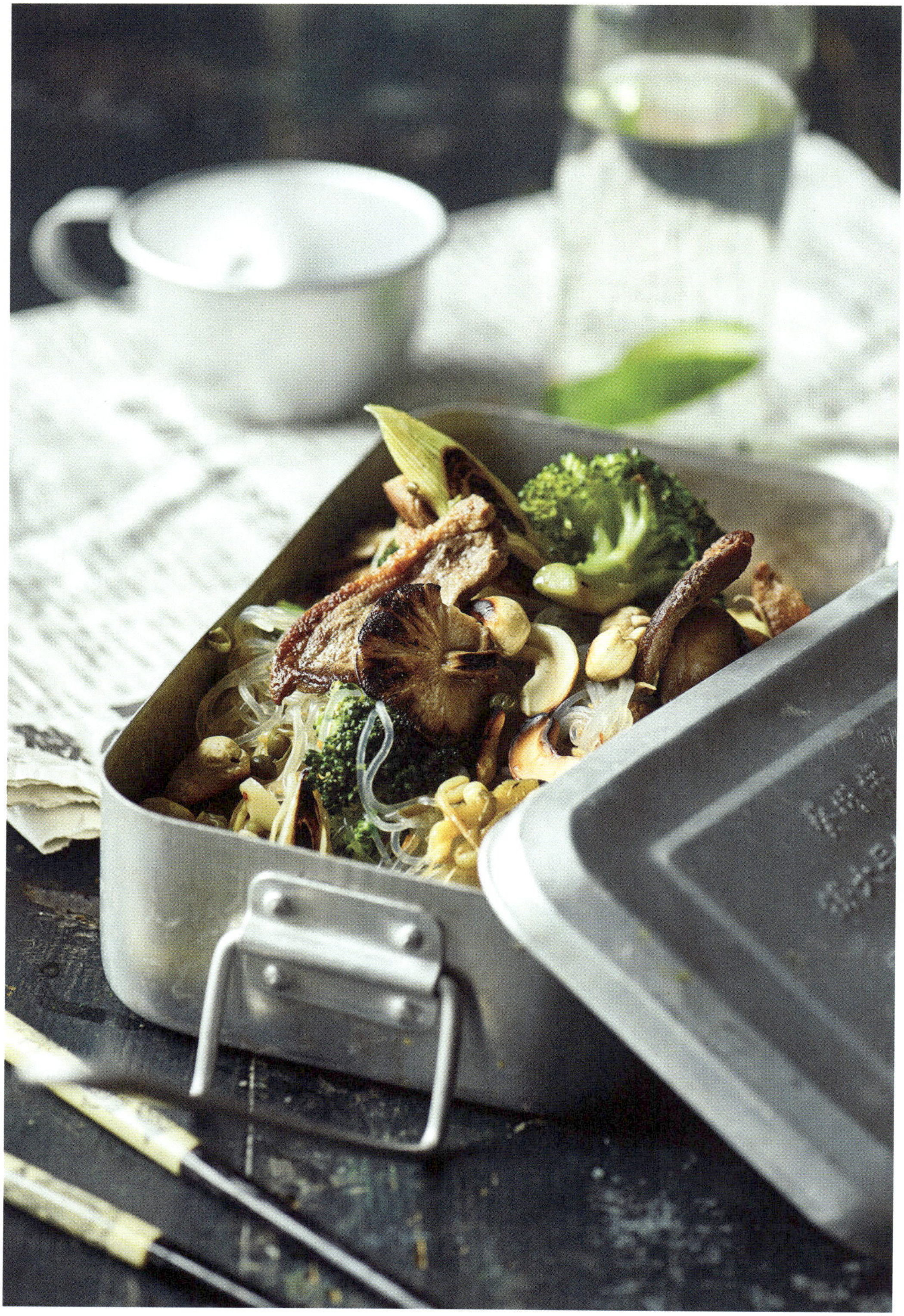

Sauté de canard

PRÉPARATION : *environ 25 min*

POUR LE SAUTÉ :

185 g de filet de canard finement émincé
1 cuil. à soupe d'huile d'olive
100 g de pleurotes
100 g de brocoli
2 oignons nouveaux
½ gousse d'ail
1 morceau de gingembre frais de 1 cm
¼ de piment
50 g de germes de soja
1 cuil. à soupe de sauce Teriyaki
1 cuil. à café de bouillon de volaille en poudre
10 à 20 cl d'eau
15 g de noix de cajou

POUR COMPLÉTER :

40 g de vermicelles de soja

Pour le sauté, saisissez le canard à l'huile d'olive dans un wok chaud. Retirez-le du wok et réservez-le.

Coupez les champignons, le brocoli et les oignons nouveaux en morceaux et faites-les dorer rapidement de toutes parts.

Émincez finement l'ail, le gingembre, le piment et les germes de soja. Jetez-les dans le wok et ajoutez la sauce Teriyaki, le bouillon en poudre et l'eau. Remettez le canard dans le wok pour bien le réchauffer.

Faites griller les noix de cajou à sec et répartissez-les sur le sauté.

Faites bouillir les vermicelles de soja dans de l'eau légèrement salée et servez-les avec le sauté.

CE QUE VOUS DEVEZ AVOIR DANS L'ASSIETTE

3 poignées de sauté et 1 poignée de vermicelles de soja.

RÉPARTITION DANS LA BOÎTE-REPAS

POIGNÉE 1 (+ 2) : *Pleurotes, brocoli, oignons nouveaux, germes de soja*

POIGNÉE 3 : *Filet de canard*

POIGNÉE 4 : *Vermicelles de soja*

MATIÈRES GRASSES : *Huile d'olive, noix de cajou*

ASSAISONNEMENTS : *Ail, piment, gingembre, sauce Teriyaki, bouillon en poudre*

ASTUCE *Pour épaissir la sauce, ajoutez un peu de fécule de maïs délayée dans de l'eau froide.*

ASTUCE *Vous pouvez remplacer le canard par de la dinde ou du poulet.*

ASTUCE *Ajoutez les vermicelles de soja cuits au sauté directement dans le wok.*

Énergie 722 kcal · Protéines 52 g · Glucides 58 g · Fibres 7,7 g · Matières grasses 30 g

IMPORTANT !
Deux fois par jour, votre assiette doit être composée selon les éléments clés du régime dans les bonnes proportions : légumes, protéines, féculents/ fruits et matières grasses.

Programme quotidien pour homme

Pour ceux qui souhaitent planifier

Programme diététique complet sur neuf jours – voir page 87.

Poignée 1 (+2) :

Légumes

L'indication (+2) entre parenthèses signifie que vous avez la possibilité de prendre 2 poignées de légumes, mais 1 poignée est suffisante.

Poignée 3 :

Protéines sous forme de viande, de poisson, d'œufs, de volaille, de fromage allégé en matières grasses, de légumineuses, etc.

Poignée 4 :

Glucides/féculents sous forme de pain, de pâtes, de riz, de pommes de terre, etc. et également sous forme de fruits.

Matières grasses :

1 cuil. à soupe de matières grasses pèse de 10 à 30 g selon la nature de l'aliment. 1 cuil. à soupe de beurre pèse environ 10 g, et 1 cuil. à soupe d'avocat pèse environ 30 g.

Produit laitier :

Lait et produits laitiers fermentés contenant jusqu'à 3,5 % de matières grasses et 5 g de sucre pour 100 g de produit.

Accompagnement laitier :

Produits laitiers contenant jusqu'à 9 % de matières grasses.

Assaisonnements :

Épices, condiments et herbes et produits sucrés utilisés en petites quantités pour rehausser la saveur d'un plat.

Jour 1, homme – total 2 133 kcal

	BOÎTE-REPAS 1 : 731 KCAL Assiette du matin avec œuf à la coque	BOÎTE-REPAS 2 : 633 KCAL Lunchbox à la faisselle et à la mangue	BOÎTE-REPAS 3 : 769 KCAL Spaghetti et courgettes, boulettes de viande
ÉLÉMENTS CLÉS DU RÉGIME	**Poignée 1 (+ 2) :** • Poivron jaune	**Poignée 1 (+ 2) :** • Haricots verts • Tomate • Oignon rouge • Petits pois	**Poignée 1 (+ 2) :** • Oignon • Tomate • Courgette
	Poignée 3 : • 1 œuf • 3 tranches de jambon sec	**Poignée 3 :** • 200 g de faisselle, max. 4,5 % de MG	**Poignée 3 :** • 200 g de porc et de veau hachés • 1 petit œuf
	Poignée 4 : • 30 g de muesli de base • 1 biscotte scandinave • 30 g de fruits rouges	**Poignée 4 :** • ½ mangue	**Poignée 4 :** • 1 cuil. à soupe de chapelure • 30 g de spaghetti
	Matières grasses : • 2 tranches de fromage, min. 18 % de MG • 20 g d'amandes	**Matières grasses :** • 1 cuil. à soupe de pesto • 20 amandes • 15 g de chocolat noir	**Matières grasses :** • 2 cuil. à café d'huile d'olive • 25 g de parmesan
FACULTATIF	**Produit laitier :** • 20 cl de yaourt nature	**Produit laitier :** –	**Produit laitier :** –
	Accompagnement laitier : –	**Accompagnement laitier :** –	**Accompagnement laitier :** –
SANS RESTRICTION, EN PETITES QUANTITÉS	**Assaisonnements :** • Miel • Sel • Thym • Confiture ou marmelade d'oranges	**Assaisonnements :** • Sel • Poivre	**Assaisonnements :** • Ail • Piment • Paprika • Sel • Poivre • Persil • Origan • Basilic pourpre
Collation entre les repas : Bouillon à boire			

Jour 2, homme – total 2 175 kcal

	BOÎTE-REPAS 1 : 686 KCAL Toast à la ricotta, au jambon et à la tomate	BOÎTE-REPAS 2 : 735 KCAL Salade de pâtes au poulet	BOÎTE-REPAS 3 : 754 KCAL Pita aux falafels, sauce au pesto
ÉLÉMENTS CLÉS DU RÉGIME	**Poignée 1 (+ 2) :** · Tomate	**Poignée 1 (+ 2) :** · Oignon rouge · Poivron rouge · Mesclun	**Poignée 1 (+ 2) :** · Oignon · Tomate · Petits pois · Salade
	Poignée 3 : · 90 g de ricotta · 2 œufs · 3 tranches de jambon	**Poignée 3 :** · 100 g de fèves edamame · 125 g de poulet	**Poignée 3 :** · 140 g de pois chiches · 1 petit œuf
	Poignée 4 : · 1,5 tranche de pain	**Poignée 4 :** · 80 g de pâtes cuites	**Poignée 4 :** · 1 à 2 cuil. à soupe de farine · 1 cuil. à soupe de chapelure · 1 pain pita
	Matières grasses : · 20 g de pignons de pin	**Matières grasses :** · ½ avocat · 15 g de noix de cajou	**Matières grasses :** · 1 cuil. à soupe d'huile d'olive · 1 cuil. à café de pesto
FACULTATIF	**Produit laitier :** · 5 cl de lait (facultatif)	**Produit laitier :** –	**Produit laitier :** –
	Accompagnement laitier : –	**Accompagnement laitier :** · 5 cl de yaourt nature	**Accompagnement laitier :** · 2 cuil. à soupe de yaourt nature
SANS RESTRICTION, EN PETITES QUANTITÉS	**Assaisonnements :** · Sel · Poivre · Ciboulette	**Assaisonnements :** · Jus de citron · Ciboulette · Ail · Sel · Poivre	**Assaisonnements :** · Jus de citron · Ail · Persil · Coriandre · Sel · Piment de Cayenne · Cumin
Collation facultative entre les repas : Bouillon à boire			

Jour 3, homme – total 1 989 kcal

	BOÎTE-REPAS 1 : 629 KCAL Smoothie vert	**BOÎTE-REPAS 2 : 682 KCAL** Salade de nouilles aux crevettes	**BOÎTE-REPAS 3 : 678 KCAL** Bœuf mariné aux champignons et à la crème
ÉLÉMENTS CLÉS DU RÉGIME	**Poignée 1 (+ 2) :** • Épinards • Carottes • Radis	**Poignée 1 (+ 2) :** • Brocoli • Carottes • Germes de soja	**Poignée 1 (+ 2) :** • Champignons • Poireau • Mesclun
	Poignée 3 : • 60 g de fromage, max. 17 % de MG • 4 tranches de rôti de porc fumé	**Poignée 3 :** • 175 g de crevettes	**Poignée 3 :** • 200 g de bavette
	Poignée 4 : • 150 g de fraises	**Poignée 4 :** • 50 g de vermicelles de soja	**Poignée 4 :** • 1 fruit de la Passion
	Matières grasses : • 7,5 cl de crème fleurette (38 % de MG)	**Matières grasses :** • 15 g de beurre de cacahuètes • 30 g de noix de cajou	**Matières grasses :** • 1 cuil. à soupe d'huile d'olive • 8 cl de crème fleurette (38 % de MG) • 5 g de chocolat noir
FACULTATIF	**Produit laitier :** • 20 cl de lait écrémé	**Produit laitier :** –	**Produit laitier :** –
	Accompagnement laitier : –	**Accompagnement laitier :** –	**Accompagnement laitier :** • 1 cuil. à soupe de crème fraîche, max. 9 % de MG
SANS RESTRICTION, EN PETITES QUANTITÉS	**Assaisonnements :** • Extrait de vanille • Édulcorant	**Assaisonnements :** • Sauce soja • Miel • Flocons de piment • Jus de citron vert • Coriandre	**Assaisonnements :** • Cassonade • Sauce soja • Flocons de piment ou paprika • Poivre • Bouillon de légumes • Estragon • Sel • Extrait de vanille • Édulcorant
Collation facultative entre les repas : Bouillon à boire			

Jour 4, homme – total 2 099 kcal

	BOÎTE-REPAS 1 : 620 KCAL Toast au saumon et crème à l'avocat	BOÎTE-REPAS 2 : 759 KCAL Buddha bowl	BOÎTE-REPAS 3 : 720 KCAL Soupe de poulet au curry et riz
ÉLÉMENTS CLÉS DU RÉGIME	**Poignée 1 (+ 2) :** • Tomate • Concombre	**Poignée 1 (+ 2) :** • Brocoli • Chou rouge • Petits pois • Germes de soja	**Poignée 1 (+ 2) :** • Oignon • Poireau • Tomate • Poivron rouge
	Poignée 3 : • 120 g de saumon fumé	**Poignée 3 :** • 90 g de haricots rouges • 90 g de pois chiches	**Poignée 3 :** • 150 g de poulet
	Poignée 4 : • 1,5 tranche de pain	**Poignée 4 :** • ½ mangue	**Poignée 4 :** • Fécule de maïs • 40 g de riz
	Matières grasses : • ½ avocat • 1 cuil. à soupe de crème fraîche, min. 18 % de MG	**Matières grasses :** • 1 cuil. à soupe de tahiné • 1 cuil. à soupe d'huile d'olive • 50 g d'olives noires • 1 cuil. à soupe de graines de sésame	**Matières grasses :** • 1 cuil. à soupe d'huile d'olive • 3 cl de crème fleurette, 38 % de MG
FACULTATIF	**Produit laitier :** –	**Produit laitier :** –	**Produit laitier :** –
	Accompagnement laitier : –	**Accompagnement laitier :** –	**Accompagnement laitier :** –
SANS RESTRICTION, EN PETITES QUANTITÉS	**Assaisonnements :** • Jus de citron • Sel • Poivre • Menthe • Piment • Vinaigre de vin blanc • Cresson ou cresson	**Assaisonnements :** • Ail • Jus de citron • Flocons de piment • Cumin • Piments jalapeño	**Assaisonnements :** • Curry en poudre • Cumin • Ail • Bouillon • Thym • Sel • Poivre • Persil
Collation facultative entre les repas : Bouillon à boire			

Jour 5, homme – total 2 173 kcal

	BOÎTE-REPAS 1 : 739 KCAL Porridge et poivron farci	BOÎTE-REPAS 2 : 716 KCAL Wrap au rosbif	BOÎTE-REPAS 3 : 718 KCAL Tarte de tortilla au fromage
ÉLÉMENTS CLÉS DU RÉGIME	**Poignée 1 (+ 2) :** • Poivron rouge • Cornichons	**Poignée 1 (+ 2) :** • Mesclun • Carotte • Haricots mangetout • Cornichons	**Poignée 1 (+ 2) :** • Oignon • Oignons nouveaux • Épinards • Salade
	Poignée 3 : • 120 g de ricotta • 1 œuf	**Poignée 3 :** • 150 g de rosbif	**Poignée 3 :** • 2 tranches de lard • 1 œuf • 125 g de ricotta
	Poignée 4 : • 30 g de flocons d'avoine	**Poignée 4 :** • 1 grosse tortilla (70 g)	**Poignée 4 :** • 1 grosse tortilla (70 g)
	Matières grasses : • 10 g de pignons de pin • 15 g de noix de pécan • 15 g de chocolat noir	**Matières grasses :** • 30 g de mayonnaise	**Matières grasses :** • ½ cuil. à café d'huile d'olive • 25 g de fromage, min. 18 % de MG
FACULTATIF	**Produit laitier :** –	**Produit laitier :** –	**Produit laitier :** • 2,5 cl de lait écrémé
	Accompagnement laitier : –	**Accompagnement laitier :** –	**Accompagnement laitier :** –
SANS RESTRICTION, EN PETITES QUANTITÉS	**Assaisonnements :** • Sel • Poivre • Cresson • Miel • Petite oseille	**Assaisonnements :** • Chutney de mangue • Curry en poudre • Sel • Poivre	**Assaisonnements :** • Ail • Noix muscade • Sel • Poivre
Collation facultative entre les repas : Bouillon à boire			

Jour 6, homme – total 2 144 kcal

	BOÎTE-REPAS 1 : 799 KCAL Pancakes	BOÎTE-REPAS 2 : 668 KCAL Beignets de thon et pain de seigle	BOÎTE-REPAS 3 : 677 KCAL Patate douce au four aux pois chiches
ÉLÉMENTS CLÉS DU RÉGIME	**Poignée 1 (+ 2) :** • Pois gourmands	**Poignée 1 (+ 2) :** • Patate douce • Jeunes pousses mélangées • Oignons nouveaux • Oignon rouge • Poivron jaune	**Poignée 1 (+ 2) :** • Patate douce • Oignon • Poivron jaune
	Poignée 3 : • 3 œufs • 2 blancs d'œufs	**Poignée 3 :** • 110 g de thon • 1 blanc d'œuf	**Poignée 3 :** • 90 g de pois chiches • 60 g de fromage, max. 17 % de MG
	Poignée 4 : • ¾ de petite banane • 22 g de flocons d'avoine • 5–7 fruits rouges	**Poignée 4 :** • 2 cuil. à soupe de chapelure • 1,5 tranche de pain de seigle	**Poignée 4 :** –
	Matières grasses : • 10 g d'amandes • 15 g de beurre • 15 g de chocolat noir	**Matières grasses :** • 1 cuil. à soupe d'huile d'olive • 15 g de mayonnaise	**Matières grasses :** • 1 cuil. à soupe d'huile d'olive • ½ avocat
FACULTATIF	**Produit laitier :** –	**Produit laitier :** –	**Produit laitier :** –
	Accompagnement laitier : –	**Accompagnement laitier :** • 2 cuil. à soupe de crème fraîche, max. 9 % de MG	**Accompagnement laitier :** • 2 cuil. à soupe de crème fraîche, max. 9 % de MG
SANS RESTRICTION, EN PETITES QUANTITÉS	**Assaisonnements :** • Sel • Extrait de vanille • Cannelle ou cardamome • Miel	**Assaisonnements :** • Ail • Flocons de piment • Persil • Aneth • Sel	**Assaisonnements :** • Ail • Piment • Cumin • Paprika • Bouillon de légumes • Jus de citron • Miel • Aneth • Sel • Poivre
Collation facultative entre les repas : Bouillon à boire			

Jour 7, homme – total 2 181 kcal

	BOÎTE-REPAS 1 : 703 KCAL Plateau du petit déjeuner, biscottes garnies	BOÎTE-REPAS 2 : 699 KCAL Salade Caesar et ses croûtons	BOÎTE-REPAS 3 : 779 KCAL Saumon au four, sauce au citron
ÉLÉMENTS CLÉS DU RÉGIME	**Poignée 1 (+ 2) :** · Radis	**Poignée 1 (+ 2) :** · Salade	**Poignée 1 (+ 2) :** · Courgette · Carotte · Poivron rouge
	Poignée 3 : · 60 g de jambon sec · 100 g de faisselle, max. 4,5 % de MG	**Poignée 3 :** · 170 g de filet de poulet rôti · 1 filet d'anchois, si vous l'utilisez	**Poignée 3 :** · 170 g de saumon
	Poignée 4 : · 70 g de pastèque · 3 biscottes scandinaves	**Poignée 4 :** · 1,5 tranche de pain	**Poignée 4 :** · 150 g de pommes de terre
	Matières grasses : · 15 g de graines de tournesol · ½ avocat	**Matières grasses :** · 1 jaune d'œuf · 1 cuil. à soupe d'huile d'olive · 25 g de parmesan	**Matières grasses :** · 30 g de mayonnaise · 1 cuil. à café d'huile d'olive
FACULTATIF	**Produit laitier :** · 10 cl de yaourt nature	**Produit laitier :** · 5 cl de yaourt nature	**Produit laitier :** · 6 cl de yaourt nature
	Accompagnement laitier : –	**Accompagnement laitier :** –	**Accompagnement laitier :** –
SANS RESTRICTION, EN PETITES QUANTITÉS	**Assaisonnements :** · Miel · Jus de citron · Thym · Poivre	**Assaisonnements :** · Ail · Sel · Vinaigre de vin blanc · Poivre	**Assaisonnements :** · Sel · Ail · Jus de citron · Basilic pourpre

Collation facultative entre les repas : Bouillon à boire

Jour 8, homme – total 2 152 kcal

	BOÎTE-REPAS 1 : 672 KCAL Croque au jambon	**BOÎTE-REPAS 2 : 716 KCAL** Wraps de sucrine	**BOÎTE-REPAS 3 : 764 KCAL** Burger maison
ÉLÉMENTS CLÉS DU RÉGIME	**Poignée 1 (+ 2) :** · Tomate · Oignon · Salade	**Poignée 1 (+ 2) :** · Salade · Carotte · Poivron jaune · Cornichons · Petits pois	**Poignée 1 (+ 2) :** · Concombre · Tomate · Oignon rouge · Chou rouge
	Poignée 3 : · 80 g de fèves edamame · 80 g de jambon · 1 œuf	**Poignée 3 :** · 4 tranches de rosbif · 70 g de crevettes · 60 g de dés de poulet · 60 g de faisselle	**Poignée 3 :** · 150 g de bœuf haché · 1 tranche de lard
	Poignée 4 : · 1 tranche de pain	**Poignée 4 :** · 100 g de pastèque	**Poignée 4 :** · 80–90 g de pain pour burger
	Matières grasses : · 1 à 2 cuil. à café de beurre · 2 tranches de fromage, min. 18 % de MG · 1 cuil. à café d'huile d'olive	**Matières grasses :** · 45 g de mayonnaise	**Matières grasses :** · 15 g de mayonnaise · 1 tranche de fromage, min. 18 % de MG
FACULTATIF	**Produit laitier :** –	**Produit laitier :** –	**Produit laitier :** –
	Accompagnement laitier : –	**Accompagnement laitier :** –	**Accompagnement laitier :** · 1 cuil. à soupe de crème fraîche, max. 9 % de MG
SANS RESTRICTION, EN PETITES QUANTITÉS	**Assaisonnements :** · Moutarde · Jus de citron · Sel · Poivre	**Assaisonnements :** · Raifort ou ail · Sel · Poivre · Sauce pimentée · Chutney de mangue ou curry en poudre · Herbes fraîches	**Assaisonnements :** · Vinaigre de vin blanc · Sucre · Sel · Poivre · Ketchup · Paprika
Collation facultative entre les repas : Bouillon à boire			

Jour 9, homme – total 2 208 kcal

	BOÎTE-REPAS 1 : 748 KCAL Petit déjeuner à l'anglaise	BOÎTE-REPAS 2 : 738 KCAL Wrap aux épinards, aux œufs et au poulet	BOÎTE-REPAS 3 : 722 KCAL Sauté de canard
ÉLÉMENTS CLÉS DU RÉGIME	**Poignée 1 (+ 2) :** • Champignons • Tomate	**Poignée 1 (+ 2) :** • Épinards • Tomates cerise	**Poignée 1 (+ 2) :** • Pleurotes • Brocolis • Oignons nouveaux • Germes de soja
	Poignée 3 : • 2 tranches de lard • 2 œufs • ½ boîte de *baked beans*	**Poignée 3 :** • 100 g de poulet • 2 œufs • 1 blanc d'œuf	**Poignée 3 :** • 185 g de filet de canard
	Poignée 4 : • 1 tranche de pain • 50 g de framboises	**Poignée 4 :** • 1 grosse tortilla (70 g)	**Poignée 4 :** • 40 g de vermicelles de soja
	Matières grasses : • 1 cuil. à café beurre • 5 g de noisettes	**Matières grasses :** • 40 g de *cream cheese*, min. 18 % de MG • 15 g de pignons de pin • 1 cuil. à soupe de crème (38 % de MG)	**Matières grasses :** • 1 cuil. à soupe d'huile d'olive • 15 g de noix de cajou
FACULTATIF	**Produit laitier :** • 10 cl de yaourt nature	**Produit laitier :** –	**Produit laitier :** –
	Accompagnement laitier : –	**Accompagnement laitier :** –	**Accompagnement laitier :** –
SANS RESTRICTION, EN PETITES QUANTITÉS	**Assaisonnements :** • Sauge ou autres herbes fraîches • Sel • Poivre	**Assaisonnements :** • Sel • Poivre	**Assaisonnements :** • Ail • Piment • Gingembre • Sauce Teriyaki • Bouillon en poudre

Collation facultative entre les repas : Bouillon à boire

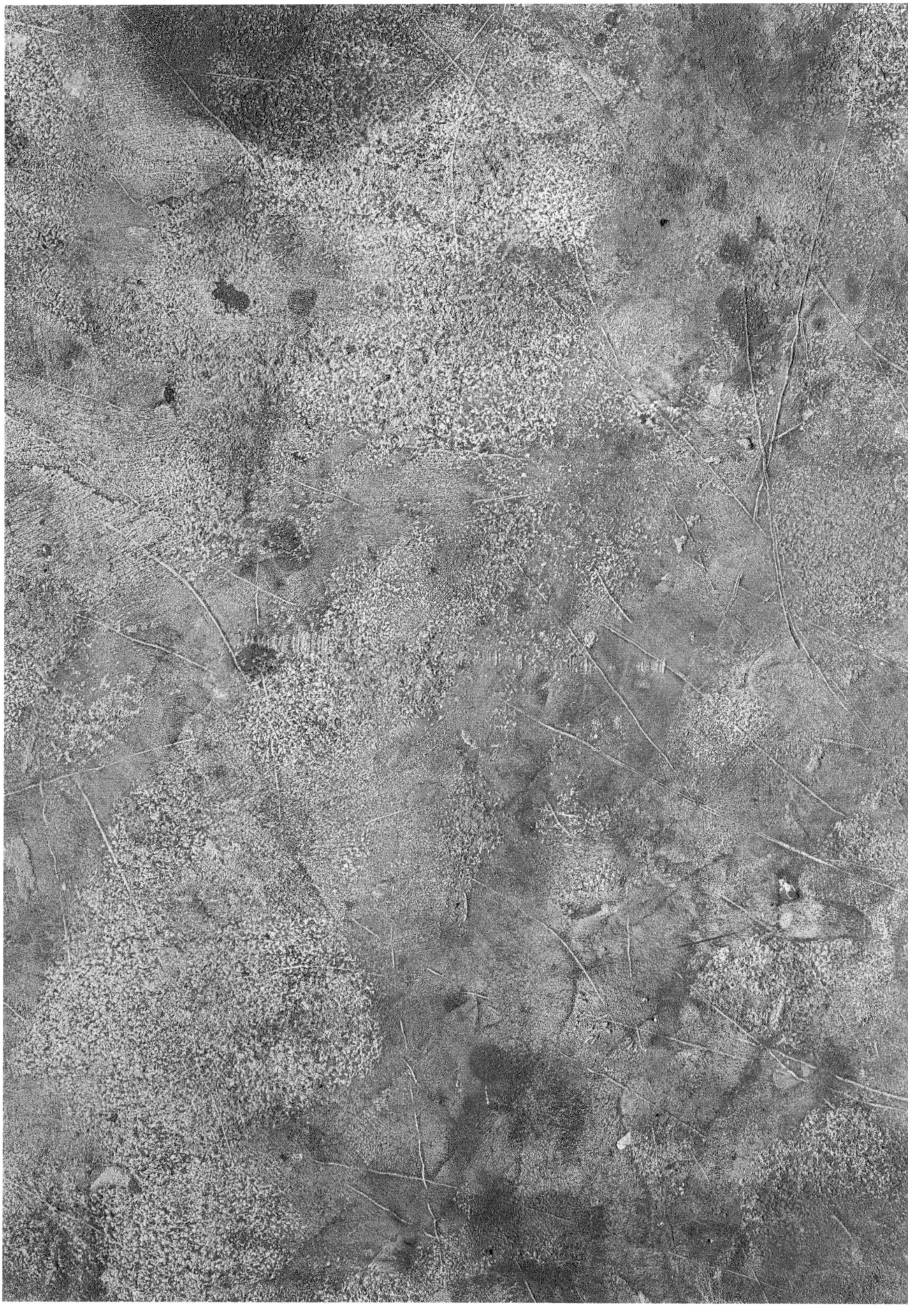

Guide des aliments

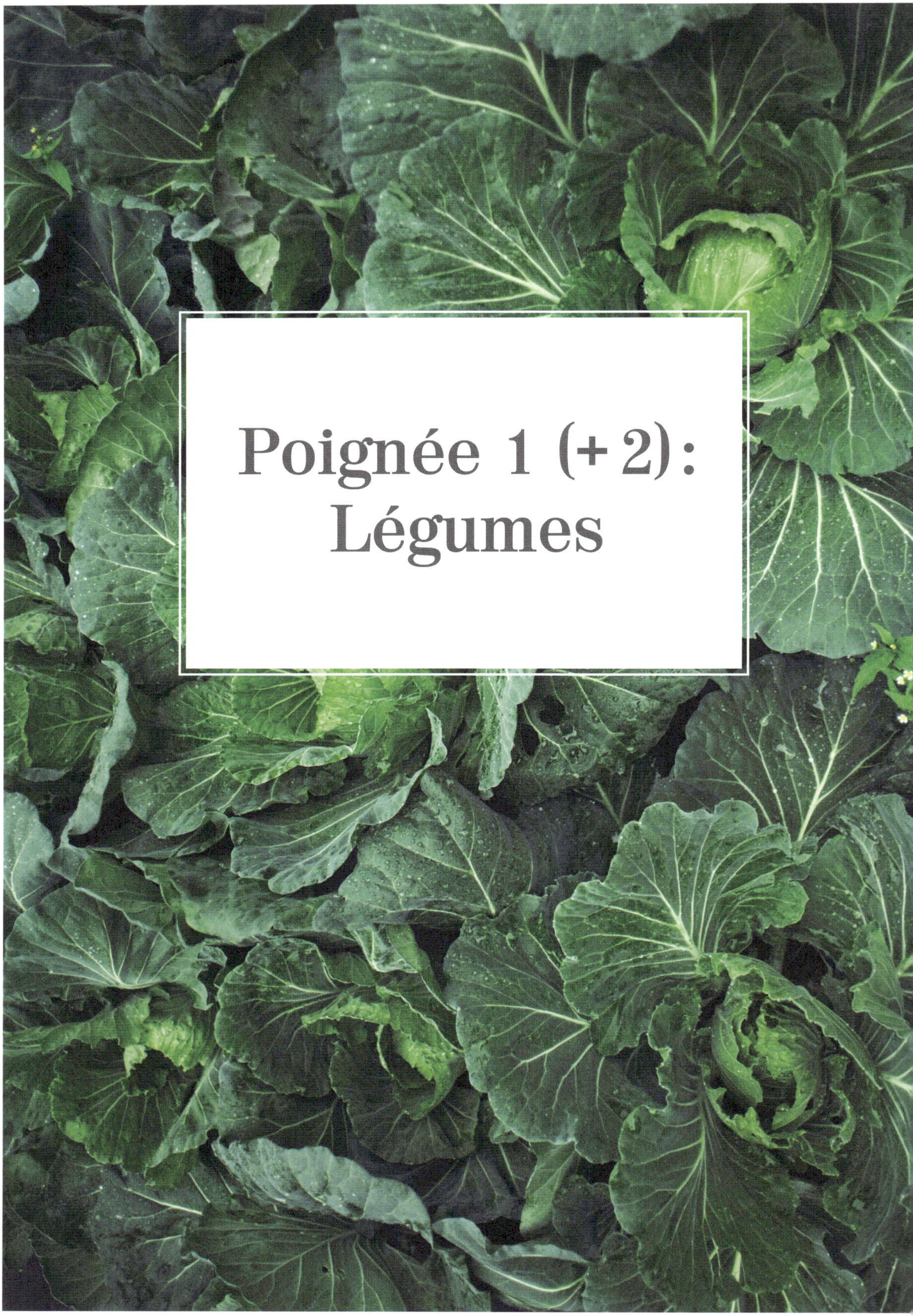

Poignée 1 (+ 2) : Légumes

1 (+2)

Les légumes constituent une excellente source de fibres alimentaires, de minéraux, de vitamines et d'antioxydants essentiels. Privilégiez les légumes riches en fibres (signalés par le symbole *). Les crudités sont savoureuses, mais ayez la main légère sur les quantités si vous n'avez pas l'habitude d'en manger, car un excès de légumes crus peut provoquer des troubles digestifs et des gaz, alors que les légumes cuits sont généralement plus faciles à digérer. Vous pouvez tout à fait intégrer des légumes racines dans votre alimentation afin qu'elle soit la plus variée possible. C'est à vous de décider si vous souhaitez prendre une seule poignée de légumes par repas, ou deux.

Quantité

1 à 2 poignées de légumes correspondent à 100–250 g.

- Ail*
- Algues*
- Artichauts*
- Asperges – vertes/blanches
- Aubergines*
- Betteraves*
- Brocolis*
- Carottes*
- Céleri
- Céleri-rave*
- Champignons – toutes sortes
- Chanterelles*
- Chou chinois
- Chou frisé*
- Chou pointu*
- Chou rouge*
- Chou-fleur*
- Chou-rave*
- Choux de Bruxelles*
- Concombre
- Courge butternut
- Courgette
- Cucurbitacées – toutes sortes
- Endives
- Épinards*
- Fenouil*
- Germes de soja
- Haricots mungo
- Haricots verts*
- Kale*
- Navets*
- Oignons nouveaux*
- Oignons* – toutes sortes
- Panais*
- Patate douce*
- Persil tubéreux*
- Petits pois*
- Piments jalapeño
- Piments – toutes sortes
- Poireaux*
- Pois gourmands*
- Poivrons – toutes sortes
- Pousses de bambou, crues
- Radis – toutes sortes
- Radis chinois/daikon
- Rhubarbe*
- Roquette
- Salade romaine*
- Salades – toutes sortes
- Salsifis*
- Tomates séchées
- Tomates – toutes sortes (dont les tomates concassées en boîte)
- Topinambours*

* Légumes à haute teneur en fibres

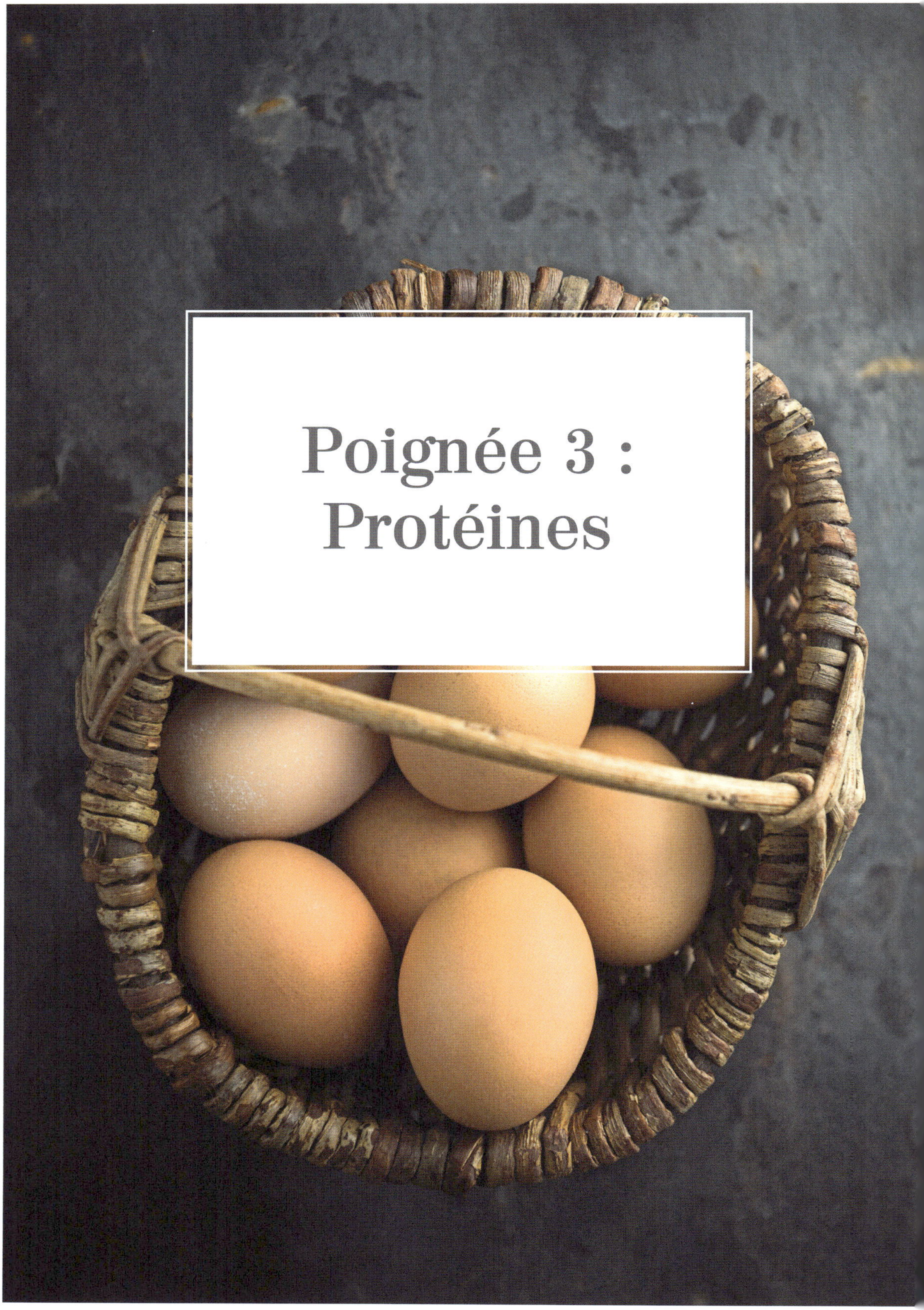

Poignée 3 : Protéines

3

Les protéines sont des composantes clés pour le corps, surtout en période de perte de poids, car elles procurent une sensation de satiété et participent au maintien des tissus musculaires ; ce sont ainsi les graisses que l'on perd en priorité.

LA VIANDE ET LA VOLAILLE

Il est important de varier les apports en protéines. Essayez donc de les intégrer sous différentes formes dans vos repas de la semaine. Tâchez de limiter la viande rouge à deux ou trois fois par semaine.

Quantité

1 poignée de viande correspond à environ 100–200 g.

- Bœuf, porc et agneau
- Chevreuil, faisan, lapin, etc.
- Poulet, dinde, canard et autres volailles

LES VIANDES TRANSFORMÉES (PÂTÉ, SAUCISSE, JAMBON, SALAMI, ETC.)

Les produits transformés contiennent souvent une quantité plus ou moins grande de substances chimiques potentiellement cancérogènes. Voilà pourquoi il faut les consommer avec modération. Choisissez de préférence des produits bio et des saucisses à forte teneur en viande.

Quantité

Ne mangez pas plus de viande transformée que ne peut en contenir la paume de votre main en une fine couche. Par exemple, 1 ou 2 petites saucisses, 1 ou 2 cuil. à soupe de pâté ou encore 2 ou 3 tranches de jambon, salami ou lard. Évaluez les quantités en faisant preuve de bon sens. Complétez ce type de viande par une autre forme de protéines, comme une demi-poignée de poisson ou de légumineuses.

- Boudin noir
- Boulettes longue conservation
- Jambon – toutes sortes
- Lard
- Pâté – toutes sortes
- Salami
- Saucisse de foie
- Saucisses – toutes sortes
- Terrine

LE POISSON ET LES FRUITS DE MER

Tous les produits de la mer constituent une très bonne source de protéines. Les poissons, en particulier les poissons gras, sont riches en acides gras essentiels omega-3 et en vitamines D.

Quantité

1 poignée de poisson ou de fruits de mer correspond à 100–200 g.

- Beignets de poisson
- Caviar et autres œufs de poisson
- Crabe
- Crevettes
- Escargots (pas exactement des fruits de mer, mais ils possèdent une coquille !)
- Hareng fumé
- Homard
- Huîtres

- Maquereaux au poivre, à l'huile ou au naturel
- Maquereaux en sauce tomate
- Moules
- Poissons gras tels que le flétan,
- le saumon, le maquereau et le hareng
- Poissons maigres tels que le cabillaud ou le carrelet
- Sardines
- Thon, à l'huile ou au naturel

ŒUFS

Les œufs sont des aliments formidables, car ils contiennent une grande quantité de nutriments essentiels et les blancs d'œufs sont des protéines à l'état pur ! Vous pouvez facilement augmenter votre apport en protéines en intégrant deux blancs d'œufs et deux œufs entiers dans un repas. Contrairement à une idée reçue, les œufs seuls ne font pas grimper le taux de cholestérol, il n'y a donc pas de risques à en consommer. Vous pouvez associer les œufs à une autre forme de protéines et prendre, par exemple, un œuf et une petite poignée de crevettes lors d'un repas afin de varier les sources.

Quantité

2 ou 3 œufs comptent pour 1 poignée.

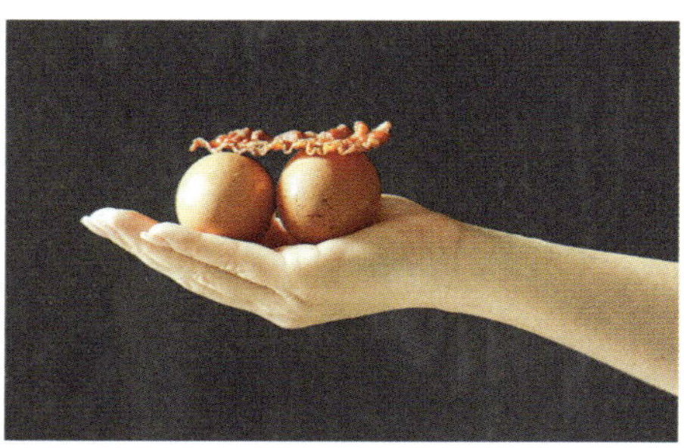

LE FROMAGE ALLÉGÉ EN MATIÈRES GRASSES (MAX 17 % DE MG)

Là encore, faites preuve de bon sens. Plus le fromage est riche en matières grasses, moins vous devriez en manger. En revanche, même s'il est peu probable que vous consommiez une quantité énorme de *cream cheese* allégé en matières grasses, vous pourrez avantageusement rehausser un filet de poulet avec 1 ou 2 cuillerées de ce même *cream cheese* allégé.

Quantité

1 poignée de fromage allégé en matières grasses correspond à 80–100 g.

- Brie
- Faisselle
- Feta
- Fromage à tartiner
- Fromage frais (1,5–4,5 % de MG)
- Fromage râpé
- Ricotta
- Toutes sortes de fromage allégés en matières grasses

LES LÉGUMINEUSES

Les légumineuses sont des sources de protéines végétales et contiennent aussi des glucides sous la forme d'amidon. Si vous êtes végétarien, essayez de consommer une grande variété de légumes et de légumineuses et, dans l'idéal, complétez par des produits laitiers.

Les protéines végétales ne sont pas aussi bénéfiques pour l'organisme que les protéines animales, mais elles constituent un bon complément dans le cadre d'un régime varié. Vous pouvez utiliser des légumineuses surgelées, en boîte ou sèches. Il faut généralement faire tremper puis bouillir ces dernières. Les fèves edamame surgelées cuisent quant à elles en quelques minutes dans de l'eau bouillante. On les trouve écossées ou non.

Pensez à compléter vos salades avec une demi-poignée de légumineuses pour augmenter la teneur en protéines de votre repas, en plus d'une poignée de viande ou de poisson.

Quantité

1 poignée de légumineuses équivaut à 150–250 g.

· *Baked beans*
· Fèves de soja (dont les fèves edamame)
· Haricots blancs
· Haricots de Lima
· Haricots mélangés
· Haricots noirs
· Haricots rouges
· Lentilles – toutes sortes
· Pois chiches
· Tofu

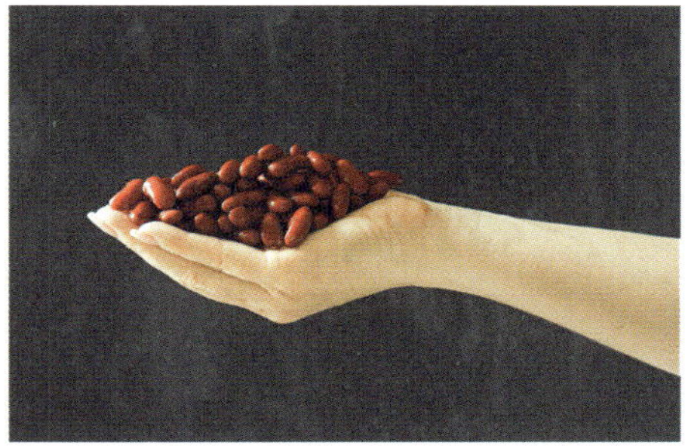

LES POUDRES PROTÉINÉES

Pour la majorité des gens, les poudres protéinées ne sont absolument pas nécessaires. Si vous avez une alimentation variée qui suit les principes de Scandi Sense, vous absorberez toutes les protéines dont votre corps a besoin. Toutefois, il est possible de remplacer l'un des trois repas de la journée par une boisson protéinée.

Quantité

1 mesure de poudre protéinée (25–40 g environ) vaut $1/3$ à ½ poignée 3.

Poignée 4 : Féculents et/ou fruits

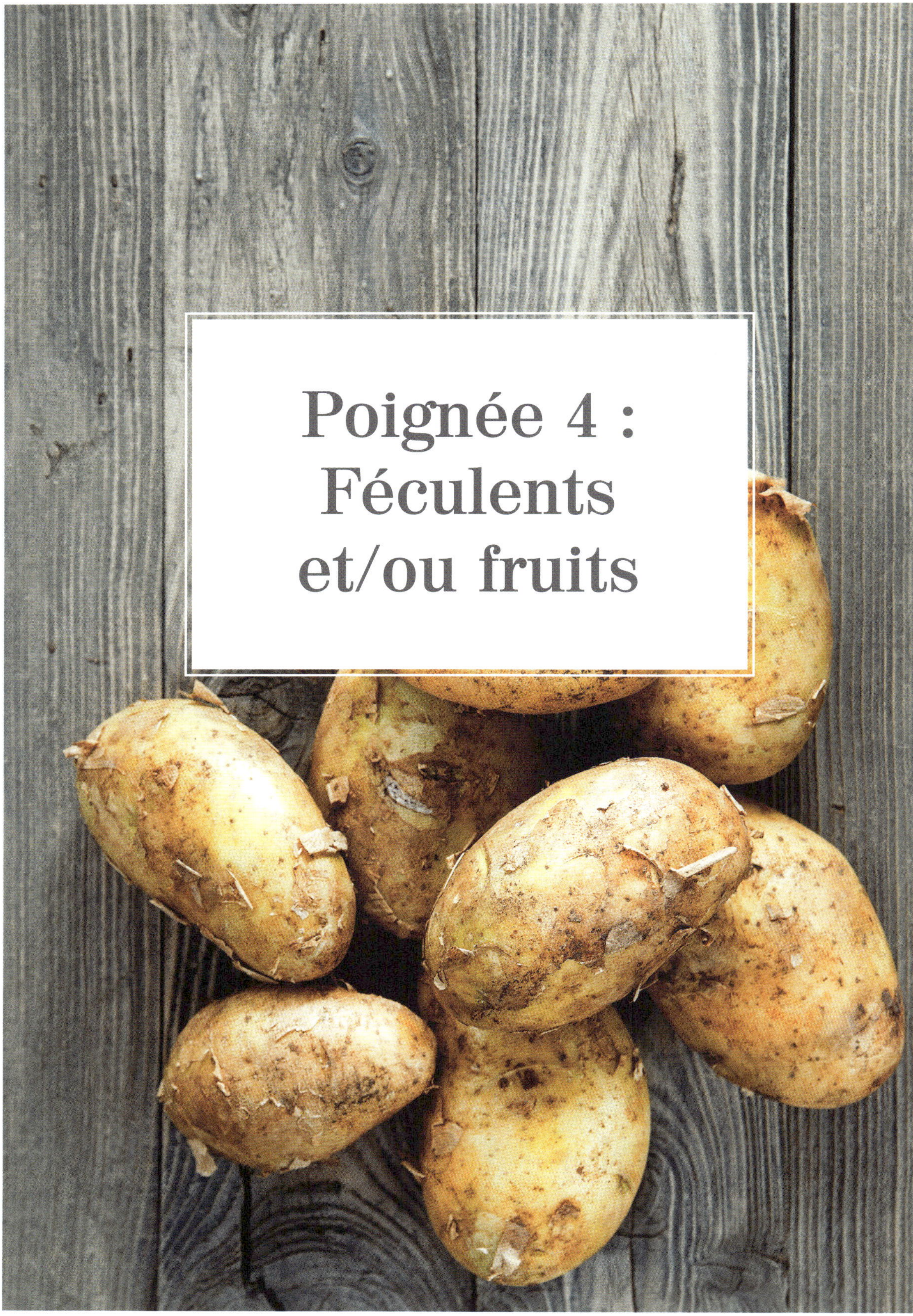

4

Cette poignée regroupe une grande variété d'aliments riches en glucides.

La poignée 4 peut contenir à la fois des féculents et des fruits. Vous pouvez allier les deux groupes en mangeant, par exemple, une demi-tranche de pain et une demi-poignée de fruits – le bon sens doit vous guider. La seule personne que vous trompez en prenant plus d'une poignée, c'est vous-même.

LES CÉRÉALES DU PETIT DÉJEUNER

Prenez des produits qui ne contiennent pas plus de 13 g de sucre pour 100 g. Vous pouvez facilement préparer du muesli maison avec du miel et des fruits secs, mais gardez la main légère.

Quantité

1 poignée de céréales du petit déjeuner correspond à 35 g pour une femme et 50 g pour un homme.

- Cornflakes
- Flocons d'épeautre
- Flocons de blé
- Flocons multicéréales (par exemple, des flocons de trois ou cinq céréales)
- Son d'avoine ou flocons d'avoine
- Son d'orge ou flocons d'orge
- Son de seigle ou flocons de seigle
- Weetabix

PRIVILIÉGIEZ LES PRODUITS AUX CARACTÉRISTIQUES NUTRITIONNELLES SUIVANTES :

MATIÈRES GRASSES : *Pas plus de 7 g pour 100 g*
SUCRES : *Pas plus de 13 g pour 100 g*
SODIUM : *Pas plus de 0,5 g pour 100 g*
FIBRES : *Au moins 6 g pour 100 g*

LES PAINS ET LEURS DÉRIVÉS

Le pain contient de l'amidon – un glucide complexe – en grandes quantités. Ce qui signifie que quand vous mangez du pain, vous mangez aussi du sucre ! Priviliégiez toujours les pains complets, mais n'oubliez pas que, même dans ce cas, il n'est pas possible d'en manger à volonté, car tous les pains ont un impact sur la glycémie, qu'ils soient complets ou non.

Les produits complets comportent autant de calories que les produits raffinés, mais les fibres contenues dans les premiers les rendent plus rassasiants et permettent de stabiliser la glycémie. Les graines de céréales entières, concassées ou écrasées ainsi que les farines complètes entrent dans la catégorie des produits dits complets. La farine complète doit contenir au moins 6 g de fibres pour 100 g.

Quantité

1 poignée correspond à 1 tranche de pain, 1 petit pain individuel, ½ gros pain individuel, 2 ou 3 biscottes scandinaves (car elles sont très fines et légères).

- Baguette
- Biscotte

- Biscotte scandinave
- Pain de mie
- Pain de seigle
- Pain individuel
- Pain pita
- Pain pour hot-dog
- Pâte à pizza
- Pâte feuilletée (dont la pâte filo)
- Tacos et produits similaires à la farine de maïs
- Tortilla
- Tranche de pain

LES AUTRES FÉCULENTS

- Blé complet (dont le blé concassé)
- Blé dur
- Boulgour
- Épeautre complet
- Farine (complète de préférence)
- Farro, kamut® et petit épeautre
- Maïs
- Orge perlé, épeautre perlé
- Pâtes complètes (penne, lasagne, fusilli, spaghetti, etc.)
- Pommes de terre
- Quinoa
- Riz – toutes sortes, dont les riz noir, complet et sauvage
- Semoule

ASTUCE : *La taille d'une poignée varie d'une personne à l'autre, mais elle correspond généralement aux besoins en énergie de cette personne. Pour une femme assez petite, 30 g de pain suffiront amplement, tandis qu'une femme grande aura besoin de 60 g de pain. Pour la plupart des hommes, 90 g de pain constituent un bon repère.*

LES ALTERNATIVES À LA FARINE

Un grand nombre de substituts à la farine apparaissent dans les recettes sans sucre, sans gluten ou allégées en sucre. Certains d'entre eux possèdent aussi une forte teneur en protéines. Vous pouvez tout à fait consommer du pain ou des gâteaux confectionnés avec ces produits plutôt qu'avec de la farine de blé du moment que vous respectez bien le modèle de boîte-repas Sense. Il ne vous reste plus qu'à tester ces aliments pour déterminer ceux qui vous plaisent le plus.

Notez toutefois que, selon leur composition, les différents substituts à la farine ne correspondent pas tous à la même poignée dans les boîtes-repas.

COMPTE POUR 1 POIGNÉE 3

- Farine d'amandes dégraissée, à haute teneur en protéines (min. 40 %)
- Farine de pois chiches
- Farine de coco (peut contenir jusqu'à 61 % de fibres ; elle est très absorbante)
- Farine de pois cassés
- Farine d'arachide
- Farine de sésame (elle a un goût légèrement salé et une forte teneur en protéines (min. 40 %))

COMPTE POUR 1 POIGNÉE 4

- Farine d'amarante
- Farine d'avoine
- Farine de quinoa
- Farine de tapioca
- Son de blé

COMPTE COMME MATIÈRES GRASSES

- Poudre d'amandes non dégraissée
- Poudre de coco non dégraissée – elle peut être moulue en farine fine.

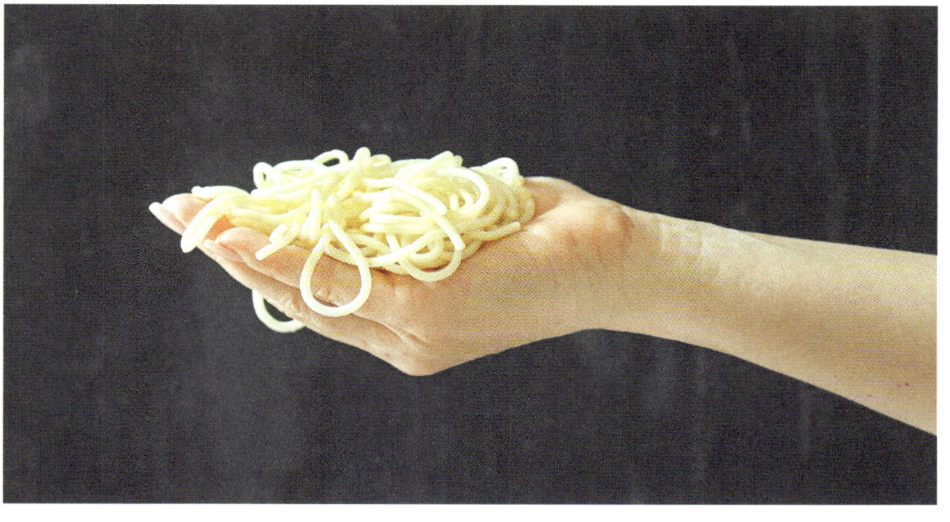

LES FRUITS

En plus de colorer votre assiette, les fruits apportent un grand nombre de vitamines, de minéraux et de fibres bénéfiques. Certains contiennent toutefois beaucoup de sucres. Privilégiez ceux qui ont une teneur faible à moyenne en sucres et consommez les fruits entiers plutôt que sous forme de jus, afin de ne pas perdre de fibres. Si vous appréciez vraiment les jus de fruits, diluez-les avec des jus de légumes.

Utilisez les fruits les plus sucrés pour remplacer les édulcorants. Les fruits à forte teneur en sucres, comme les mangues et les bananes, sont parfaits pour des smoothies. Ajoutez des fruits à vos salades ou à des sandwiches au fromage et aux légumes. Si vous mangez des fruits secs, gardez en tête le fait que deux dattes ou un petit sachet de raisins secs équivalent à une pomme en termes d'énergie. Il faut donc prendre de petites poignées de fruits secs.

Quantité

1 poignée de fruit équivaut à 100–150 g. Vous pouvez consommer jusqu'à 1 poignée par boîte-repas. 1 poignée représente par exemple :

- 1 gros fruit
- 1 ou 2 petits fruits comme les mandarines ou les prunes
- 100 g de fruits rouges
- 1 ou 2 dattes, figues, prunes fraîches

LES FRUITS À FAIBLE TENEUR EN SUCRES

- Citrons
- Citrons verts
- Framboises
- Mûres
- Groseilles
- Canneberges

LES FRUITS À TENEUR FAIBLE À MOYENNE EN SUCRES

- Fraises
- Pomelos
- Papaye
- Melon
- Pastèque
- Pêches
- Nectarines
- Myrtilles
- Pommes
- Abricots
- Pamplemousses

LES FRUITS À HAUTE TENEUR EN SUCRES

- Prunes
- Oranges
- Kiwis
- Poires
- Ananas

LES FRUITS À TRÈS HAUTE TENEUR EN SUCRES

- Clémentines
- Mandarines
- Cerises
- Raisins
- Grenades
- Mangues
- Figues fraîches
- Bananes
- Dattes fraîches
- Pruneaux
- Fruits secs comme les dattes, les figues, les raisins, les canneberges, les myrtilles et les mûres séchées

LES FRUITS SONT CLASSÉS EN FONCTION DE LEUR TENEUR EN SUCRE, DU MOINS SUCRÉ AU PLUS SUCRÉ.

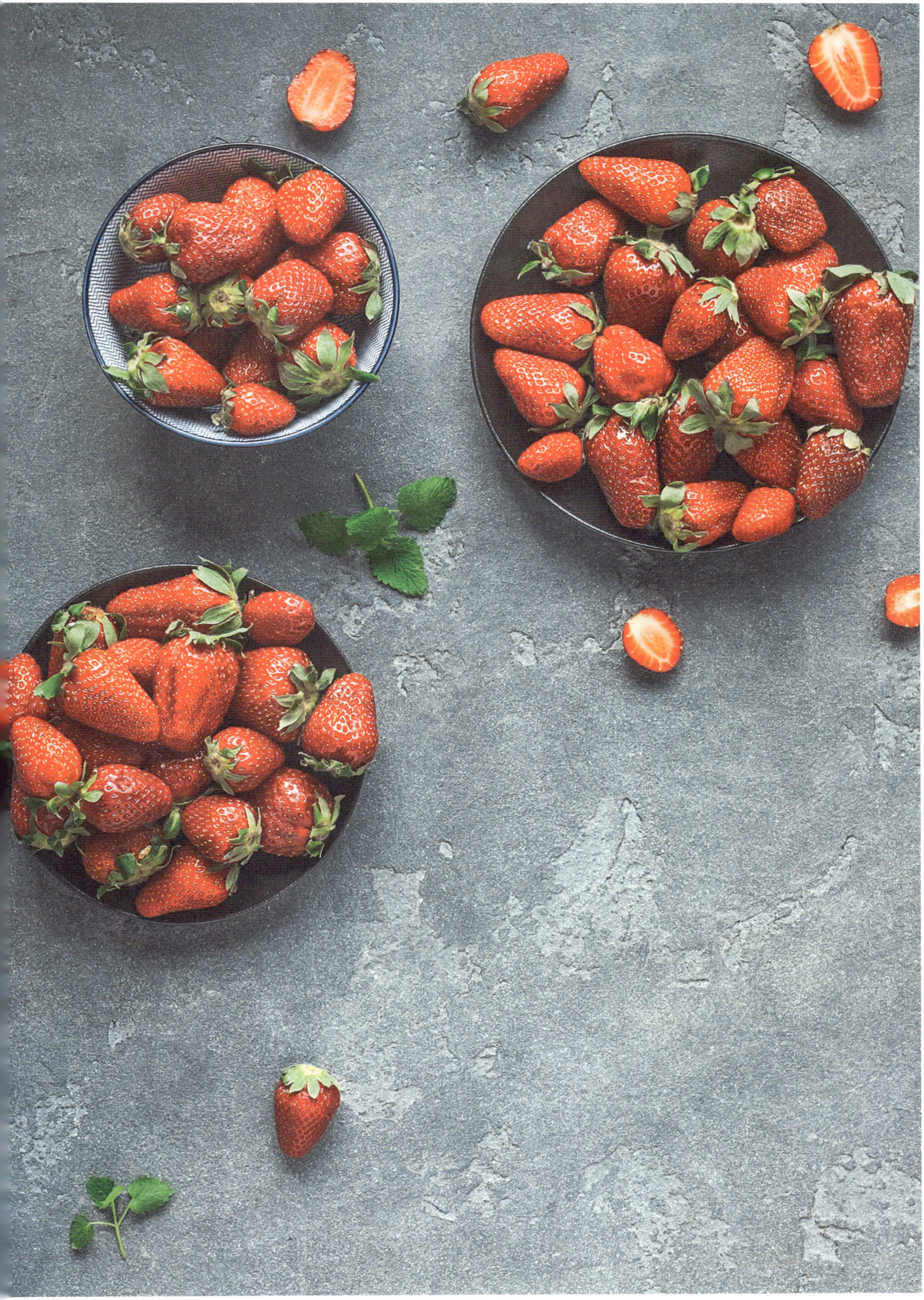

1 à 3 cuil. à soupe de matières grasses

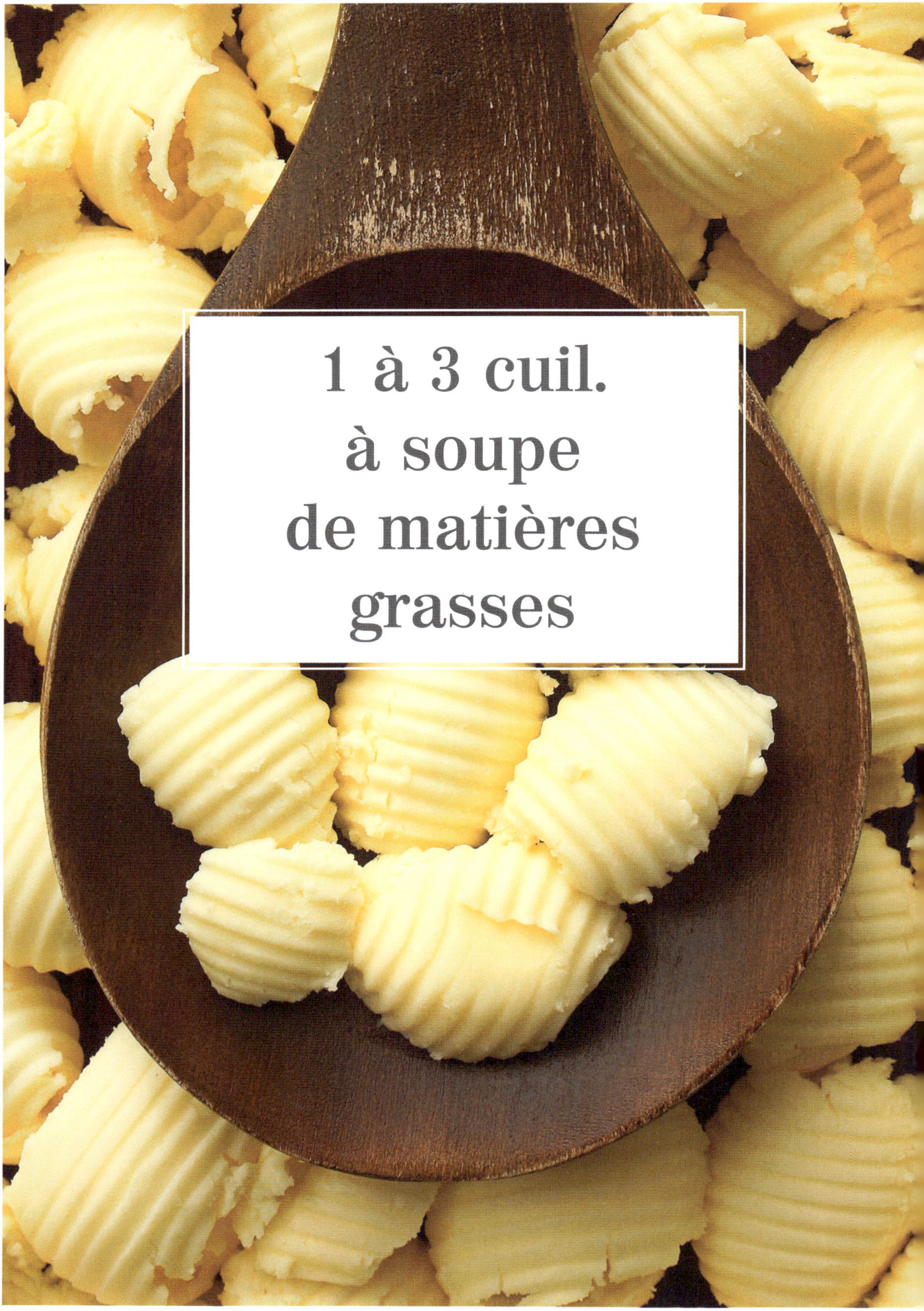

Quantité

Pour des produits à très haute teneur en graisses, comme le beurre, l'huile ou la mayonnaise, la mesure est la cuillerée à soupe rase. Pour des produits à teneur plus faible en graisses, comme les fruits à coque, l'avocat ou le fromage, la mesure est plutôt la cuillerée à soupe bombée.

1 cuil. à soupe de matières grasses représente 10 à 30 g, selon la valeur énergétique de l'aliment. 1 cuil. à soupe de beurre pèse environ 10 g, et 1 cuil. à soupe d'avocat pèse environ 30 g.

LE BEURRE, L'HUILE DE COCO ET LES PRÉPARATIONS À BASE D'HUILE

Utilisez de préférence du beurre bio et évitez les fritures, car une cuisson longue à très haute température peut entraîner la formation d'acides gras trans, des graisses transformées nocives pour le corps.

- Aïoli
- Beurre
- Beurre à tartiner
- Beurre de caco
- Huile de coco
- Mayonnaise

LES HUILES

Une alimentation riche en omega-6 (par opposition aux omega-3) peut perturber le fonctionnement naturel de l'organisme. Alors, utilisez une huile avec une bonne composition en acides gras.

LES HUILES AVEC UNE BONNE COMPOSITION EN ACIDES GRAS

- Huile d'amande
- Huile de foie de morue et autres huiles de poisson
- Huile d'avocat
- Huile d'olive vierge extra
- Huile de lin
- Huile de noisette
- Huile de colza
- Huile de noix

LES HUILES À HAUTE TENEUR EN OMEGA-6

- Huile d'arachide
- Huile de chardon Marie
- Huile de colza
- Huile de maïs
- Huile de sésame
- Huile de soja
- Huile de tournesol

LES MATIÈRES GRASSES POUR LA CUISSON

Les matières grasses utilisées pour la cuisson entrent dans le décompte des 1 à 3 cuil. à soupe par boîte-repas. Évaluez la quantité de matières grasses nécessaires pour la cuisson pour déterminer combien il vous en reste pour compléter votre boîte-repas.

- Beurre
- Ghee (beurre clarifié)
- Graisse d'oie
- Graisse de canard
- Huile d'olive
- Huile de coco
- Huile de colza
- Saindoux

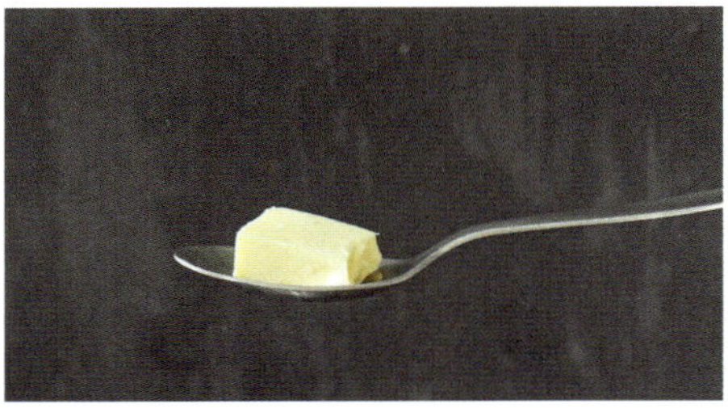

LES SAUCES ET LES DIPS

N'oubliez pas que les sauces et dips du commerce contiennent souvent du sucre et de nombreux additifs.

- Hoummos
- Pesto
- Sauce tartare
- Sauces grasses (béarnaise, hollandaise, à la crème ou au beurre, etc.)
- Sauces salade riches en matières grasses
- Tapenade

LES SALADES RICHES EN MATIÈRES GRASSES

On trouve dans le commerce une large gamme de « salades » toutes prêtes contenant différents légumes, viande ou poisson. Ces salades sont souvent riches en matières grasses (elles en contiennent généralement de 65 à 90 %) et devraient donc entrer dans la catégorie des matières grasses. Ce sont des produits transformés longue conservation.

Une alternative saine consiste à utiliser des aliments naturels et d'y ajouter un peu de mayonnaise et d'épices.

- Salade de concombre et radis
- Salade de crevettes
- Salade de maquereau
- Salade de poulet
- Salade de thon

LES CRÈMES, LA CRÈME FRAÎCHE ET LES FROMAGES RICHES EN MATIÈRES GRASSES

La règle est : un peu, avec modération ! Les différentes crèmes viendront rehausser la saveur d'une soupe, d'une sauce ou de légumes. Le fromage riche en matières grasses améliorera quant à lui vos salades ou vos plats de viande.

Quantité

1 cuil. à soupe de fromage riche en matières grasses, de crème (fraîche ou autre) correspond à 20–25 g.

- Crème fraîche (18 % de MG)
- Crème fraîche (38 % de MG)
- Crème (fleurette et liquide à 10 % de MG)
- Yaourt à la grecque (10 % de MG)

LES FROMAGES RICHES EN MATIÈRES GRASSES (18-45 % DE MG)

- Bleu
- Brie
- Camembert
- Cheddar
- *Cream cheese*
- Emmental
- Feta
- Fromage à tartiner
- Gorgonzola
- Gouda
- Halloumi
- Mascarpone
- Mozzarella
- Parmesan
- Philadelphia
- Roquefort
- Toutes sortes de fromages riches en matières grasses

LES FRUITS À COQUE ET LES GRAINES

Ces aliments ont une forte teneur en matières grasses et une petite quantité suffit à fournir beaucoup d'énergie. Tout comme les graines, ils apportent du goût et du croquant aux salades.

Quantité

1 cuil. à soupe de fruits à coque ou de graines pèse environ 15 g.

- Amandes
- Cacahuètes (et beurre de cacahuètes)
- Graines de chia
- Graines de courge
- Graines de fenouil
- Graines de lin
- Graines de nigelle
- Graines de pavot noir ou blanc
- Graines de sésame
- Graines de tournesol
- Noisettes
- Noix
- Noix de cajou
- Noix de Macadamia
- Noix de pécan
- Noix du Brésil
- Pignons de pin
- Pistaches
- Tahiné

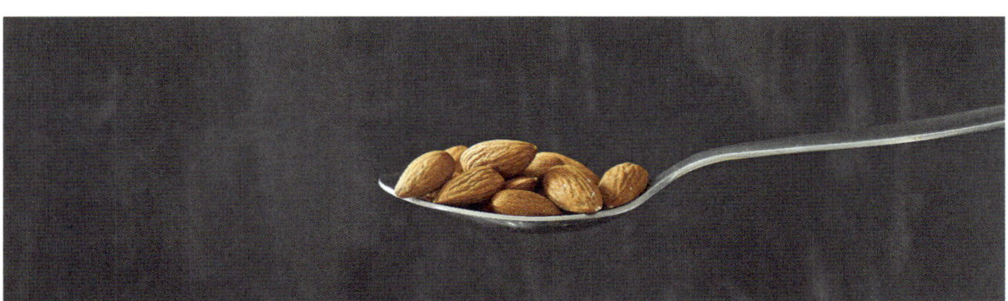

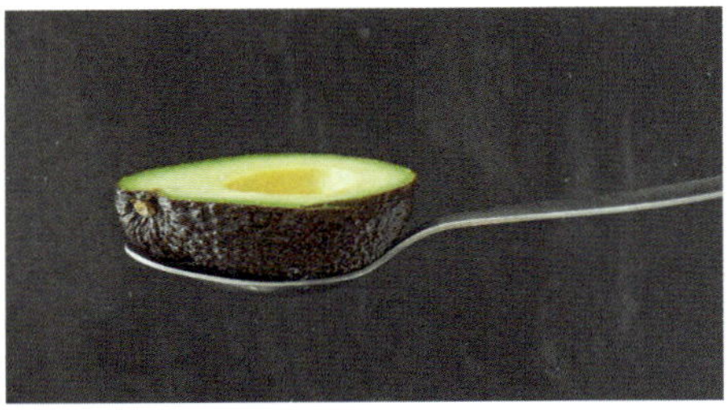

LES FRUITS RICHES EN MATIÈRES GRASSES

L'avocat est un fruit, mais que l'on sert généralement comme un légume, car il n'est pas sucré. Il est très nutritif et contient une grande quantité de matières grasses et de fibres. La noix de coco constitue une alternative savoureuse aux bonbons du week-end pour les enfants, ou comme collation. Elle contient également une grande quantité de fibres.

Quantité

1 cuil. à soupe de fruit gras pèse 25–40 g. 3 cuil. à soupe bombées d'avocat équivalent à peu près à ½ gros avocat.

- Avocat
- Lait de coco (la version riche en matières grasses – pour la version allégée, voir page de droite)
- Noix de coco fraîche
- Olives

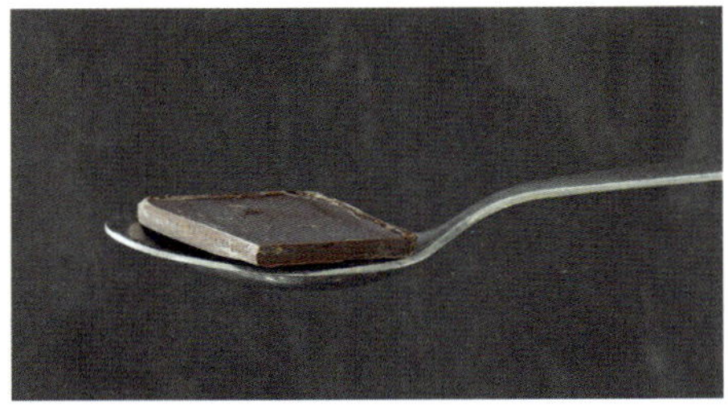

LE CHOCOLAT NOIR ET SES DÉRIVÉS

Le chocolat contient un grand nombre de substances bénéfiques pour le corps et l'esprit. Choisissez du chocolat noir avec une teneur en cacao d'au moins 70 %. Plus la teneur en cacao est importante, moins le chocolat contient de sucre. Il existe du chocolat à 100 % de teneur en cacao, qui est très amer, mais qui est agréable avec une tasse de café. Les éclats de fèves de cacao sont également amers, mais conviennent très bien dans un muesli ou dans une salade de fruits.

Le chocolat noir est un excellent moyen d'assouvir vos envies de sucre, mais faites attention, il faut en consommer en petites quantités.

Quantité

1 cuil. à soupe de chocolat noir pèse généralement environ 10 g. Cela correspond à peu près à 1 carreau d'une grosse tablette de chocolat.

- Cacao en poudre
- Chocolat noir
- Éclats de fèves de cacao

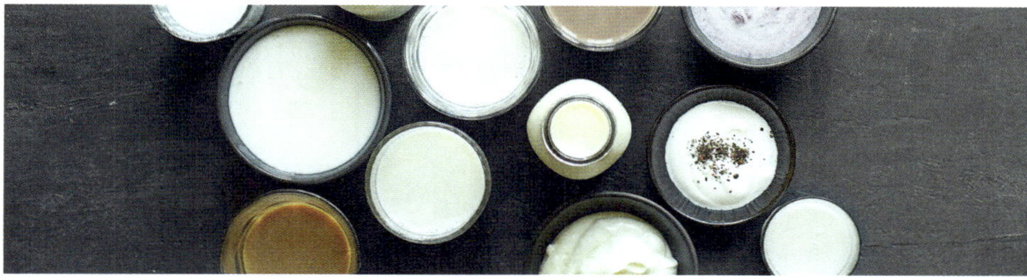

LES PRODUITS LAITIERS

Quantité

30 cl par jour.

- Lait demi-écrémé
- Lait écrémé
- Lait entier
- Lait ribot
- Produits à base de Skyr avec une teneur en sucre de moins de 5 g pour 100 g
- Skyr nature
- Yaourt à la grecque, max. 2 % de MG
- Yaourt aux fruits avec une teneur en sucre de moins de 5 g pour 100 g

LES ALTERNATIVES AUX PRODUITS LAITIERS

Évitez les boissons végétales avec sucres ajoutés. Si vous souhaitez utiliser ce type d'alternatives aux produits laitiers pour cuisiner ou, par exemple, pour rehausser votre café, vous devrez rester prudent sur les quantités, car ces produits sont souvent plus caloriques que le lait ordinaire.

- Boisson végétale à l'amande ou autre fruit à coque
- Boisson végétale à l'avoine
- Boisson végétale à l'épeautre
- Lait de coco allégé
- Boisson végétale au riz
- Boisson végétale au soja

LES ACCOMPAGNEMENTS LAITIERS

Quantité

2 cuil. à soupe par boîte-repas, si vous le souhaitez. Choisissez un produit dont la teneur en matières grasses n'excède pas 9 %.

LES PRODUITS LAITIERS AIGRES :

- Crème fraîche allégée, max. 5–9 % de MG
- Crème liquide, max. 9 % de MG
- Yaourt nature, Skyr, etc.

Les boissons à consommer à volonté

LES BOISSONS FRAÎCHES

Attention, ne vous faites pas avoir ! Bon nombre de produits dits « light » contiennent en réalité des calories et du sucre. Lisez bien les informations nutritionnelles et ne sélectionnez que les boissons qui ne contiennent que quelques calories pour 10 cl.

· Boissons pétillantes light
· Orangeade ou citronnade light
· Eau pétillante
· Eau

LES BOISSONS CHAUDES

Un excès de café ou de thé peut provoquer des troubles du sommeil et des déséquilibres hormonaux. Toutefois, vous pouvez boire toutes sortes d'infusions, qui ont un effet apaisant et qui peuvent donc être consommées avant le coucher.

· Thé noir
· Café (dont le café instantané)
· Infusions et thé vert

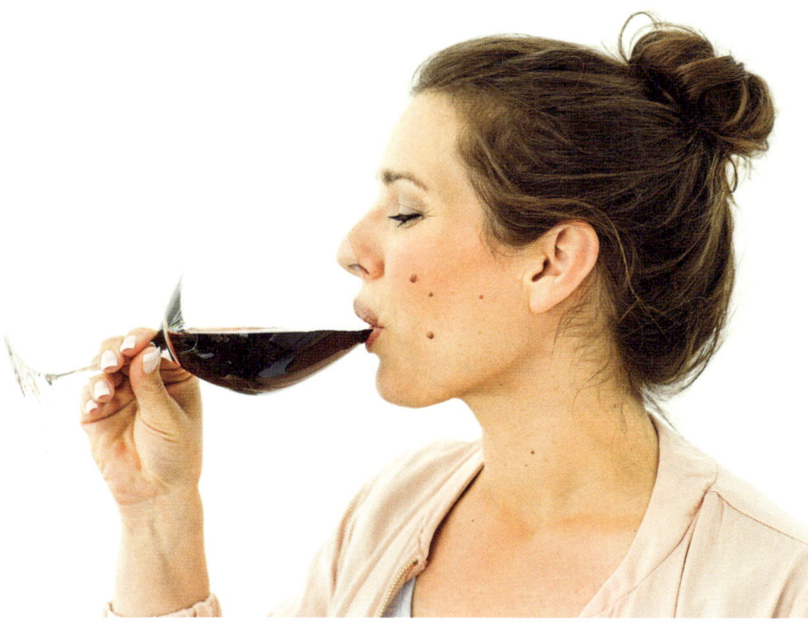

Les gourmandises

Si vous utilisez un peu de sucre ou de miel pour cuisiner, ils ne comptent que comme assaisonnements. Mais si vous mangez de grandes quantités de gourmandises, vous devrez les compenser dans vos boîtes-repas. 100 g de chocolat au lait, de gâteau ou de chips, de même qu'un Bic Mac ou un grand milk-shake équivalent pratiquement à une boîte-repas entière.

LES DIFFÉRENTS TYPES DE SUCRES

- Cassonade
- Édulcorants avec calories
- Fructose
- Mélasse
- Miel – toutes sortes
- Sirop – toutes sortes (dont sirop d'agave)
- Sucre à confiture
- Sucre blanc
- Sucre de canne
- Sucre de fleurs de coco
- Sucres d'orge
- Sucre de raisin
- Sucre glace
- Sucre perlé
- Sucre roux en poudre
- Sucre vanillé

LES BONBONS ET LES GÂTEAUX

- Barres chocolatées
- Barres de céréales
- Biscuits – toutes sortes
- Bonbons durs et sucettes
- Bonbons mélangés (réglisse, bonbons gélifiés, marshmallows, etc.)
- Caramels
- Chewing-gum
- Chocolat avec moins de 70 % de teneur en cacao
- Donuts
- Entremets tels que les flans, le fromage blanc et les mousses
- Gâteaux – toutes sortes
- Gâteaux de riz
- Gâteaux et barres aux fruits
- Gaufres
- Gelée de groseille
- Glaçage au beurre
- Glaces et bâtonnets
- Macarons
- Marmelade d'oranges et confiture
- Meringues
- Nougat
- Nutella®
- Pain d'épice
- Pâte à tartiner
- Préparations pour gâteaux
- Viennoiseries

LES PRODUITS POUR LE PETIT DÉJEUNER

- Yaourt aux fruits contenant plus de 5 g de sucre pour 100 g
- Pâtisseries du petit déjeuner, comme les croissants
- Céréales du petit déjeuner contenant plus de 13 g de sucre pour 100 g
- Muesli et granola contenant plus de 13 g de sucre pour 100 g

LES ALIMENTS À EMPORTER ET LES PRODUITS À GRIGNOTER

- Chips – toutes sortes
- Frites
- Hot-dogs
- Nems
- Noix caramélisées (et mélanges de fruits à coque caramélisés)
- Pizza (surtout celles à pâte épaisse)
- Pop-corn
- Repas comprenant un burger, des frites, une sauce et une boisson gazeuse

LES BOISSONS SUCRÉES

- Chocolat au lait
- Café crème
- Lait concentré sucré
- Sirop de sureau
- Boissons énergisantes – toutes sortes
- Boissons gazeuses
- Jus de fruits – toutes sortes
- Smoothies de fruits
- Lait au chocolat
- Thé glacé
- Citronnade ou orangeade

LES BOISSONS ALCOOLISÉES

Si vous souhaitez accompagner votre repas d'un verre de vin, il n'est pas nécessaire de le compenser dans vos boîtes-repas. Mais faites preuve de bon sens et limitez le vin et les alcools forts aux occasions spéciales. Et n'oubliez pas que vous perdrez plus facilement du poids si vous supprimez l'alcool. Vous pouvez limiter l'apport en calories en mélangeant une dose d'alcool avec une boisson à zéro calorie et en évitant les cocktails.

- Bière
- Boissons pétillantes alcoolisées
- Cidre
- Shots sucrés
- Spiritueux
- Vermouth et liqueurs
- Vin rouge, blanc, rosé et champagne
- Vins liquoreux, cuits ou sucrés, comme le porto, le xérès, le madère et le sauternes

Les recommandations de l'agence nationale de la santé danoise en matière d'alcool :

Femmes : jusqu'à 7 unités par semaine
Hommes : jusqu'à 14 unités par semaine

Les assaisonnements

Quand les plats qu'on mange sont goûteux, on se sent généralement rassasié avec de plus faibles quantités. Avec Scandi Sense, vous pouvez consommer autant d'herbes et d'épices que vous le souhaitez. Cette catégorie comprend les produits qui peuvent être utilisés librement, y compris les agents levants et épaississants.

LES HERBES ET LES ÉPICES

On utilise des herbes et des épices séchées et en poudre, ou des herbes fraîches, pour donner une saveur particulière ou parfumer un plat. Nombre d'entre elles ont des vertus antibactériennes et plusieurs facilitent la digestion. Toutefois, les personnes qui souffrent de troubles du sommeil ou qui transpirent abondamment devraient limiter leur consommation d'aliments épicés, car ceux-ci peuvent agraver les symptômes. Vos plats doivent être goûteux et ne pas être salés plus que nécessaire.

Quantité

Les herbes et les épices peuvent être utilisées à volonté.

- Ail (dont l'ail en poudre ou semoule)
- Aneth
- Anis étoilé
- Baies de genièvre
- Basilic
- Cannelle
- Câpres
- Cardamome
- Ciboulette
- Citronnelle
- Clous de girogle
- Coriandre
- Cresson
- Cumin
- Curcuma
- Curry en poudre
- Édulcorants zéro calories
- Épices tandoori
- Estragon
- Extrait de vanille
- Feuilles de laurier
- Garam masala
- Gingembre
- Gouse de vanille
- Herbes de Provence
- Marjolaine
- Mélanges d'épices, comme les épices pour barbecue
- Menthe
- Miel
- Moutarde en poudre
- Noix muscade
- Origan
- Paprika
- Persil
- Pili-pili
- Piment
- Piment de Cayenne
- Poivre – toutes sortes
- Poudre de réglisse

- Raifort
- Romarin
- Safran
- Sauge
- Sel – toutes sortes
- Thym
- Wasabi

LES AGENTS LEVANTS ET ÉPAISSISSANTS

Quantité

Ces produits peuvent être utilisés librement (mais avec bon sens), de même que les téguments de psyllium et la fécule de pommes de terre, qui peuvent remplacer la farine.

- Fécule de maïs (en petites quantités)
- Fécule de pomme de terre (son goût est neutre et elle est très absorbante)
- Gélatine
- Levure chimique
- Levure de boulanger
- Téguments de psyllium

AUTRES ASSAISONNEMENTS

Quantité

À utiliser avec parcimonie.

- Bouillon – toutes sortes
- Colorant alimentaire
- Concentré de tomates
- Essences et extraits
- Jus de citron
- Ketchup (en petites quantités)
- Moutarde
- Pâte de curry
- Sambal oelek
- Sauce de poisson
- Sauce pimentée
- Sauce piquante
- Sauce soja
- Sauce Teriyaki
- Sauce Worcestershire
- Vinaigre – toutes sortes (dont le vinaigre balsamique)

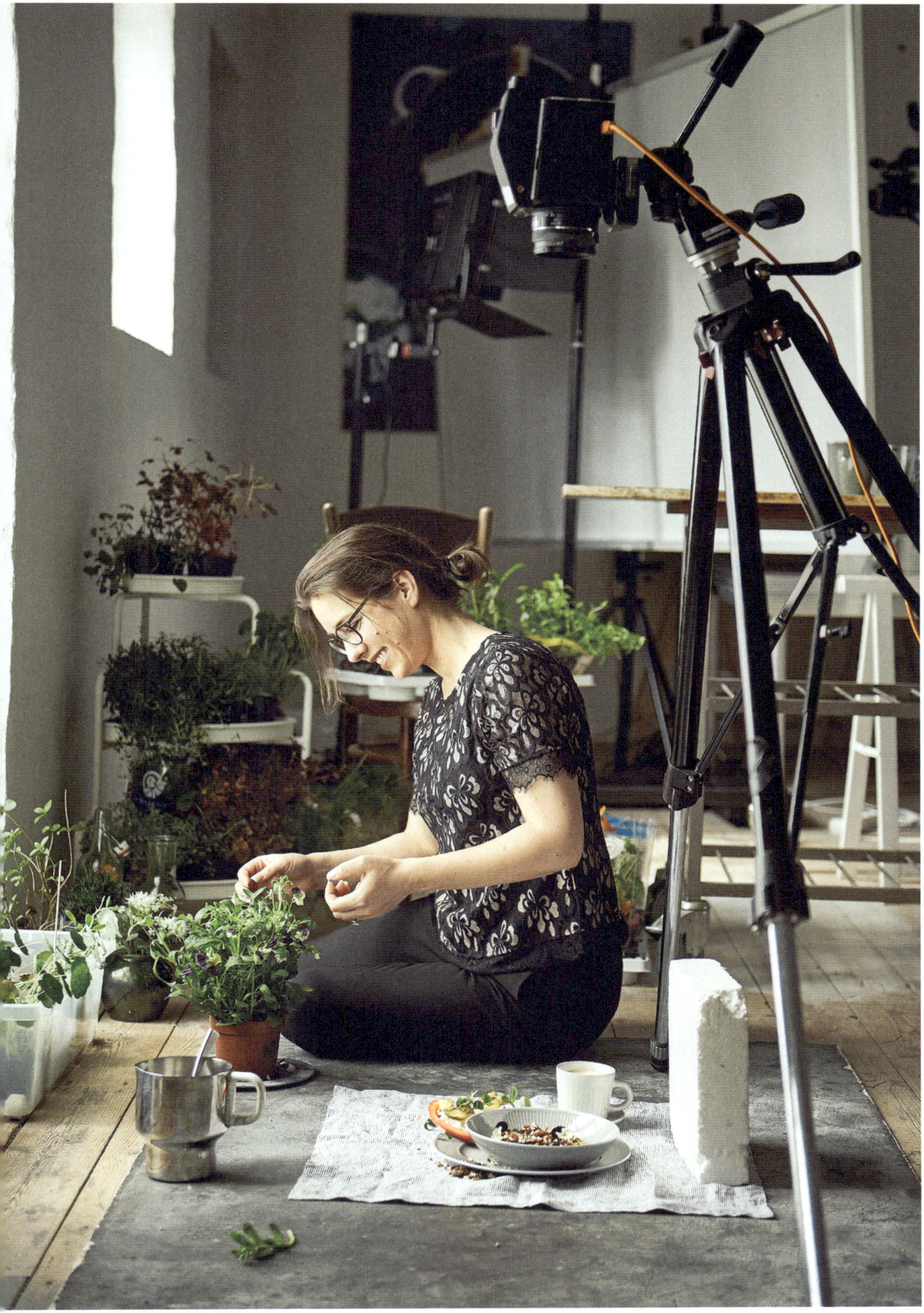

Tableau de mesures

DATE	POIDS	SI POSSIBLE, % DE MG	TOUR DE BRAS (HAUT) DROIT	TOUR DE BRAS (HAUT) GAUCHE	TOUR DE POITRINE	TOUR DE TAILLE	TOUR DE VENTRE Partie la plus large

Pendant toute la période de perte de poids, vous allez devoir surveiller de près vos mesures et l'évolution de votre poids. Il est extrêmement motivant de voir les centimètres et les kilos baisser chaque semaine. Si vous conservez l'habitude de vous peser et de vous mesurer par la suite, cela vous aidera à ne pas reprendre de poids.

ASTUCE
Photocopiez ce tableau et conservez-le dans la salle de bain pour toujours l'avoir à portée de main.

	TOUR DE HANCHES Partie la plus large	TOUR DE CUISSE DROITE	TOUR DE GENOU DROIT Au-dessus du genou	TOUR DE MOLLET DROIT	TOUR DE CHEVILLE DROITE	TOUR DE CUISSE GAUCHE	TOUR DE GENOU GAUCHE Au-dessus du genou	TOUR DE MOLLET GAUCHE	TOUR DE CHEVILLE GAUCHE

- Choisissez un jour précis pour vous peser une fois par semaine, afin d'établir une routine. Ne vous pesez que ce jour-là, si possible toujours à la même heure.
- Prenez vos mesures à l'aide d'un mètre de couturière tous les quinze jours environ.
- Pesez-vous et prenez vos mesures nu.
- Notez la date, votre poids et vos mesures.

Index

Suzy Wengel est directrice générale de la société danoise de biotechnologie RiboTask. Cette diététicienne, coach et chef d'entreprise est mariée à un scientifique de renommée internationale, le professeurr Jesper Wengel (qui a développé l'ADN artificiel).

Suzy a trente-neuf ans ; elle est mère de deux garçons et belle-mère de trois enfants. Elle a perdu 40 kg en 2011 grâce à sa propre méthode et ne les a pas repris depuis.

Première édition publiée au Danemark
par JP/Politikens Hus A/S sous le titre
Sense, Slank Med Fornuft, en 2017.

Pour l'éditeur, le principe est d'utiliser des papiers
composés de fibres naturelles, renouvelables,
recyclables et fabriqués à partir de bois issus de forêts
qui adoptent un système d'aménagement durable.
En outre, l'éditeur attend de ses fournisseurs
de papier qu'ils s'inscrivent dans une démarche
de certification environnementale reconnue.

Direction : Catherine Saunier-Talec
Responsable éditoriale : Lisa Grall
Responsable de projet : Anne Vallet
Traduction : Anne-Laure Estèves
Fabrication : Amélie Latsch

Dépôt légal : janvier 2020
89-8651-4/01
ISBN : 978-2-01-708952-0
Imprimé en Espagne par Estella Graficas